中西医 外治方法与常见皮肤病诊疗

肖滇疆　宁艳洁　张汝琴　李文双　主编

云南科技出版社

·昆明·

图书在版编目（CIP）数据

中西医外治方法与常见皮肤病诊疗 / 肖滇疆等主编 .
昆明：云南科技出版社，2024. 9. -- ISBN 978-7-5587-
5893-5

Ⅰ. R751.05

中国国家版本馆 CIP 数据核字第 2024HX6133 号

中西医外治方法与常见皮肤病诊疗

ZHONG-XIYI WAIZHI FANGFA YU CHANGJIAN PIFUBING ZHENLIAO

肖滇疆　宁艳洁　张汝琴　李文双　主编

出 版 人：温　翔
责任编辑：杨志芳
封面设计：常继红
责任校对：秦永红
责任印制：蒋丽芬

书　　号：ISBN 978-7-5587-5893-5
印　　刷：昆明瑆煋印务有限公司
开　　本：787mm×1092mm　1/16
印　　张：18.75
字　　数：320 千字
版　　次：2024 年 9 月第 1 版
印　　次：2024 年 9 月第 1 次印刷
定　　价：68.00 元

出版发行：云南科技出版社
地　　址：昆明市环城西路 609 号
电　　话：0871-64192752

编 委 会

CONTENTS | **目　录**

< 001 >

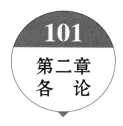

101

第二章
各 论

< 002 >

< 003 >

< 004 >

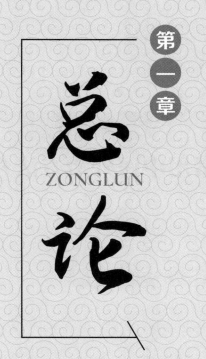

第一章

总论

ZONGLUN

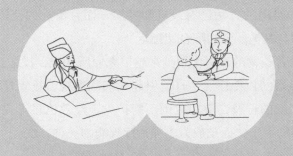

常用中医外治方法介绍

一、拔罐疗法

（一）简　介

1. 概　述

拔罐疗法又名"火罐气""吸筒疗法""负压疗法"，是指用罐状器具扣在患处或一定的穴位上，用烧火、温热等方法排去其中的空气，产生负压，使罐具紧吸在皮肤上，通过其负压效应并造成局部组织瘀血，从而起到治疗作用的一种常用外治疗法。

拔罐法古称"角法"或"角吸法"，在马王堆汉墓出土的帛书《五十二病方》中就已有记载，历代中医文献中亦多论述，起初主要为外科治疗痈肿疮疡时用来吸血、排脓，工具多为兽角或竹罐。随着医疗实践的不断发展，不仅罐的质料和拔罐的方法已有改进和发展，而且治疗的范围也逐渐扩大，临床治病时，常与其他刺灸法配合使用。

近年来，随着药物的毒副作用越来越被人们所认识，拔罐这种不用药物、无痛苦、疗效确切的独特疗法，日益引起人们的重视。拔罐疗法获得了蓬勃发展，得到了广泛的普及，应用范围不断扩大，疗效也日渐提高。它不再是针、灸、药的辅助手段，而是成为单独治疗疾病的一种方法。

2. 特　点

（1）无创伤，无痛苦。对畏惧针刺和注射的患者尤为适宜、安全、稳妥，

< 002 >

疗效确切。不经胃肠给药，不会损伤脾胃，无副作用，无个体特异性。

（2）不受任何条件、设备限制，或坐、或卧、或立、或屋内、或野外，随时随地可以施术。

（3）便于普及、推广，好学易懂，入门容易，方便群众和缺医少药地区。

（4）仅在采用药罐时需少量药材，且利用率高，有利于保护药材资源。

3.作用及原理

拔罐通过温热和机械负压刺激作用，可使身体局部充血，使毛细血管扩张，引起局部和全身反应，从而调整机体的功能，消除病理因素，以达到治病的目的。

（1）局部调节作用：

①负压作用：人体在火罐负压吸拔的时候，皮肤表面有大量气泡溢出，从而加强局部组织的气体交换。同时，负压使局部的毛细血管通透性变化和毛细血管破裂，少量血液进入组织间隙，产生瘀血，红细胞受到破坏，血红蛋白释出，出现自体溶血现象，在机体自我调整中增强局部耐受性和机体抵抗力，产生行气活血、舒筋活络、消肿止痛、祛风除湿等功效，起到一种良性刺激，促其恢复正常功能的作用。

②温热作用：拔罐法对局部组织有温热刺激作用，以大火罐、水罐、药罐最明显。温热刺激能使血管扩张，促进以局部为主的血液循环，改善充血状态，加强新陈代谢，使体内的废物、毒素加速排出，改变局部组织的营养状态，增强血管壁通透性，增强白细胞和网状细胞的吞噬能力，增强局部的耐受性和机体抵抗力，从而达到促使疾病好转的目的。

（2）整体调节作用：拔罐法的整体调节作用是建立在负压或温热作用的基础之上的，主要表现在调节神经系统和微循环，提高新陈代谢两个方面。

①调节神经系统：由于自身溶血等给予机体一系列良性刺激，作用于神经系统末梢感受器，经向心传导，达到大脑皮层；拔罐法对局部皮肤的温热刺激，通过皮肤感受器和血管感受器的反射途径传到中枢神经系统，从而发生反射性兴奋，借以调节大脑皮层的兴奋与抑制过程，使之趋于平衡；加强大脑皮层对身体各部分的调节功能，使患部皮肤相应组织代谢旺盛，吞噬作用增强，促使机体恢复功能。

②调节微循环，提高新陈代谢：拔罐能调节微循环，促进血液与组织间

< 003 >

的物质交换，还能加强淋巴循环，活跃淋巴细胞吞噬能力。拔罐后自家溶血现象，能产生一种类组织胺物质随体液周流全身，刺激各个器官，增强其功能活力，有助于机体功能的恢复。

任何疾病过程都是其整体性的反应，局部病理改变是整体性疾病过程的一部分，属于现象与本质的哲学范畴，二者是辩证统一的。祖国医学根据二者的辩证关系，通过局部治疗，由现象到本质使机体整体得到调整，从而达到治疗疾病的目的，也即通过局部调整实现整体控制。

（3）不同罐法、不同作用：在火罐共性的基础上，选用部位的不同，可有不同的治疗作用；不同的拔罐法也有其特殊的作用。

如留罐主吸拔阴寒痼冷，故治疗风湿痹痛，可在局部留罐，以出现紫痕为宜，可隔2～3日连续拔罐，至不出现紫痕为止；闪罐主祛风舒筋，故治疗面瘫，可在面部闪罐，以宣通气血；走罐具有与按摩疗法、刮痧疗法相似的效应，可改善皮肤的呼吸和营养，有利于汗腺和皮脂腺的分泌，对关节、肌腱可增强弹性和活动性，促进周围血液循环；可增加肌肉的血流量，增加肌肉的工作能力和耐力，防止肌萎缩；并可加速静脉血管中血液回流，降低大循环阻力，减轻心脏负担，调整肌肉与内脏血液流量及贮备的分布情况。

拔罐的作用是多方面的，但如能与别的治法（如温和灸、贴敷、按压等）结合起来，那么临床作用和治疗效果必将大大加强，其应用范围也将大大扩展。

（二）适应证

拔罐法具有通经活络、行气活血、消肿止痛、祛风散寒等作用，其在皮肤疾病中适用范围较为广泛，常用于治疗急慢性荨麻疹、湿疹、带状疱疹、银屑病、白癜风、斑秃、痤疮、丹毒、疖肿等疾病。热证、实证性皮肤病采用拔罐疗法可达到泻热解毒、行气活血的治疗作用，寒证、虚证性皮肤病可达到疏风散寒、补气活血的治疗作用。根据患者病情选用合适的罐法，如斑块状银屑病肌肉丰厚处皮损部位可使用走罐法，带状疱疹后遗神经痛可使用局部闪罐法。拔罐取穴多选用背部督脉、足太阳膀胱经其上正经穴位及夹脊穴，而疱疹、疖肿类病可取局部阿是穴，结合刺络放血疗法，以达到良好的解毒化瘀，通络止痛效果。

< 004 >

（三）禁忌证

（1）精神过于紧张、醉酒、过饥、过饱、过劳、抽搐不合作者。

（2）重度心脏病、呼吸衰竭、皮肤局部溃烂或高度过敏、活动性肺结核、全身消瘦以致皮肤失去弹性、全身高度水肿者及恶性肿瘤患者。

（3）有出血性疾病者。

（4）妊娠妇女腹部、腰骶部及五官部位、前后二阴等，面部及儿童禁用重手法。

（5）局部有疝疾病（如脐疝、腹壁疝、腹股沟疝等）、静脉曲张、癌肿等。

（四）用物准备

治疗盘内放罐具（根据拔罐部位和拔罐方法选择合适的罐具，并检查罐具有无裂痕，罐口边缘是否光滑）、血管钳、95%乙醇棉球、打火机、小口瓶、弯盘、纱布、治疗本等。

（五）操作规范

1. 定　穴

根据病情选择拔罐部位和拔罐方法。

2. 拔　罐

（1）检查罐口有无缺损、裂缝。

（2）一手持火罐，另一手持止血钳夹95%乙醇棉球点燃，深入罐内中下端，绕1～2周后迅速抽出，将罐口扣在选定部位（穴位）上不动，待吸牢后撒手，适时留罐。

（3）安全熄火，点燃的明火稳妥迅速投入小口瓶。

3. 观　察

（1）拔罐过程要随时检查火罐吸附情况。

（2）局部皮肤红紫的程度，以局部皮肤紫红色为度，其疗效最佳。

（3）皮肤有无烫伤或小水泡，有无疼痛、过紧，有异常应及时起罐。

（4）留罐时间10分钟，询问患者的感觉。

4. 起　罐

起罐时，一手夹持罐体，另一手拇指按压罐口皮肤，使空气进入罐内，即可顺利起罐。

< 005 >

（六）注意事项

（1）拔罐时，室内需保持20℃以上的温度。最好在避风向阳处。拔罐顺序应从上到下，罐的型号则应上小下大。

（2）拔罐应选择肌肉丰满的部位，选择体位应适当。骨骼凹凸不平、毛发较多的部位，火罐容易脱落。另外，在拔罐过程中，不能变换体位或移动，以防火罐脱落。

（3）拔罐时要根据所拔部位的面积大小而选择大小适宜的罐。不易吸拔的部位，可采用闪罐。

（4）拔罐时的吸附力过大时，可按挤一侧罐口缘的皮肤，稍放一点空气进入罐中。初次拔罐者或年老体弱者，宜用中、小号罐具。

（5）一般病情轻或有感觉障碍（如下肢麻木者），拔罐时间要短。病情重、病程长、病灶深及疼痛较剧者，拔罐时间可稍长，吸附力稍大。

（6）针刺或刺血拔罐时，若用火力排气，须待消毒部位乙醇完全挥发后方可拔罐，否则易灼伤皮肤。

（7）留针拔罐时，要防止肌肉牵拉而造成弯针或折针，发现后要及时起罐，拔出针具。

（8）拔罐期间应密切观察患者的反应，若出现头晕、恶心、呕吐、面色苍白、出冷汗、四肢发凉等症状，甚至血压下降、呼吸困难等情况，应及时取下罐具，将患者仰卧位平放，轻者可给予少量温开水，重者针刺人中穴、合谷穴。必要时，可用尼可刹米每次0.5g，肌肉注射或静脉滴注；或用咖啡因2mL肌注。

（9）应注意勿灼伤或烫伤皮肤。若烫伤或留罐时间太长而皮肤起水泡时，小水泡一般可敷以消毒纱布，防止擦破即可。水泡较大时，宜用消毒针将水放出，涂以消毒药水，或用消毒纱布包敷，以防感染。若起罐后局部青紫，甚至发黑，可用毛巾热敷；或在局部揉按，以促进血液循环，使青紫逐渐减轻。

（10）皮肤过敏、损伤，心前区、大血管分布部位，高热抽搐者，不宜拔罐。孕妇的腹部、腰骶部位亦不宜拔罐。肺结核及各种传染病、癌症患者，骨折、极度衰弱者，妇女月经期，醉酒后均不能使用。

（11）拔火罐后不宜洗澡，容易着凉。因为拔火罐后皮肤处于一种被伤害的状态，非常脆弱，这个时候洗澡很容易导致皮肤破损、发炎。如果洗冷水

< 006 >

澡，由于皮肤处于毛孔张开的状态，更容易受凉。所以，拔火罐后一定不能马上洗澡。

（12）长时间拔火罐会导致皮肤感染。拔火罐根据火罐大小、材质、负压的力度各有不同。但一般以从点上火闪完到起罐不超过 10 分钟为宜。因为拔火罐的主要原理在于负压而不在于时间，如果在负压很大的情况下拔罐时间过长直到拔出水泡，不但会伤害皮肤，还可能会引起皮肤感染。

（七）不良反应及处理

拔罐的不良反应可分为全身反应和局部反应，可根据其具体症状由医生进行针对性处理。拔罐是以罐为工具，利用加热、抽吸、蒸汽等方法造成罐内负压，使罐吸附于腧穴或相应体表部位，使局部皮肤充血甚至瘀血，以调整机体功能，达到防治疾病目的的方法。

1. 全身反应

拔罐期间应密切观察患者的反应，若出现头晕、恶心、呕吐、面色苍白、出冷汗、四肢发凉等症状，甚至血压下降、呼吸困难等情况，应及时取下罐具，将患者于仰卧位平放，垫高脚部，轻者可遵医嘱给予少量温开水，重者可由医生针刺人中穴、合谷穴，必要时需实施抢救。

2. 局部反应

拔罐后局部呈红晕或发绀为正常现象，1～2 天即可自行消退。若烫伤或皮肤起水疱时，小水疱无须处理，但需防止擦破，任其自行吸收即可。大水疱可在医生的指导下用消毒针具刺破，放出液体，并涂以甲紫溶液，敷上消毒纱布，以防感染。

虽然拔罐具有通经活络、祛风散寒、消肿止痛、吸毒排脓等作用，但拔罐的时间不是越长越好。拔罐过程中和拔罐后都要注意保暖，拔罐后不要洗冷水澡，亦不宜马上洗澡。因刚拔完罐，皮肤毛孔张开，需避风保暖，以免风寒入侵致身体着凉。

◆ **二、灸 法** ////////////

（一）简 介

1. 概 述

灸法古称"灸焫"，又称艾灸。指以艾绒为主要材料，点燃后直接或间

< 007 >

接熏灼体表穴位的一种治疗方法。也可在艾绒中掺入少量辛温香燥的药末，以加强治疗作用。该法有温经通络，升阳举陷，行气活血，祛寒逐湿，消肿散结，回阳救逆等作用，并可用于保健。对慢性虚弱性疾病和风、寒、湿邪为患的疾病尤为适宜。因其制成的形式及运用方法的不同，又可分为艾条灸、艾炷灸、温针灸和温灸器灸等数种。

2. 作　用

灸法能健身、防病、治病，在中国已有数千年历史。早在春秋战国时期，人们已经开始广泛使用艾灸法，如《庄子》中有"越人熏之以艾"，《孟子》中也有"七年之病求三年之艾"的记载。历代医学著作中更是比比皆是。灸法能激发、提高机体的免疫功能，活跃脏腑功能，旺盛新陈代谢，产生抗体及免疫力，增强机体的抗病能力。所以，长期施行保健灸法，能使人身心舒畅，精力充沛，祛病延年。施灸对于血压、呼吸、脉搏、心率、神经、血管均有调整作用；能使白细胞、血红蛋白、红细胞、血小板等明显增高，胆固醇降低，红细胞沉降率降低，凝血时间缩短，对血糖、血钙及内分泌系统的功能也有显著的调节作用。

3. 特　点

灸法的特点是既能抑制功能亢进，也能使衰退的机能从兴奋趋向生理的平衡状态。因此，灸法对人体是一种良性刺激，对增强体质大有裨益，不论病体、健体都可用，尤其有促进儿童发育的作用，使用范围广泛。

（二）适应证

《黄帝内经·病机十九条》有云："诸湿肿满，皆属于脾。"水湿、湿热、湿毒、寒湿等多种湿邪所致皮肤疾患皆可从治脾入手，灸法有很好的温中健脾作用，常用于急慢性湿疹、带状疱疹、天疱疮、脓疱疮、特应性皮炎、足癣等疾病；而明代汪机又云："热者灸之，引郁热之气外发。"灸法对施灸局部的温热渗透之力可使血行加快，散热增加，所谓"治风先治血，血行风自灭"，灸法对瘙痒剧烈、肿毒结聚的皮肤类疾病（如荨麻疹、神经性皮炎、结节性痒疹、慢性肿疡等）有较满意的治疗效果。

（三）禁忌证

（1）凡患有感染性疾病、皮肤痈疽疮疖并有发热者，均不宜使用艾灸疗法。

< 008 >

（2）器质性心脏病伴心功能不全，精神分实热证或阴虚发热、邪热内炽等证，如高热、高血压危象、肺结核晚期、大量咯血、呕吐、严重贫血、急性传染性疾病，孕妇的腹部、腰骶部，均不宜施灸。

（3）颜面部、颈部及大血管走行的体表区域、黏膜附近，均不得施灸。

（4）空腹、过饱、极度疲劳者应谨慎施灸。

（四）用物准备

灸法的主要材料为艾绒，艾绒是由艾叶加工而成。选用野生向阳处5月份长成的艾叶，风干后在室内放置1年后使用，此称为陈年熟艾。取陈年熟艾去掉杂质粗梗，碾轧碎后过筛，去掉尖屑，取白纤丝再行碾轧成绒。也可取当年新艾叶充分晒干后，多碾轧几次，至其揉烂如棉即成艾绒。

1. 艾 炷

将适量艾绒置于平底磁盘，用食指、中指、拇指捏成圆柱状即为艾炷。艾绒捏压得越实越好，根据需要，艾炷可制成拇指大、蚕豆大、麦粒大3种，称为大、中、小艾炷。

2. 艾 卷

将适量艾绒用双手捏压成长条状，软硬要适度，以利炭燃为宜，然后将其置于宽约5.5cm、长约25cm的桑皮纸或纯棉纸上，再搓卷成圆柱形，最后用面糊糊将纸边黏合，两端纸头压实，即制成长约20cm，直径约1.5cm的艾卷。

3. 间隔物

在间接灸时，需要选用不同的间隔物，如鲜姜片、蒜片、蒜泥、药瓶等。在施灸前均应事先备齐。鲜姜、蒜洗净后切成2~3mm厚的薄片，并在姜片、蒜片中间用毫针或细针刺成筛孔状，以利灸治时导热通气。蒜泥、葱泥、蚯蚓泥等均应将其洗净后捣烂成泥。药瓶则应选出相应药物捣碎碾轧成粉末后，用黄酒、姜汁或蜂蜜等调和后塑成薄饼状，也需在中间刺出筛孔后应用。

（五）操作规范

1. 艾条灸

又称艾卷灸。是取纯净细软的艾绒24g，平铺在长26cm、宽20cm的细草纸上，将其卷成直径约1.5cm圆柱形的艾卷，要求卷紧，外裹以质地柔软疏松而又坚韧的桑皮纸，用胶水或糯糊封口而成。也有每条艾绒中掺入肉桂、干

< 009 >

姜、丁香、独活、细辛、白芷、雄黄各等分的细末6g，则成为药条。常用的施灸方法有温和灸和雀啄灸。

（1）温和灸施灸时，将艾条的一端点燃，对准应灸的腧穴部位或患处，距皮肤2～3cm，进行熏烤。熏烤使患者局部有温热感而无灼痛为宜，一般每处灸5～7分钟，至皮肤红晕为度。对于昏厥、局部知觉迟钝的患者，医者可将中、食二指分开，置于施灸部位的两侧，这样可以通过医者手指的感觉来测知患者局部的受热程度，以便随时调节施灸的距离和防止烫伤。

（2）雀啄灸施灸时，将点燃的艾条于施灸部位上约3cm高处，对着穴位，像小鸟雀啄米一样，一起一落，忽近忽远地灸，也可均匀地向上、下或向左、右方向移动或反复地旋转施灸，每处施灸5分钟为宜。

2. 温针灸

温针灸是针刺与艾灸结合应用的一种方法，适用于既需要留针又适宜用艾灸的病症。操作时，将针刺入腧穴得气后，给予适当补泻手法而留针，之后将纯净细软的艾绒捏在针尾上，或用艾条一段长约2cm，插在针柄上，点燃施灸。待艾绒或艾条烧完后，除去灰烬，出针。

（六）注意事项

（1）行艾灸时，须注意患者保持舒适体位，以免患者自行移动时，艾灰脱落或艾炷倾倒而发生烫伤或烧坏衣被。

（2）艾条灸时，要注意燃点的距离，太近易烫伤，太远则疗效不佳，应随时询问患者温热感，并观察局部潮红程度。行艾炷灸时，更应认真守护观察，以免发生烫伤。使用温针时，可用硬纸片剪一小孔，套住针体平放在进针处，即可避免艾火直接掉落于皮肤上。

（3）艾条灸毕后，应将剩下的艾条套入玻璃试管内或将燃头浸入水中，以彻底熄灭，防止再燃。如有绒灰脱落在床上，应清扫干净，以免复燃，烧坏被褥。

（4）艾灸完毕，应为患者盖好衣被，开窗通风，保持室内空气新鲜。

（5）凡颜面、五官区域、大血管、黏膜处及热证，一般不宜艾灸。

（6）掌握热度，防止烫伤。尤其对局部皮肤知觉减退及昏迷患者。

（七）灸后反应及处理

1. 皮肤潮红

艾灸时，由于热力的作用，会使局部的毛细血管扩张，刺激血液流动，

< 010 >

所以会出现皮肤潮红的现象。

2. 灸 泡

灸泡是灸疮的前一个阶段，多见于化脓灸。艾炷灸容易起泡，应注意观察，如已起泡不可擦破，可任其自然吸收；如水泡过大，经75%乙醇消毒后用注射器将疱内液体抽出，外涂甲紫，再用敷料保护，以防感染。妇女妊娠期间，小腹及腰骶部不宜施灸。

3. 灸 疮

灸疮是艾灸的特征性表现，灸疮可以起到更好的疗效。灸疮期间也要坚持温和灸，让艾灸效力持续，否则会出现病情反复。

4. 口 渴

很多人艾灸之后会口渴，这是正常现象。艾灸后可以喝红糖水或温开水，不要喝菊花茶等寒凉性质的饮料，否则会影响艾灸的效果。

5. 灸感传导

施灸部位或远离施灸部位产生其他感觉，如酸、胀、麻、热、重、痛、冷等。

三、自血疗法

（一）简 介

自血疗法是采用自身静脉血进行穴位注射或肌肉注射，以刺激患者非特异性免疫功能的现代针灸疗法。被广泛应用于皮肤科、呼吸科、免疫科及妇科等多科室疾病的中医治疗中，最常用于治疗荨麻疹、痤疮、哮喘、慢性阻塞性肺疾病等。

自血疗法集中医传统疗法的针刺、放血、穴位注射于一体。通过针刺协调阴阳、调整脏腑经络功能，放血以祛瘀、生新、止痛。自血以有效的刺激抗原，引起不发热的蛋白应激作用，引起机体网状内皮系统反应，从而刺激机体自身免疫系统，调节机体免疫功能，促使免疫应答，促进细胞吞噬作用及抗体的产生，以抵御外来过敏原的干扰，加速疾病治愈。本法具有取穴（作用点）少而精、疗效可靠、安全、简便等优点，尤其适用于治疗免疫系统疾病与慢性难治疾病。需要注意的是，应用时应严格遵循针刺、放血、穴位

< 011 >

注射 3 种疗法的操作及适应证，以免发生变证。

临床用以配合中医其他治疗方法效果更佳。但自血疗法适用对象的纳入标准、禁忌证等尚缺少研究与探索，这些因素可能影响自血疗法的开拓发展，应引起重视。

本法的特点在于通过针刺、自血治疗、穴位的多重作用，达到综合疗效。具有取穴少而精、疗效可靠、操作简便等优点。

（二）适应证

在治疗皮肤疾病上，经过许多专家、同仁的多年探索实践，大大拓宽了自血疗法的治疗范围，其注射穴位多选择曲池、足三里，在治疗荨麻疹、全身皮肤瘙痒症、泛发性湿疹、青年性毛囊炎、银屑病、白癜风、过敏性紫癜、自身黄体酮皮炎、某些大疱性疾病、病毒疣等皮肤病上有很好的治疗效果。

（三）禁忌证

并不是所有的情况都适合用自血疗法，对于很多的疾病不仅不适合，而且还会使患者的病情加重。像甲状腺激素分泌过多、缺乏葡萄糖-6-磷酸脱氢酶以及一些正在怀孕的人，都属于自血疗法的禁忌。

（1）患有血小板减少症、血友病等有出血倾向疾病者禁用。

（2）贫血、低血压、月经期、妊娠期、醉酒、晕针、晕血及过度疲劳、饥饿者慎用。

（3）甲亢，对于甲状腺功能亢进者，本身代谢率高，超生理剂量的甲状腺激素通过刺激 mRNA 形成，促进蛋白质及各种酶的生成，并能促进肝糖原的分解，加速外周组织对糖的利用，有使血糖降低的作用，而自血疗法会提高机体代谢，从而导致患者症状加重，故重度甲状腺功能亢进者禁用。

（4）蚕豆病患者。蚕豆病是葡萄糖-6-磷酸脱氢酶（G6PD）缺乏症的一个类型，在遗传性 G6PD 缺乏的基础上接触新鲜蚕豆会导致急性溶血。由于 G6PD 缺乏属遗传性，所以 40% 以上的病例有家族史。自血注射有可能造成溶血，特别是对于 G6PD 缺乏症者，由于不能产生足够的还原物质（还原型辅酶Ⅱ），使还原型谷胱甘肽减少，遇到氧化剂，红细胞膜易破裂溶血。还原型辅酶Ⅱ是谷胱甘肽还原酶的辅酶，对维持红细胞膜的完整性具有重要意义，所以 G6PD 缺乏症者禁用。

< 012 >

（四）用物准备

治疗盘、一次性无菌注射器及针头、无菌手套、皮肤消毒液、棉签、止血带、弯盘等。

（五）操作规范

（1）核对医嘱，备齐用物，携至床旁，做好核对解释工作，嘱患者取坐位或卧位。

（2）戴无菌手套，根据所选穴位及所需抽血量，选择合适的注射器和针头。耳穴一般用 1mL 注射器，肌肉薄浅部位一般用 2mL 注射器，四肢及肌肉丰满处一般用 5mL 注射器。

（3）用止血带系在患者肘正中静脉近心端处，常规消毒皮肤后，注射器抽取静脉新鲜血液 2 ~ 4mL，拔出针头，局部按压止血。

（4）根据针刺角度及注射深浅要求，迅速注入所选穴位中，每穴 0.5 ~ 1mL，每次取 3 ~ 6 穴。

（5）注射完毕后，迅速拔出针头，用棉签压迫止血。处理用物、洗手、记录并签名。

（6）每周 1 次，连用 4 ~ 6 次为 1 个疗程，休息半月后可行下一疗程。

（六）注意事项

（1）注射前协助患者取合适体位，注射过程中及注射后 30 分钟，注意询问患者有无不适，有无晕血、晕针发生。

（2）操作完毕按压穴位片刻，防止出血。

（3）严格遵守无菌技术操作规程，操作者自身做好防护措施，避免职业暴露。

（七）针后反应及处理

（1）患者取舒适体位（体位要方便选穴和注射），选择穴位及抽血部位。

（2）常规消毒抽血部位及穴位。

（3）注射：将抽取的血液快速依次注入所选腧穴（刺入穴位，待患者感觉酸、麻、沉、胀时再注入，必要时捏起皮肤），每个穴位注入血液 1 ~ 1.5mL，起针并用棉签压迫止血。

（4）自血疗法过程中，注意观察患者面色，有无发生晕血、晕针。若出现不良反应，将患者于仰卧位平放，垫高脚部，轻者可遵医嘱给予少量温开

< 013 >

水，重者可由医生针刺人中穴、合谷穴，必要时需实施抢救。

四、梅花针疗法

（一）简 介

1.概 述

梅花针疗法是一种源于中国的传统医学治疗方法，具有悠久的历史。它通过使用特制的细针刺入皮肤，刺激特定的穴位，以达到调节人体气血、平衡阴阳、疏通经络、消除病邪的目的。梅花针疗法因其针尖呈五瓣梅花状而得名，象征着五行相生相克的哲学思想。

2.特 点

（1）调节气血循环。梅花针疗法通过刺激穴位，可以促进气血循环，改善局部营养状况，加速病变组织的修复。

（2）缓解疼痛。梅花针疗法可以刺激神经系统，调节疼痛敏感性，从而达到缓解疼痛的目的。尤其在治疗疼痛性疾病方面表现尤为突出。

（3）平衡阴阳。梅花针疗法可以调节人体的阴阳平衡，使机体处于一个相对稳定的状态，有利于疾病的康复。

（4）增强免疫力。梅花针疗法可以刺激免疫系统，增强机体的抵抗力，预防疾病的发生。

（5）疏通经络。梅花针疗法可以疏通经络，促进气血运行，消除病邪，达到治疗疾病的目的。

（6）操作简便。梅花针疗法的操作相对简单，容易掌握。患者可以在医生的指导下进行自我治疗，也可以在医生的帮助下进行治疗。

（7）副作用小。与其他治疗方法相比，梅花针疗法的副作用较小。在严格遵循操作规程的前提下，治疗过程中很少出现不良反应。

（8）个体化治疗。梅花针疗法可以根据患者的具体情况进行个体化治疗。医生会根据患者的病症、体质等因素选择合适的穴位和刺激强度，以达到最佳治疗效果。

3.作 用

梅花针疗法不仅可以治疗疾病，还可以起到预防保健的作用。通过定期

< 014 >

进行梅花针治疗，可以调节人体的气血循环，增强免疫力，预防疾病的发生。

（二）适应证

梅花针疗法的适应证非常广泛，主要包括以下几类：

（1）疼痛性疾病：如头痛、颈肩腰腿痛、关节炎、神经痛等。梅花针疗法可以通过刺激相应的穴位，调节气血循环，缓解疼痛，改善局部营养状况，促进病变组织的修复。

（2）内科疾病：如感冒、咳嗽、哮喘、消化不良、失眠、高血压、糖尿病等。梅花针疗法可以通过调整脏腑功能，平衡阴阳，增强机体免疫力，从而达到治疗内科疾病的目的。

（3）妇科疾病：如月经不规律、痛经、更年期综合征、子宫肌瘤等。梅花针疗法可以通过调节女性内分泌，促进血液循环，改善生殖系统功能，从而治疗妇科疾病。

（4）皮肤病：如湿疹、荨麻疹、痤疮、白癜风等。梅花针疗法可以通过刺激皮肤表面的穴位，调节皮肤的新陈代谢，促进病变组织的修复，从而治疗皮肤病。

（5）神经系统疾病：如面瘫、帕金森病、神经性头痛等。梅花针疗法可以通过刺激神经系统的穴位，调节神经功能，改善局部血液循环，从而治疗神经系统疾病。

（6）儿科疾病：如儿童感冒、咳嗽、消化不良、遗尿等。梅花针疗法可以通过调节儿童的生长发育，增强抵抗力，从而治疗儿科疾病。

（7）五官科疾病：如近视、远视、老花眼、耳鸣、鼻炎等。梅花针疗法可以通过刺激五官科的穴位，调节眼部、耳部、鼻部的气血循环，从而治疗五官科疾病。

（8）康复科疾病：如中风后遗症、肢体功能障碍等。梅花针疗法可以通过刺激康复科的穴位，促进神经功能恢复，改善肢体活动能力，从而治疗康复科疾病。

总之，梅花针疗法具有疗效显著、操作简便、副作用小等优点，适用于各种类型的疾病。然而，作为一种传统的治疗方法，梅花针疗法在现代医学中的地位尚需进一步研究和探讨。在接受梅花针疗法治疗时，患者应选择正规的医疗机构和专业的医生进行治疗，以确保治疗的安全性和有效性。

< 015 >

（三）禁忌证

（1）大汗或体力过于衰竭的患者，脉象虚弱的患者，水肿的患者，凝血功能异常的患者皆不宜使用。

（2）大劳、大饥、大渴、大醉、大怒等患者，需休息一段时间，使气血平静下来，再行梅花针治疗。

（3）局部皮肤有外伤创口、新鲜瘢痕及有出血倾向者慎用，孕妇的胸、腰部位禁用。

（四）用物准备

治疗盘、75%乙醇棉球、无菌梅花针、无菌镊子、弯盘。

（五）操作规范

（1）暴露叩刺部位，以75%乙醇棉球充分消毒皮肤。

（2）术者以右手握住针柄后端，食指伸直压住针柄前端，运用腕关节上、下弹力进行由轻到重的叩击。

（3）叩刺时要求针尖与皮肤呈垂直点，针尖触及皮肤即迅速弹起，动作连续，一般每分钟约60～80次。

（4）根据部位大小，掌握叩刺时间，一般每次5～15分钟。

（5）叩刺完毕，再用乙醇棉球消毒叩刺部位。

（6）将梅花针用棉球擦净，泡入消毒液中。

（六）注意事项

（1）严格执行一人一针制。

（2）空腹不宜刺激。

（3）轻叩患处，利用手腕部的弹力轻叩皮损发红至轻微出血即可，叩刺时用力须均匀、稳准，切忌拖刺、斜刺。

（4）做好消毒处理，以免感染。

（5）治疗后24小时内不可沾水，一般3～7天治疗1次。

（6）最好让患者平卧，避免晕针。

（7）患者应配合医生，尽量放松，否则会影响医生叩刺的准确度而降低疗效。

（8）放血以血液不再自行流出或血色由紫暗转为鲜红为度。

（9）需要停止放血时，用棉球按压至不再出血。

< 016 >

（七）针后反应及处理

叩刺后，如局部皮肤偶有瘙痒，应用碘伏涂抹，避免抓破皮肤。

五、毫针刺法

（一）简 介

毫针刺法是指应用不同型号的金属针，采用一定手法，刺激人体腧穴，调整脏腑功能，以调和阴阳、疏通经络、行气活血、扶正祛邪，从而达到防病治病的目的。

《灵枢·九针十二原》记述的"右主推之，左持而御之"，说明刺手的作用主要是掌握毫针，进针时将臂、腕、指之力集于刺手，使针尖快速透入皮肤，然后行针。押手的作用，主要是固定穴位皮肤，使毫针能够准确地刺中腧穴，并使长毫针针身有所依靠，不致摇晃和弯曲。进针时，刺手与押手配合得当，动作协调，可以减轻痛感，行针顺利，并能调整和加强针感，提高治疗效果。古代医家非常重视双手配合动作，如《标幽赋》所记述的"左手重而多按，欲令气散；右手轻而徐入，不痛之因"，确是经验之谈。

（二）适应证

遵照我国传统医学"同病异治"与"异病同治"的以抓病机为主的治疗理念，毫针刺法的治疗范围几乎可涵盖所有皮肤疾患。毫针应用遵循《黄帝内经》中"先诊脉、分虚实、明经络、别阴阳、重体质、知血气、合四时、必治神、辨标本、审寒热、度气候"的使用原则，通过六经辨证、脏腑辨证、三焦辨证等辨证方法对皮肤疾患进行定证取穴，经过规律足疗程针刺治疗，能取得满意的疗效。在一些西医领域难治性皮肤病（如带状疱疹后遗神经痛、慢性湿疹、皮肤瘙痒症）的治疗上，中医针刺疗法有一定的优势。

（三）禁忌证

（1）饥饿、饱食、饮酒、愤怒、受惊、疲劳、精神紧张者，不宜行毫针针刺治疗。

（2）体质虚弱、气血亏虚者，针感不宜过强，应采取卧位针刺治疗，避免发生晕针等现象。

（3）重要脏器所在处，如胁肋部、背部、肾区、肝区，不宜直刺、深刺。

< 017 >

（4）大血管走行处及皮下静脉部位的腧穴如需针刺时，则应避开血管，使针斜刺入穴位。

（5）孕妇的下腹部、腰骶部、会阴部及针刺后会产生较强针感或对胎孕反应敏感的穴位（如合谷、足三里、风池、环跳、三阴交、血海、至阴等穴），禁止针刺。

（6）患有严重的过敏性、感染性皮肤病、皮肤溃疡、皮肤肿瘤者，不应在患部直接针刺。

（7）有凝血机制障碍的患者，禁用针刺。

（8）对于儿童、破伤风、癫痫发作期、躁狂型精神分裂症发作期等，针刺时不宜留针。

（9）有出血倾向者，不宜针刺。

（10）小儿囟门未合时，头顶部的腧穴不宜针刺。

（四）用物准备

一次性使用的毫针、棉签、75%乙醇或2.5%碘酊、镊子等。

（五）操作规范

1. 准备工作

（1）备齐用物，携至床旁；做好解释，取得患者配合；医者手部清洗、消毒。

（2）患者准备：患者应在针灸之前先进食，并保持良好的心态和情绪，方便针灸的进行。

2. 选择穴位

根据患者症状和体质，选择合适的腧穴进行针刺。毫针刺法通常选择浅表穴位，如手指、手掌、足趾等。

3. 操作步骤

（1）腧穴部位应以75%乙醇棉球或先用2.5%碘酊棉球擦拭，然后再用75%乙醇棉球脱碘。医者持针拇指、食指再次予75%乙醇棉球消毒。

（2）用拇指和食指捏住毫针针柄，食指抵住针体，将针尖对准穴位，轻轻刺入皮肤表层。

（3）刺入针后，稍微上、下移动针头，使其在穴位内略有活动，以达到刺激穴位的目的。

< 018 >

（4）轻轻旋转针柄，使其在穴位内略有旋转，增强针刺的刺激效果。

（5）对于较为敏感的穴位，刺入后应当等待一段时间，直到患者适应后再进行上、下移动和旋转。

（6）针刺完毕后，将针头缓慢抽出，用无菌干棉签轻压针孔片刻，防止出血。

（六）注意事项

（1）针具的要求：针尖应端正不偏，尖中带圆，不可有钩曲、发毛或过钝；针身光滑挺直，圆正匀称，坚韧而富有弹性，不可出现针身粗糙、斑驳锈蚀或有折痕；针根处不可有剥蚀伤痕；针柄缠丝要牢固不松脱，与针身的连接应紧密，不允许有松动。

（2）胸、胁、腰、背等脏腑所居之处的腧穴，不要直刺、深刺。对重要脏器所在部位的腧穴要根据其解剖结构，严格掌握进针的角度、深度。

（3）针刺眼周、项部及脊椎部的腧穴，要掌握正确的进针角度，不允许大幅度的提插、捻转和长时间的留针，以免伤及眼球、脊髓、延髓等重要组织器官。

（4）针刺面部要选用 32 ~ 36 号美容针，不可用粗针。

（5）就医者过于饥饿、疲劳、精神过度紧张时，不可立即进行针刺。对身体瘦弱，久病体虚，年老体衰及初诊惧针者，针刺手法不可过强，并应选用卧位。

（6）出针后不要急于让就医者离去，应稍事休息，待气息调匀、情绪稳定后方可离去。

（7）妇女妊娠 3 个月以下者，不可针刺下腹部腧穴；妊娠 3 个月以上者，不可针刺腹部、腰骶部腧穴。三阴交、合谷、昆仑、至阴等具有活血作用的腧穴，在怀孕期禁刺，在月经期若非以治疗为目的的调经，亦禁刺。

（七）针后不良反应及处理

1. 晕 针

多见于初次接受针刺的患者，由于精神紧张、体位不适、针刺刺激太强等，患者会突然出现头晕目眩、面色苍白、心慌汗出、晕厥等。应立即停止针刺，将针全部起出，让患者仰卧，头部放低，可指掐或针刺水沟、素髎、内关、合谷、太冲、足三里、涌泉等急救穴，并采取其他必要的处理措施。

< 019 >

2. 滞　针

由于患者精神紧张，或针刺后因疼痛局部肌肉强烈收缩，或进针后体位变动，使肌肉纤维缠绕针体，导致行针时或留针后针下滞涩，行针或出针困难，使患者感觉疼痛。应嘱患者放松，或在滞针腧穴附近进行循按或扣弹针柄，或在附近再刺一针，适当揉按附近皮肤肌肉，缓慢退出针体。

3. 弯　针

由于手法不熟练，或针下碰到坚硬的组织，或留针时患者体位变动，或因滞针处理不当，使针柄改变了进针或留针时的方向，行针及出针困难，患者感到疼痛。应停止行针，将针顺着弯曲的方向缓慢退出。

4. 断　针

由于针具质量不佳，或行针时过于用力，使针折断在人体内。用左手拇指及食指在针旁按压皮肤，使针的残端暴露体外，右手用镊子将针拔出；若折断部分深入皮肤时，应在X线下定位，手术取出。

5. 血　肿

由于刺破血管导致微量的皮下出血，出现局部青紫或包块，一般不必处理，可自行消退。若局部肿胀疼痛剧烈，可采用先冷敷后热敷之法。

6. 气　胸

针刺胸部、背部和锁骨附近的穴位过深，刺穿了胸腔和肺组织，气体积聚于胸腔而导致气胸，患者会出现胸痛、胸闷、呼吸困难等。一旦发生气胸，应立即起针，并让患者采取半卧位休息，切勿因恐惧而翻转体位。一般漏气量少者，可自然吸收；对于严重病例需及时组织抢救，如胸腔排气、少量慢速输氧等。

◆ 六、火针疗法

（一）简　介

火针疗法是特定的针具经加热烧红后，采用一定手法刺入身体的特定腧穴或部位，达到祛除疾病的一种针刺方法，具有助阳补虚、升阳举陷、消症散结、生肌排脓、除麻止痉、祛痛止痒等作用。火针具有针和灸的双重作用。

早在《灵枢·官针》中就有"淬刺者，刺燔针则取痹也"的记载。《伤

< 020 >

寒论》中也论述了火针的适应证和不宜用火针医治的病候。《千金翼方》有"处疖痈疽，针惟令极热"的论述。《针灸大成》总结了明代以前火针治疗疾病的经验。本法具有温经散寒、通经活络的作用，因此在临床可用于对虚寒痈肿等症的治疗。

（二）适应证

主要适用于神经性皮炎、鸡眼、痣、疣、痈、疖、多发性毛囊炎、汗管瘤、银屑病、外阴白斑、顽固性瘙痒性皮肤病、痤疮等。

（三）禁忌证

（1）火针刺激强烈，孕妇及年老体弱者禁用。

（2）不明原因的肿块部位不宜用。

（3）高血压、心脏病、恶性肿瘤等患者慎用。

（4）大失血、凝血机制障碍的患者禁用。

（四）用物准备

治疗盘、钨锰合金火针、0.5%碘伏、棉签、弯盘等。

（五）操作规范

1. 选穴与消毒

火针选穴与毫针选穴的基本规律相同，根据病症不同而辨证取穴。选定穴位后要采取适当体位以防止患者改变姿势而影响取穴的准确性。取穴应根据病情而定，一般宜少，实证和青壮年患者取穴可略多。选定穴位后进行严格消毒，消毒方法为0.5%碘伏局部消毒，以防感染。

2. 烧 针

烧针是火针治疗的关键步骤，《针灸大成·火针》说："灯上烧，令通红，用方有功。若不红，不能去病，反损于人。"因此，在使用前必须把针烧红，才能起作用。在临床操作中，较为方便的方法是用酒精灯烧针。

3. 针刺与深度

针刺时，用烧红的针具，迅速刺入穴位内，即迅速出针。关于针刺深度，《针灸大成·火针》中说："切记太深，恐伤经络，太浅不能去病，惟消息取中耳。"火针针刺的深度要根据病情、体质、年龄和针刺部位的肌肉厚薄、血管深浅而定，一般而言，胸背部穴位针刺宜浅，可刺1～2分（1分≈0.333cm，全书特此说明）深，夹脊穴可刺3～5分深，胸背部穴位不超过3mm，四肢

< 021 >

可刺入 10mm。实证、秋冬季节、肥胖者可深刺。

4. 执针方法

（1）手指实：意思是手指皆需确实地压在针柄上，稳固地持着，所用力量就像 "衔着虎仔过山涧" 的比喻，用力太大则针易折，用力太小则针易脱手。

（2）手心虚：意思是手掌心不须绷得太紧，适度并足以灵活运针即可。

（3）手背圆：是形容执针时，手掌背圆弧且上竖的样子（不须硬将手臂托圆，适度足以让手指灵活即可）。

5. 针刺角度

火针针刺以直刺为主，斜刺为辅。如在针刺囊肿、腧穴、阳性点等多采用直刺；在鸡眼等病灶时除直刺外，可辅以斜刺，为的是达到病所，不过斜刺的角度应在 60° 以上，不宜平刺。

（六）注意事项

（1）本法治疗前，要做好患者的思想工作，解除顾虑，消除紧张心理。取得患者配合，方可进行治疗。面部应用火针要慎重。《针灸大成·火针》说："人身诸处，皆可行火针，惟面上忌之。"火针刺后，有可能遗留小瘢痕。因此，除治疗面部痣和扁平疣外，一般面部慎用火针。

（2）使用火针时，必须细心、慎重，动作敏捷、准确，避开血管、肌腱、神经干及内脏器官，以防损伤，对于血管和主要神经分布部位慎用火针。

（3）在针刺后，局部呈现红晕或红肿未能完全消失时，有轻微发痒，注意不能搔抓，应避免洗浴，以防感染。

（4）体质虚弱者应采取卧位，糖尿病患者、瘢痕体质或过敏体质者慎用。

（5）孕妇及产妇慎用，饥饿、疲劳的患者慎用。

（6）操作要点：红、准、快。操作时注意安全，防止烧伤、火灾的发生。

（7）精神紧张、饥饿、劳累的患者应禁用火针，以防止患者出现晕针等不适症状，给患者造成不必要的痛苦，待患者的不适症状缓解后再进行治疗。

（8）在火针治疗期间应忌房事，忌食生冷食物，禁止治疗后当天沐浴，以防针孔感染。

（七）针后反应及处理

（1）风寒湿痹，行针时针尖有粘连感，行针后在针处起小微粒，1 天后

< 022 >

可自行消失。

（2）寒病行针后在针处出现小红点，1～2天后即可消失。

（3）湿毒病行针后针处可能发痒，不要搔抓，1天后可消失。

（4）一般不会感染化脓，倘若感染化脓者不必惊慌，酌情清创，即可在短期内痊愈。

（5）针孔处理：如果针刺1～3分深，可不作特殊处理。若针刺4～5分深，针刺后用消毒纱布贴敷，用胶布固定1～2天，以防感染。

七、刮痧疗法

（一）简　介

刮痧是在中医经络腧穴理论指导下，使用不同材质和形状的刮痧器械和介质，在体表进行相应的手法刮拭以防治疾病的中医外治技术。刮痧技术具有疏通经络，改善血液循环，调整关节结构和功能等作用。常用于外感性疾病和骨关节疼痛性疾病等。

刮痧疗法发展至今，已成为一种适应证较为广泛的自然疗法。早在明代医学家张凤逵的《伤暑全书》中，对于痧症的病因、病机、症状都有具体的描述。他认为，毒邪由皮毛而入的话，就可阻塞人体的脉络、气血，使气血流通不畅；毒邪由口、鼻吸入的时候，就会阻塞络脉，使络脉的气血不通。对于这些情况，必须采取急救的措施，可用刮痧放血的办法来治疗。刮痧疗法，是用刮痧器具在表皮经络穴位上进行刮治，直到刮至皮下出血凝结成如米粒样的红点为止，通过发汗使毛孔张开，痧毒（也就是病毒）随即排出体外，从而达到治愈的目的。

明代郭志邃著有《痧胀玉衡》一书，完整地记录了各类痧症共百余种。近代著名中医外治家吴尚先对刮痧给予了充分肯定，他说，"阳痧腹痛，莫妙以瓷调羹蘸香油刮背，盖五脏之系，咸在于背，刮之则邪气随降，病自松解"。

（二）适应证

本疗法临床应用范围较广。在皮肤科的应用包括带状疱疹后遗神经痛、黄褐斑、银屑病（血瘀证）、湿疹、肥胖症。

（三）禁忌证

（1）严重心脑血管疾病、肝肾功能不全等疾病出现水肿者。

（2）有出血倾向的疾病，如严重贫血、血小板减少性紫癜、白血病、血友病等。

（3）感染性疾病，如急性骨髓炎、结核性关节炎、传染性皮肤病、皮肤疖肿包块等。

（4）急性扭挫伤、皮肤出现肿胀破溃者。

（5）刮痧不配合者，如醉酒、精神分裂症、抽搐等。

（四）用物准备

（1）器具：刮痧板（砭石、水牛角、玉石等）。

（2）介质：刮痧油、润肤乳、精油等。

（五）操作规范

（1）充分暴露其施治部位，并用温水洗净局部。

（2）用边缘光滑的汤匙（或调羹、铜币等）蘸上麻油（菜籽油、花生油、豆油或清水均可），在需要刮痧的部位单向重复地刮。

（3）刮痧顺序一般由上而下，或由身体中间刮向两侧，或每次都由内向外，不得来回刮动。每次每处大约需刮 20 下，至皮肤出现深红色斑条即止。

（4）刮痧部位通常只在患者背部或颈部两侧。根据病情需要，有时也可在颈前喉头两侧，胸部、脊柱两侧、臂弯两侧或膝弯内侧等处刮痧，也可按照病情需要选择适合的部位刮痧。

（5）每一部位可刮 2 ~ 4 条或 4 ~ 8 条 "血痕"。按部位不同，"血痕" 可刮成直条或弧形。

（6）应用较小的刮匙，可在穴位处刮痧。常用的穴位有足三里、天突、曲池及背部的一些腧穴。在穴位处刮痧，除具有刮痧本身的治疗效果外，还可疏通经络，行气活血。

（7）刮拭后擦干患者皮肤，让患者喝白开水或姜糖水，刮拭后 3 小时内不能洗澡。

（8）刮痧后 30 分钟左右小痧点会融合成片，24 ~ 48 小时后，出痧的表面皮肤会有轻微的灼热感，这属于正常反应。刮痧的原则：先头面后手足、先腰背后胸腹、先上肢后下肢，从上到下，从内到外；连续治疗 7 ~ 10 次为

< 024 >

一个疗程，间隔 10 天后再进行下一个疗程。

掌握正确的刮痧步骤，可以帮助我们避免刮痧过程中出现的不良反应，虽然刮痧可以给我们的身体带来很大的好处，但若长期频繁地刮痧，也会对我们的身体健康造成伤害。

（六）注意事项

（1）刮痧时选取适当的刮痧部位，以经脉循行和病变部位为主。刮痧部位应用 75% 乙醇棉球消毒，或用热毛巾、一次性纸巾、0.9% 氯化钠溶液棉球等进行清洁，然后取适量刮痧介质，置于清洁后的拟刮拭部位，用刮痧板涂抹均匀。刮痧后用干净纸巾、毛巾或消毒棉球将刮拭部位的刮痧介质擦拭干净。

（2）刮痧时应注意室内保暖，尤其是冬季，应避免感受风寒；夏季刮痧时，应避免风扇、空调直接吹刮拭部位。

（3）刮痧过程中产生的酸、麻、胀、痛、沉重等感觉，均属正常反应。刮痧后皮肤出现潮红、紫红色等颜色变化，或出现粟粒状、丘疹样斑点，或片状、条索状斑块等形态变化，并伴有局部热感或轻微疼痛，都是刮痧的正常反应，数日后即可自行消失，一般不需进行特殊处理。

（4）刮痧过程中若出现头晕、目眩、心慌、出冷汗、面色苍白、恶心欲吐，甚至神昏仆倒等晕刮现象，应立即停止刮痧，使患者呈头低脚高平卧位，饮用温开水或温糖水，并注意保暖，必要时用刮痧板点按患者百会、人中、内关、足三里、涌泉等穴。

（5）刮痧结束后，最好饮用一杯温水，不宜即刻食用生冷食物，刮痧出痧后 30 分钟内不宜洗冷水澡。

（6）年迈体弱、儿童、对疼痛较敏感的患者宜用轻刮法刮拭。

（7）凡肌肉丰满处（如背部、臀部、胸部、腹部、四肢）宜用刮痧板的横面（薄面、厚面均可）刮拭。对一些关节处、四肢末端、头面部等肌肉较少、凹凸较多的部位宜用刮痧板的棱角刮拭。

（8）下肢静脉曲张或肿胀者，宜由下向上刮拭，采用逆刮法。

（七）不良反应及处理

1.皮肤感染的预防及处理

（1）根据患者耐受程度及时调整刮痧的手法及力度。

< 025 >

（2）应用刮痧油要适量，避免强行出痧。

（3）如有感染，遵医嘱对症处理。

2. 皮下血肿的预防及处理

轻则无须处理；重则 24 小时内冷敷，24 小时后热敷。

◆ 八、穴位埋线疗法

（一）简　介

1. 概　述

穴位埋线技术是将羊肠线或生物蛋白线埋入人体穴位内，利用线体对穴位的持续刺激作用治疗疾病的一种技术，具有疏通经络、调和气血、补虚泻实的功效。

穴位埋线疗法是几千年中医针灸经验和 30 多年埋线疗法经验的精华融汇而成的一门新型技术，其适应证非常广泛，尤其是对某些中西药物久治不愈的慢性、疑难病症，具有速效、长效、特效的优势，治疗次数少，病员痛苦小，花钱少，经得起实践检验。穴位埋线疗法作为临床不可或缺的一种重要治疗手段，因其简、便、廉、验的效应，值得我们深入挖掘。

2. 作　用

（1）复合刺激作用。线犹如针，线的粗细、长度决定了刺激量的大小和吸收时间的长短，这与普通针刺在治疗过程中的作用相似。羊肠线埋入机体后，逐渐液化吸收的过程为异体蛋白刺激，类似组织疗法，有增强免疫力的功效。埋线时针眼会少量出血，淤血聚于皮下，又增加了穴位的刺激量，进一步激发精气，辅助羊肠线发挥作用。埋线是一种集多种疗法、多种效应于一体的复合性治法。其机制为多种刺激发挥作用，形成了一种复杂的、持久而柔和的非特异性刺激冲动。一部分传入神经相应节段的脊髓后角，内传脏腑起调节作用；另一部分经脊髓后角上传大脑皮层，加强中枢对病理刺激传入兴奋的干扰、抑制和替代，再通过神经、体液的调节来整合脏腑功能，促进机体新陈代谢，提高免疫能力。

（2）提高机体的营养代谢。羊肠线作为一种特异蛋白，埋入穴位后使肌肉合成代谢增高，分解代谢降低，肌蛋白、糖类合成增高，乳酸、肌酸分解

< 026 >

代谢降低，从而提高机体的营养代谢。

（3）促进血液循环，加速炎症吸收。肠线埋入穴位后能提高机体的应激能力，促进病灶部位血管床增加，血管新生，血流量增大，血管通透性和血液循环得到改善，从而加快炎症的吸收，减少渗出、粘连。

（4）产生良性诱导。埋线后可使大脑皮层区建立新的兴奋灶，从而对病灶产生良性诱导，缓解病灶放电，保证大脑皮层感觉区细胞的正常功能，达到治疗疾病的目的。

3.特　点

穴位埋线疗法疗效迅速，痛苦小、创伤小，是中医疗法中比较理想的一种治疗手段。

（二）适应证

穴位埋线疗法的适应证非常广泛，凡是针灸的适应证都是穴位埋线的适应证，许多内科系统疾病、消化系统疾病（慢性萎缩性胃炎、胃下垂、功能性消化不良、便秘、腹泻和溃疡性结肠炎）、内分泌疾病（糖尿病、甲状腺功能紊乱）、肺系疾病（支气管哮喘、过敏性鼻炎、咽炎、慢性支气管炎）、神经精神系统疾病（顽固性失眠、癫痫、抑郁症、焦虑症、脑血管意外造成后遗症等）、妇科疾病（多囊卵巢、月经不调）、乳腺系统疾病、单纯性肥胖、瘙痒性皮肤病、黄褐斑、银屑病等，都是穴位埋线的适应证。

（三）禁忌证

（1）埋线时应根据不同穴位选择适当的深度和角度，埋线的部位不应妨碍机体的正常功能和活动。应避免伤及内脏、脊髓、大血管和神经干，不应埋入关节腔内。

（2）不应在皮肤局部有炎症、溃疡或破损处埋线。

（3）由糖尿病及其他原因导致皮肤和皮下组织吸收及修复功能障碍者，不应使用埋线疗法。

（4）五岁以下的儿童、孕妇、有出血倾向者及蛋白过敏者。

（四）用物准备

根据病情需要和操作部位选择不同种类和型号的医用线体及配套的埋线工具。穴位埋线技术的器具主要包括埋线针、手术刀或手术剪、羊肠线等。其中，套管针也可由一次性使用无菌注射针代替，注射针需符合 GB 15811—

< 027 >

2016 要求，一次性埋线针需符合 GB 2024—2016 要求。

（1）皮肤消毒用品：碘伏、75%乙醇、棉签。

（2）局麻用品：2% ~ 4%利多卡因、0.9%氯化钠溶液、5 ~ 10mL一次性注射器。

（3）辅助器材：短无齿镊或血管钳、手术刀或手术剪、腰盘、医用手套、钝性探针等，此外还要准备锃针或甲紫溶液（做标记用）。

（4）敷料用品：棉球（压迫止血药）、纱布块，创口贴。

（五）操作规范

（1）一次性埋线针可由一次性使用无菌注射针配适当粗细的磨平针尖的针灸针改造而成。

（2）使用前需将相应型号的无菌羊肠线从针头装入针管内备用。

（3）选好穴位，做好标记，进针点一般选在穴位下方 1cm 处。

（4）对拟操作的穴位及穴周皮肤消毒，取一段适当长度的可吸收性外科缝线，放入一次性使用无菌注射针的前端，后接针芯，用一手拇指和食指固定拟进针穴位。另一只手持针刺入穴位，达到所需的深度，施以适当的提插捻转手法，当出现针感后，边推针芯，边退针管，将可吸收性外科缝线埋植在腧穴相应深度。拔针后用无菌干棉球（签）按压针孔止血。

（5）操作要领，即"两快一慢"操作方法。"两快"为进针时手腕用力，针尖快速刺至皮下；出针时边推针边放线，退至皮下时，快速出针。"一慢"为过皮后缓慢推针至治疗所需的深度。

（六）注意事项

（1）埋线疗法所采用的针具及线体均为一次性无菌的医疗产品，保证一人一针，用后按规定销毁，避免医源性交叉感染，保证安全卫生。

（2）埋线后局部出现酸、麻、胀、痛的感觉是正常的，是刺激穴位后针感得气的反应。体质较柔弱或局部经脉不通者更为明显，一般持续时间为 2 ~ 7 天。

（3）埋线后 6 ~ 8 小时内局部禁沾水，不影响正常的活动。

（4）局部出现微肿、胀痛或青紫现象是个体差异的正常反应，是由于局部血液循环较慢，对线体的吸收过程相对延长所致，一般 7 ~ 10 天即能缓解，不影响任何疗效。

< 028 >

（5）体形偏瘦者或局部脂肪较薄的部位，因其穴位处组织少，埋线后可能出现小硬节，不影响疗效，但吸收较慢，一般 1 ~ 3 个月可吸收完全。

（6）女性在月经期、妊娠期等特殊生理时期尽量不埋线，对于月经量少或处于月经后期，医生可视情况 "辨证论治" 埋线。

（7）皮肤局部有感染或有溃疡时不宜埋线。肺结核活动期、骨结核、严重心脏病、瘢痕体质及有出血倾向者等均不宜使用此法。

（8）此疗法绿色、无毒副作用，分为埋线治疗期（15 天埋线 1 次，3 次为 1 疗程）和埋线巩固保健期（1 ~ 2 个月埋线 1 次，3 次为 1 个疗程）。

（9）埋线减肥期间主要忌食油、糖、羊肉、猪肉、糖类、面食、核桃、瓜子、花生、咸菜、泡菜、动物内脏、咸鸡蛋、松花蛋等。可食用食物：①蔬菜类：以黄瓜、冬瓜、芹菜为最好。②肉类：可选用牛肉、鸡肉、兔肉、鸭肉、虾肉、鱼肉等。③蛋白质类：以煮鸡蛋、茶鸡蛋、牛奶、豆浆为主。④水果类：可选草莓、酸梨、西红柿、苹果等。

（10）埋线后宜避风寒、调情志，以清淡饮食为主，忌烟酒、海鲜及辛辣刺激性食物。

（11）若埋线后局部出现红肿热痛者，嘱患者及时复诊。

（七）不良反应及处理

（1）少数患者因治疗中无菌操作不严格或伤口保护不好，造成感染。一般在治疗后 3 ~ 4 天出现局部红肿、疼痛加剧，并可能伴有发热，应予抗感染处理。

（2）治疗后出现局部红肿、瘙痒、发热等反应，甚至切口处脂肪液化，羊肠线溢出，或为过敏导致，应适当作抗过敏处理。

（3）神经损伤，会出现神经分布区皮肤感觉障碍，所支配的肌肉群瘫痪，如损伤了坐骨神经、腓神经，则出现足下垂和足拇指不能背屈。一旦出现此类症状，应及时抽出线体，并给予适当处理。

九、放血疗法

（一）简 介

放血疗法是用三棱针（注射针头）直接刺于腧穴，使之出血，达到清

< 029 >

热、泻火、祛瘀、通络等作用的一种操作方法。

中国传统医学的放血疗法又称"针刺放血疗法"，是用三棱针、粗毫针或小尖刀刺破或划破人体特定的穴位浅表脉络，放出少量血液，以外泄内蕴之热毒，达到治疗疾病的一种方法。

（二）适应证

神经性皮炎、淤积性皮炎、接触性皮炎、牛皮癣、股癣、头癣、湿疹、药疹、瘙痒症、寻常疣、扁平疣、跖疣、面部痤疮、黄褐斑、色素沉着、局限性硬皮病、斑秃、肉芽组织增生、带状疱疹及后遗症、结节性红斑、下肢溃疡、脓疱疮、单纯疱疹、毒虫咬伤。

（三）禁忌证

（1）患有血小板减少症、血友病等有出血倾向疾病者禁用。

（2）月经期、妊娠期、醉酒、晕针、晕血者禁用。

（3）贫血、低血压、过度疲劳、饥饿者及中医辨证为虚证的患者慎用。

（4）大出血后或一切虚脱证。

（5）皮肤有感染、溃疡、瘢痕或静脉曲张者，不要直接针刺患处，可在周围选穴针刺。

（6）血瘤（静、动脉瘤）。

（7）传染病患者和心、肝、肾功能损害者。

（8）虚证、虚寒证及寒证患者慎用。

（四）用物准备

治疗盘、三棱针或粗毫针或小尖刀或注射器针头、75%乙醇棉球、消毒敷料、弯盘、胶布。

（五）操作规范

1. 术前准备

选择4.5号一次性注射器针头，针身应光滑、无锈蚀，针尖应锐利、无倒钩。根据病情选取适当的施术部位，选择患者舒适、医者便于操作的施术体位，应注意环境清洁卫生，避免污染。

2. 消毒

（1）部位消毒：可用75%乙醇或碘伏在施术部位消毒。

（2）医者消毒：医者双手应用肥皂水清洗干净，再用75%乙醇擦拭。

< 030 >

3. 施术方法

（1）点刺：又称速刺，多用于穴位放血。

①选好穴位，常规消毒皮肤。

②术者右手持针，针尖对准穴位迅速刺入约 0.3cm，然后立即出针。

③轻轻按压针孔，挤出少量血后，用消毒棉球按压针孔以止血。

（2）挑刺：多用于胸背、腰骶部或耳后等部位放血。

①选好部位，常规消毒皮肤。

②用三棱针或小尖刀挑破细小静脉，挤出少量血液。

③用消毒棉球按压止血。

（3）缓刺：多用于窝部的浅静脉放血。

①在刺血部位的上部用手压迫或用止血带扎紧，使其充血。

②常规消毒皮肤。

③用粗毫针或三棱针缓慢刺入选好部位的浅表静脉约 0.3cm 深，随即缓慢退针。

④松开压迫刺血部位上部的手或解开止血带。

⑤用消毒棉球按压止血。

（4）散刺：又称围刺，多用于病灶周围点刺放血。

①常规消毒皮肤。

②用三棱针在病灶周围或沿病灶边缘顺序点刺出血。

③用乙醇棉球消毒并覆盖敷料。

（5）施术后处理：施术后，宜用无菌干棉球或棉签擦拭或按压。中等量或大量出血时，可用敞口器皿承接。

（六）注意事项

（1）严格无菌操作，以防感染。

（2）针刺不宜过猛、过深，手法要轻、稳、准，出血不宜过多，切勿刺伤大血管。

（3）凡体质虚弱、孕妇、素易出血者不宜使用。

（七）针后反应及处理

出现晕针，按针刺疗法晕针处理。

< 031 >

◆ 十、穴位贴敷

（一）简　介

1. 概　述

穴位贴敷疗法，是以中医的经络学为理论依据，把药物研成细末，用水、醋、酒、蛋清、蜂蜜、植物油、清凉油、药液调成糊状，或用呈凝固状的油脂（如凡士林等）、黄醋、米饭、枣泥制成软膏、丸剂或饼剂，或将中药汤剂熬成膏，或将药末散于膏药上，再直接贴敷穴位、患处（阿是穴），用来治疗疾病的一种无创、无痛穴位疗法。

常用穴位贴敷临床常用于冬病夏治，用来治疗慢性支气管炎、各种骨关节疾病、妇科疾病、儿科疾病。从临床实践发现，穴位贴敷对慢性支气管炎、风湿、骨关节疾病、妇科疾病、儿科疾病有很好效果。现广泛应用于各个科室治疗虚证、寒证相关疾病。

穴位贴敷疗法是中医治疗学的重要组成部分，是我国劳动人民在长期与疾病作斗争中总结出来的一套独特的、行之有效的治疗方法，它经历了无数次的实践、认识、再实践、再认识的发展过程，有着极为悠久的发展历史。

2. 作用特点

（1）作用直接，适应证广。穴位贴敷疗法通过药物直接刺激穴位，透皮吸收后，使局部药物浓度明显高于其他部位，作用较为直接，其适应证遍及临床各科，"可与内治并行，而能补内治之不及"，对许多沉疴痼疾常能取得意想不到的显著疗效。

（2）用药安全，诛伐无过。穴位贴敷疗法不经胃肠给药，无损伤脾胃之弊，治上不犯下，治下不犯上，治中不犯上、下。即使在临床应用时出现皮肤过敏或水泡，亦可及时中止治疗，给予对症处理，症状很快就可消失，并可继续使用。

（3）简单易学，便于推广。穴位贴敷有许多较简单的药物配伍及制作，易学易用，不需特殊的医疗设备和仪器。无论是医生还是患者或家属，多可兼学并用，随学随用。

（4）取材广泛，价廉药俭。穴位贴敷法所用药物除极少数是名贵药材外

< 032 >

（如麝香），绝大多数为常见中草药，价格低廉，甚至有一部分来自生活用品，如葱、姜、蒜、花椒等。且本法用药量很少，既能减轻患者的经济负担，又可节约大量药材。

（5）疗效确切，无创、无痛。贴敷疗法集针灸和药物治疗之所长，所用药方配伍组成多来自临床经验，经过漫长岁月和历史的验证，疗效显著，且无创伤、无痛苦，对惧针者、老幼虚弱之体，补泻难施之时，或不肯服药之人，不能服药之症，尤为适宜。

（二）适应证

穴位贴敷法适应范围相当广泛，不但可以治疗体表的病症，还可兼治内脏之疾；既可治疗某些慢性病，又可治疗一些急性病证。皮肤科可应用的疾病有蛇串疮、牛皮癣、千日疮、痤疮、瘾疹、肉刺、黧黑斑、扁瘊等。

（三）禁忌证

（1）孕妇忌用，本疗法多含走窜药物，有滑胎风险。

（2）对贴敷药物过敏者不宜贴敷。

（3）皮肤水疱、炎症、破溃处忌用。

（4）严重的荨麻疹患者。

（5）某些疾病发作期的患者，如急性咽喉炎、发烧、黄疸、咯血、糖尿病血糖控制不佳者、慢性咳喘病的急性发作期等。

（6）热性疾病、阴虚火旺者及严重心血管疾病、血液病、肝肾功能障碍者不能采用。

（四）用物准备

治疗盘、中药粉、新鲜姜汁、敷贴等。

（五）操作规范

（1）松解患者衣着，暴露贴敷部位，注意保暖和遮挡。

（2）根据医嘱选择贴敷的部位，准确定位。以肺俞穴为例，定位方法：第3胸椎棘突下，两侧旁开1.5寸（1寸≈3.33cm，全书特此说明）处。清洁局部皮肤。

（3）制备贴敷药物：①将准备好的中药粉放入治疗盘，倒入适量鲜姜汁。②用姜汁将中药粉调成糊状，干湿适中。③揭开敷贴的防黏纸，将药物放入敷贴中心的空圈内压平。

< 033 >

（4）将敷贴准确地贴敷于所选穴位上。贴穴多少应根据具体病情而定，一般 4 ~ 6 穴，以背俞穴为主。

（5）贴敷时间的长短视病情和部位而定，以皮肤出现红晕而不起疱为宜。交代患者观察贴敷部位皮肤有无红肿、水疱、破溃等情况，并及时采取相应的处理措施。

（6）告知注意事项，饮食宜清淡，禁食生冷、寒凉、肥甘厚味、辛辣之品；贴敷当日温水洗澡，忌受寒等。

（六）注意事项

（1）实施穴位贴敷前要详细询问病史，对贴敷药物过敏者切勿使用本方法。

（2）贴敷后若出现范围较大、程度较重的皮肤红斑、水疱、疹痒现象，应立即停药，进行对症处理。出现全身性皮肤过敏症状者，应及时到医院就诊。如出现痒、热、微痛等感觉或皮肤有轻度色素沉着，此为正常反应，不必过多担心。

（3）贴敷期间，饮食要清淡，避免烟酒、海鲜、辛辣刺激食品、冰冻食品、豆类及豆制品、黏滞性食物及发性食物（如牛羊肉、狗肉、鱼、黄鳝、螃蟹、虾等）。

（4）贴敷当天避免贪凉，不要过度吹电风扇和在过冷的空调房中停留，更要避免空调冷风直接吹到贴敷部位，不利于药物吸收。

（5）注意室内通风，注意防暑。适当活动，但不要做剧烈运动。

（6）凡用溶剂调敷药物时，需随调配随敷用，以防挥发。

（7）对于残留在皮肤上的药膏，不宜用刺激性物质擦洗。

（8）贴敷药物后注意局部防水。

（9）对胶布过敏者，可选用防过敏胶布固定贴敷药物。

（10）小儿皮肤娇嫩，不宜用刺激性太强的药物，贴敷时间也不宜过长。

（11）建议贴敷时间：①刺激性小的药物每次贴敷 2 ~ 6 小时，可每 1 ~ 2 天换药 1 次。②刺激性大的药物，应视患者的反应和发疱程度确定贴敷时间，数分钟至数小时不等。③敷脐疗法（即贴敷神阙穴）每次贴敷 2 ~ 4 小时，隔天 1 次，所选药物不应为刺激性大及发疱之品。④冬病夏治穴位贴敷从每年入伏到末伏，一般每 10 天贴 1 次，每次贴 2 ~ 4 小时，连续 3 年为 1 疗程。

< 034 >

（12）因个人体质不同，无论贴敷时间长短，凡出现贴敷局部或全身明显不适，应立即终止贴敷，必要时积极就医诊治。

（七）不良反应及处理

1. 过敏的预防及处理

（1）评估患者过敏史。

（2）若贴敷处有烧灼感、红疹、瘙痒，甚至起疱，应立即揭去敷贴，对症处理。

（3）遵医嘱给予抗过敏药物内服或外用。

2. 皮肤感染的预防及处理

（1）治疗前严格消毒，贴敷后避免局部潮湿，保持清洁干燥。

（2）贴敷部位若出现小水疱一般不必处理，让其自然吸收；如水疱较大，应消毒局部皮肤，用无菌注射器抽吸液体，做好换药工作。

十一、药浴疗法

（一）简　介

1. 概　述

中药药浴疗法是指基于中医辨证论治原则，根据病症不同而选择相应的中药，加入沐浴水中用以治疗不同疾病的方法。一般分为全身药浴和局部药浴。

其中，全身药浴法是将药物煎汤后进行全身性熏洗、浸渍，以温通经络、流畅气血，从而达到治疗及保健目的的一种方法。

药浴的历史源远流长，奠基于秦，发展于汉、唐，充实于宋、明，成熟于清。我国最早的医方《五十二病方》中就有治婴儿癫痫的药浴方。《礼记》中讲"头有疮则沐，身有疡则浴"，《黄帝内经》中有"其受外邪者，渍形以为汗"的记载。

晋、南北朝、隋唐时期，临床医学发展迅速，药浴被广泛应用于临床各科。宋、金、元、明时期，药浴的方药不断增多，应用范围逐渐扩大，药浴成为一种常用的治疗方法。元代周达观在《真腊风土记》中记载："国人寻常有病，多是入水浸浴及频频洗头便自瘥可。"可见当时药浴已成为当时医

< 035 >

生和百姓常用的一种治病方法。

清代，药浴发展到了鼎盛阶段。名医辈出，名著相继出版。随着《急救广生集》《理瀹骈文》等中医药外治专著的出现，中药药浴疗法已进入比较成熟和完善的阶段。

2. 功　效

药浴作用机理概而言之，系药物作用于全身肌表、局部、患处，并经吸收，循行经络血脉，内达脏腑，由表及里，因而产生效应。药物洗浴，可起到疏通经络、活血化瘀、祛风散寒、清热解毒、消肿止痛、调整阴阳、协调脏腑、通行气血、濡养全身等养生功效。现代药理也证实，药浴后能提高血液中某些免疫球蛋白的含量，增强肌肤的弹性和活力。具体而言，药浴有以下功效：

（1）疏通经络、调畅气血。

（2）祛风寒、除湿热、散内毒。

（3）祛死血、活新血。

（4）协调脏腑、通利关节、调理五行、平衡阴阳。

（5）活化细胞、增强免疫力、提高血液中免疫球蛋白的含量。

（6）增强肌肤弹性和活力、美容肌肤、抗衰老。

（二）适应证

1. 熏洗疗法适应证

（1）全身熏洗：皮肤瘙痒症、慢性单纯性苔藓、慢性湿疹、特应性皮炎、系统性硬皮病、银屑病、荨麻疹、玫瑰糠疹、扁平苔藓、疥疮等。

（2）局部熏洗：手足皲裂、手足癣、手部湿疹、汗疱疹、石棉状糠疹、斑秃、毛囊炎、脂溢性皮炎、脂溢性脱发、肛周湿疹、阴部湿疹、外阴瘙痒症、肛周瘙痒症等。

2. 熏蒸疗法适应证

（1）全身性皮肤病：老年皮肤瘙痒症、系统性硬皮病、皮肤硬肿病、银屑病静止期。

（2）局限性皮肤病：阴囊湿疹、乳房湿疹、手部湿疹、肛周湿疹、手足癣、皮肤淀粉样变病、肛周瘙痒症、局限性硬皮病、小腿溃疡、淤积性皮炎等。

< 036 >

3. 浸浴疗法适应证

（1）全身浸浴：皮肤瘙痒症、玫瑰糠疹、银屑病、剥脱性皮炎、慢性湿疹、特应性皮炎、鱼鳞病、系统性硬皮病、皮肤硬肿病、慢性单纯性苔藓等。

（2）局部浸浴：皮肤淀粉样变病、脂溢性皮炎、真菌性皮肤病、手足皲裂、汗疱疹、脂溢性脱发、肛周湿疹、阴部湿疹、外阴瘙痒症、肛周瘙痒症等。

4. 淋洗疗法适应证

各种感染性皮肤病，如脓疱疮、疖疮、脓癣、趾间糜烂型足癣、手足癣继发感染等；慢性肥厚性、角化性皮肤病，如慢性单纯性苔藓、皮肤淀粉样变性病等；渗出、痂皮较多的皮肤病，如多形性红斑等。

（三）禁忌证

有活动性肺结核、急慢性肝炎及其他传染病的患者；严重心脏病或合并有心功能不全的患者；肝硬化中晚期及肝功能不全的患者；高热性疾病以及有败血症倾向的患者；精神病、癫痫等不能自我约束的患者禁用熏洗疗法、熏蒸疗法；有出血倾向的患者，处于脑血管意外危险期及不稳定期的患者，妇女在月经期及妊娠期禁忌药浴治疗。

（四）用物准备

药液、水温计、坐架、罩单、浴巾、软毛巾、拖鞋、衣裤。

（五）操作规范

1. 熏洗疗法

（1）将浴室温度调节于 20 ～ 22℃，根据患者病情，辨证选用中药，将煮沸的药液倒入容器中，使药物蒸气作用于患处。

（2）待药液温度降至 38 ～ 40℃时，加入适量温水，药液与水的比例为3∶10，患者将躯体及四肢浸泡于药液中，每次熏洗 20 ～ 30 分钟，以出汗为宜，每天 1 ～ 2 次。

2. 熏蒸疗法

（1）全身熏蒸疗法：采用中药汽疗仪进行治疗。治疗前 30 分钟预热舱温，取出煎药锅，加水 1500 ～ 2000mL，再置于加热盘上，在控制器上按加热键，当温度显示 33℃时患者进治疗室；按医嘱配制药煎液；在控制器上设定治疗温度（37 ～ 42℃）、治疗时间（15 ～ 20 分钟）；治疗到达设定时间，

< 037 >

协助患者出舱，擦干皮肤更衣后休息片刻再到室外。

（2）局部熏蒸疗法：将配伍成方的草药煮沸后置于口鼻或患处，使药物蒸气作用于患处，每次 10 ~ 15 分钟，每天 1 次。

3. 浸浴疗法

将浴室温度调节于 20 ~ 22℃，根据患者病情，辨证选用中药，煎煮成药液，把煎好的药液倒入木桶或浴缸内，加适量温开水，药液与水的比例为 1 ：10。

（1）全身浸浴：水温调至 38 ~ 40℃；使患者躯体及四肢浸泡于药液中，每天 1 次或隔天 1 次，每次 20 ~ 30 分钟。

（2）局部浸浴：将煎好的药液放至木桶或足盆内，再加入适量温热水，将患处浸泡于药液中，每天 1 次或隔天 1 次，每次约 20 ~ 30 分钟。

4. 淋洗疗法

（1）按药物煎煮方法，煎煮出 1000 ~ 2000mL 浓度为 10% ~ 30% 的药液，可将药液装入带细眼的小喷壶内，淋洒于体表患处。

（2）将 6 ~ 8 层纱布浸透药液，然后拧挤纱布使药液淋洒于体表患处。亦可用 1 个小盆装药液，缓缓将药液倾倒于体表患处，每次 10 ~ 15 分钟，每天 1 次或隔天 1 次。

（六）注意事项

（1）饭后 1 小时方可入浴。

（2）浴前 4 小时内没有进食，则一定要准备好牛奶、糖水、或其他流食，以备患者感到不适时食用。

（3）浸泡药浴前、中、后应适当补充水分。

（4）浸泡场地应注意通风良好，但不可受寒。

（5）起浴后皮肤表面发红，并持续 30 ~ 60 分钟的发汗均属正常的药效作用，但注意不可蓄意吹风，以免受寒。

（6）泡过药浴以后，在皮肤发红、发热状况没有消退之前，请勿使用任何护肤品和化妆品。

（7）有轻度高血压或低血压病史、心脏功能稍差者应在家人陪伴下进行，并注意场地通风，每次浸泡时间不宜太长（约 20 ~ 30 分钟），如在浸泡过程中感到心跳加快或呼吸过于急促时，应起身于通风良好处稍事休息，待恢

< 038 >

复后再次浸泡，一般分 2 ~ 3 次浸泡即可。

（8）部分使用者（尤其是较为肥胖的使用者）浴后皮肤出现轻微刺痛感或出现小丘疹，均属正常现象，可继续使用。

（9）产妇在分娩时如有手术行为，须待拆线后再进行泡浴，若无手术行为，可于产后 7 天开始泡浴。

（10）先淋浴、后泡浴，或先洗头和脸再进入木桶泡浴，浴后无须再冲洗，直接擦干即可。

（11）身体虚弱者在浸泡过程中会出现头晕、心跳加快、恶心、全身酸软无力等症状，属于正常现象，随着泡浴对体质的调整会逐渐消失。

（12）体虚、受风寒、湿气重的人群在泡浴后会出现风疹、湿疹、关节疼痛、瘙痒等症状，一般在 2 小时以后逐渐消失，属于好转反应。

（七）不良反应及处理

（1）全身泡热药浴易发生晕厥，故浴后要慢慢地从浴盆中起身。

（2）若泡药浴时出现轻度胸闷、口干等不适，可适当饮水。

（3）若有头晕、气促、心悸、胸闷等严重不适，应立即停止药浴，并尽快至通风处休息。

（4）密切观察患者面色、呼吸、脉搏等变化，以防虚脱或休克的发生。如发现患者出现不适现象，应马上出浴，并积极对症处理。

十二、中药熏蒸

（一）简 介

中药熏蒸治疗法，又叫蒸汽治疗法、汽浴治疗法、中药雾化透皮治疗法。中药熏蒸技术是借用中药热力及药理作用熏蒸患处的一种外治技术，是以中药蒸汽为载体，辅以温度、湿度、力度的作用，促进局部的血液及淋巴循环，有利于局部水肿及炎症的吸收，消除局部肌纤维的紧张和痉挛。临床广泛应用于风湿免疫性疾病、骨伤科、妇科、皮肤科等各科疾病的治疗当中。早在《黄帝内经》中就有"摩之浴之"之说，《理瀹骈文》也曾有"外治之理，即内治之理；外治之药，即内治之药，所异者法耳"的论述。实践证明，中药熏蒸治疗作用直接，疗效确切，适应证广，无毒副作用。

< 039 >

中药熏蒸集中了中医药疗、热疗、汽疗、中药离子渗透治疗法等多种功能，融热度、湿度、药物浓度于一体，因病施治，药物对症，可有效治疗多种皮肤疾病。通过可调式中药熏蒸治疗仪器，直接对中药进行蒸煮，免去了需要先将中药煎煮成液体的传统繁复方式，将源源不断的热药蒸汽以对流和传导的方式直接作用于人体，扩张局部和全身的血管，促进体表组织的血液循环，改善皮肤的吸收作用，促进汗腺的大量分泌，加速皮肤的新陈代谢；同时，由熏蒸药物中逸出的中药粒子（为分子或离子）作用于体表直接产生杀虫、杀菌、消炎、止痒、止痛等作用，或经透皮吸收激发组织细胞受体的生物化学过程而发挥药疗作用，进而消除病灶。

（二）功　效

疏通经络、促进气血循环、杀虫止痒、活血止痛。

（三）适应证

适用广泛，可应用于多学科疾病。

（1）风湿类疾病：风湿、类风湿性关节炎、肩周炎、强直性脊柱炎等。

（2）骨伤类疾病：腰椎间盘脱出症、退行性骨关节病、各种急慢性软组织损伤等。

（3）皮肤类疾病：泛发性湿疹、丘疹性荨麻疹、特应性皮炎、银屑病、硬皮病、皮肤瘙痒症、脂溢性皮炎等。

（4）内科疾病：感冒、咳嗽、高脂血症和高脂蛋白血症、糖尿病、失眠、神经官能症、血栓闭塞性脉管炎、慢性肠炎等。

（5）妇科疾病：痛经、闭经等。

（6）五官科疾病：近视、远视、泪囊炎、过敏性鼻炎、鼻窦炎等。

（四）禁忌证

（1）急性传染病、严重心脏病、严重高血压病的患者，禁用全身熏蒸疗法。

（2）危重外科疾病、严重化脓感染疾病及其他需要进行抢救的患者，禁用熏蒸疗法。

（3）慢性肢体动脉闭塞性疾病、严重肢体缺血、发生肢体干性坏疽的患者，禁止使用中高温（超过38℃）熏蒸。

（4）妇女在妊娠和月经期间，不宜进行熏蒸。

（5）饱食、饥饿、过度疲劳时，不宜熏蒸。

< 040 >

（6）餐前、餐后 30 分钟内，不宜使用熏蒸疗法。

（7）有过敏性哮喘病的患者，禁用香包熏法。

（五）用物准备

毛巾（浴巾）、拖鞋、中药、特制药袋、熏洗桶、熏洗锅或熏蒸机、水温计等。（根据熏洗部位选用以上物品）

（六）操作规范

1. 四肢熏洗法

（1）熏洗桶内套一次性药液袋，将煎好的药液倒入桶内，加热水至所需容量。

（2）患肢架于桶上，盖上有孔木盖，用毛巾围盖患肢及桶，使药液之蒸汽熏蒸患部。

（3）待药液不烫时揭去毛巾，测试药液温度，将患部浸入药液中泡洗。

（4）熏洗完毕，清洁局部皮肤，擦干，观察皮肤情况，局部保暖。

2. 局部熏洗法

（1）将药袋放入熏洗锅内，加水至所需容量，加热。

（2）患者躺于熏蒸床上，暴露熏蒸部位，搭盖毛巾，使药液之蒸气熏蒸患部。

（3）熏蒸完毕，清洁局部皮肤，擦干，观察皮肤情况，局部保暖。

（4）整理床单，清洁物品。

3. 全身熏洗法

（1）接通电源，打开开关，调整按键设置温度和时间。

（2）将煎好的药液倒入熏蒸机内药液容器中，至所需容量。患者坐于熏蒸机内，调整患者姿势至舒适位，盖好机盖，打开熏蒸键按钮，开始熏蒸。

（3）熏蒸完毕，清洁皮肤，打开机盖，擦干，观察皮肤情况，全身保暖。

（七）注意事项

（1）熏蒸前饮淡盐水 200mL，避免出汗过多引起脱水。

（2）冬季熏蒸时，应注意保暖，夏季要避风，熏蒸后拭干身体，避免汗出当风，引起感冒。

（3）在全身熏蒸过程中，如果患者感到头晕、心悸等不适，应立即停止熏蒸，卧床休息。

< 041 >

（4）熏蒸药汤的温度要适宜，不可过热，以免烫伤皮肤。如果熏蒸时间较久，需持续加热，要注意避免烫伤，并做好防火措施，才能收到安全良好的治疗效果。

（5）患者每次使用过的熏蒸床应以 500mg/L 含氯消毒溶液擦拭，熏蒸锅定时用 0.5% 过氧乙酸溶液喷洒消毒，熏蒸室每晚紫外线照射 1 小时，防止交叉感染。患者所用被单或毛巾应每天更换、清洗。

（6）如熏蒸无效或病情反而加重者，则应停止熏蒸，改用其他方法治疗。

（八）不良反应及处理

治疗过程中要加强巡视，密切观察患者的身体状况，如有头晕、心悸、胸闷等不适，应立即停止熏蒸，帮助患者卧床休息。对初次使用者，尤其是年老、体弱者，在治疗时间和温度上应循序渐进，护士要每隔 5 ~ 10 分钟观察并询问 1 次。

若在中药熏蒸后出现头晕、恶心、心跳加快、胸闷气短、出汗虚脱等不良反应，应立即停止熏蒸。

由于不同体质，在通过治疗后引起的不良反应，一般短时间后就会消失，如长时间未能消失，需要及时就诊。这种情况是因为在高温环境下，躯体静脉血管扩张，静脉储血量升高，有效循环血量下降，出现暂时性的脑血流供应不足所导致的。因此不建议长时间熏蒸，因为熏蒸时会出大量的汗，导致身体脱水，脱水后导致器官血流供应不足。通过补充水分，待气温恢复正常后会得到改善。

中药熏蒸治疗适应证广泛，疗效可观，需要操作者严格遵守流程，严谨细致，当出现不良反应时要立即停止，每次熏蒸的时间不宜过长，在熏蒸前或熏蒸时要注意补水，避免发生虚脱等情况。

◆ 十三、中药湿敷

（一）简　介

湿敷疗法，是指用纱布蘸药汤敷于患处来治疗疾病的一种方法。此法有抑制渗出、收敛止痒、消肿止痛、控制感染、促进皮肤愈合等作用。本法是根据病情配方，将配方的药物加工成药散，或水煎汤，或用 95% 的乙醇浸泡

< 042 >

5～7天，即可使用。古称渍法、渍法。

从现有文献看，湿敷（渍渍）法首见于《肘后备急方》，该书载："又丹痈疽始发浸淫进长并少小丹擒方"。《刘涓子鬼遗方》称本方为"擒汤方"，并叙述有"令极冷，擒肿上""温洗疮上""令恒湿"的冷敷和热敷两种方法。至唐孙思邈所著《备急千金要方》已载有数种渍方，如"揄肿方""治痈疽始作，肿赤掀热长甚速方""升麻揄汤方""大黄擒洗方"等。对于具体应用方法也有论述："故帛四重内汁中""擒肿上，干易之，日夜数百度""常令湿"。这和现在临床常用的湿敷法是完全一致的。

（二）湿敷法分类

按湿敷方法可分为开放性湿敷和封闭性湿敷。

（1）开放性湿敷：将6～8层纱布湿敷垫浸入药液中，取出稍扭干，以不滴水为度，又保持明显湿度，敷于患处，每次20～30分钟，间隔5～10分钟更换1次，每天次数依病情而定。主要用于皮肤潮红、肿胀、糜烂及渗出明显者，如急性皮炎、急性湿疹、化脓性或感染性皮肤病等。

（2）封闭性湿敷：在湿敷垫上盖以油纸或医用塑料薄膜，然后用绷带包扎，每30～40分钟更换1次，每天次数依病情而定。主要用于慢性肥厚、角化性皮损，或有轻度糜烂、少量渗液者，如慢性单纯性苔藓、慢性湿疹等。

按湿敷温度可分为冷湿敷法和热湿敷法。

（1）冷湿敷法：①冷却作用可收缩末梢血管，促使充血减轻，渗出减少。②传导及发散局部炎症的蓄热，抑制末梢神经冲动，减轻急性皮炎、湿疹、溃疡等。

（2）热湿敷法：①可温热局部，改善血液循环，具有保护、清洁、消炎、镇痛、药物渗透、促进炎症吸收等作用。适用于慢性皮炎或亚急性皮炎，减轻局部不适感，从而发挥消炎、止痒、镇静和抑制渗出等作用。②敷贴湿布可吸收皮损表面的浆液或脓液，软化并清除皮损表面的痂皮或其他附着物。③可使表皮角质层疏松膨胀，有利于药物透入皮肤。④保护皮面，隔离刺激，免受外界微生物的侵袭。适用于红肿、糜烂、渗出及结痂的急性炎症性皮肤病，如亚急性湿疹样皮炎、烧烫伤等。

< 043 >

（三）适应证

1. 痈

一味消肿汤：黄芩 6g。将晒干的黄芩切碎，投入 500mL 水中，火煎 20 分钟过滤；然后放入无菌纱布浸泡 3 天，即得黄芩纱条敷料。将患处用双氧水消毒后，覆上黄芩纱条，再覆以消毒纱布，用胶布固定，每天 1～2 次，2 天 1 疗程。功能：清热解毒、消肿止痛。主治：痈、疽、疔、疖。（《中药贴敷疗法》）

2. 颜面痈肿

三黄汤：黄芩、黄柏、黄连各 10g。上药煎沸 5～20 分钟，待冷却到 40℃左右，视病灶大小，取敷料块或纱布叠 4～5 层，面积稍大于病灶范围，浸透药液敷于患部。每次 15～20 分钟，每天 3～4 次，3 天为 1 疗程。功能：清热解毒、消肿止痛。主治：颜面部痈肿未溃者。［湖北中医杂志，1985（1）：20.］

3. 臁疮

蚯蚓水：取大的活蚯蚓 30～50 条。以凉水洗净活蚯蚓，放入杯内任其吐出泥土，约 2～3 小时后，再经水洗放于洁净的玻璃杯内，撒入白糖 15g，放在冷暗处静置 15 小时左右，蚯蚓体内水分即全部渗出与糖溶化，遂成一种淡黄色黏液，然后去蚯蚓，将溶液过滤消毒（煮沸或高压蒸汽），即成蚯蚓水，放于冷暗处或冰箱内，以防腐臭。用时先用 0.9% 氯化钠溶液拭净患部，然后按创面大小剪纱布放入蚯蚓水内浸透，以消毒镊子将其敷于疮面，同时外敷消毒纱布 5～6 层，用绷带固定，每天或隔天 1 次，疗程 20～30 天。功能：清热、利湿、敛疮。主治：臁疮，亦可治小儿腮腺炎。［中医杂志，1957（5）：18.］

4. 褥疮

蛋姜水：干姜粉 10g，生姜汁 40mL。上药经高压灭菌后，取蛋清 60mL，0.9% 氯化钠溶液 400mL，和好搅匀，用纱布敷料在配好的溶液里浸泡后，取出敷于疮面，每隔 2～4 小时换药 1 次，或连续湿敷即可，10 天为 1 疗程。功能：温经、活血、敛疮。主治：褥疮。［新中医，1990，22（8）：18.］

5. 烧伤

黄连水：将黄连煎水制成 5%～10% 黄连水备用。用时注意创面痂下有

< 044 >

无积脓，如有积脓，应剪除痂皮，予以引流；创面用纱布浸药湿敷，每天2～3次，10天为1疗程。功能：清热解毒。主治：烧伤已有感染者。（经验方）

6. 虫咬蜇伤

黄柏水：黄柏5g，元明粉3g。上药水煎煮，取纱布浸药液湿敷患处，每天4～6次。功能：清热、解毒、消肿。主治：各型虫咬蜇伤。[中西医结合杂志，1986，6（4）：248.]

7. 带状疱疹

雄茶酊：雄黄30g，儿茶60g，七叶一枝花30g，金银花10g，蛇床子90g，白英90g，半边莲60g，白鲜皮60g，75%乙醇100mL。将上述中药浸入乙醇中，浸泡1周后，经过滤装瓶备用。用时取纱布浸药液湿敷患处，每天4次，一般连续敷药4～6天可愈。功能：清热、解毒、燥湿。主治：带状疱疹溃破糜烂渗出者。[福建医药杂志，1986，8（3）：63.]

8. 湿　疹

马齿苋水：马齿苋60g（鲜品250g）。洗净加水2kg煎煮20分钟（鲜品10分钟），弃渣。用时取净纱布6～7层浸药液湿敷患处，每天2～3次，每次20～40分钟。功能：清热利湿。主治：急性渗出性湿疹。（《赵炳南临床经验集》）

9. 剥脱性皮炎

生甘草煎液：生甘草60g。上药加水煎成药液，然后以毛巾或纱布蘸取药液湿敷患处，每天1次，10天为1疗程。功能：清热解毒。主治：各型剥脱性皮炎。（《实用中医皮肤病学》）

10. 小儿麻疹

透疹汤：生麻黄、桂枝各9g、浮萍、西河柳、樱桃核、芫荽子各15g。上药煎汤1000mL，煎好后去渣趁热用毛巾或纱布蘸湿，轻轻擦熨头面、心胸部皮肤，稍冷即换，如此反复5～10分钟，每天4～5次，每剂药使用2～3次后更换，2～3天为1疗程。功能：发表透疹。主治：麻疹透出不畅。[赤脚医生杂志，1974（2）：29.]

11. 天行赤眼

黄柏菊花液：黄柏30g，菊花15g。上药加沸水500mL浸泡2小时，用纱布滤过，以此药汁用纱布湿敷，每次 10 分钟，每天 2 次，连用 1 ~ 2 天或至病愈。功能：清热解毒。主治：急性结膜炎。［新中医，1975（4）：8.］

（四）禁忌证

（1）一般内科疾病不宜使用。

（2）大疱性皮肤病及表皮剥脱松解型皮肤病患者不宜使用。

（五）用物准备

治疗盘、药液及容器、敷布、镊子、弯盘、橡胶单或中单、纱布，必要时准备屏风、浴巾、热水袋。

（六）操作规范

（1）把所选药物浸泡、煎汤取汁。

（2）将 5 ~ 6 层纱布置于药液中浸透，挤去多余药液后，敷于患处。

（3）一般每 1 ~ 2 小时换 1 次即可，如渗液不多，可每 4 ~ 5 小时换 1 次。

（七）注意事项

（1）热湿敷时药液的温度一般在 50 ~ 70℃。

（2）湿敷时间一般为 15 ~ 20 分钟。

（3）所用物品需清洁消毒，每人 1 份，避免交叉感染。

（4）纱布从药液中捞出时，要拧挤得不干不湿，恰到好处。过干效果不好，过湿药液漫流。

（5）药液不要太烫，防止烫伤。

（6）药物组成可根据不同的疾病做适当的调整和化裁。

（7）在应用湿敷疗法的同时，还可根据病情适当配合熏洗、药物内服和针灸等疗法，以增强疗效。

（8）注意保持敷料湿润与创面清洁。

（八）不良反应及处理

中药外敷后皮肤溃烂处理方法包括及时做好清洁、及时消毒、外用药膏涂抹。

（1）做好清洁：中药外敷后皮肤溃烂可能是因受到炎症刺激引起的，应及时做好皮肤的清洁工作，避免皮肤受到感染，以免加重溃烂程度。

（2）及时消毒：中药外敷后皮肤溃烂应及时使用碘伏或消毒剂进行消毒，以防止皮肤黏膜进一步感染。

< 046 >

（3）外用药膏：中药外敷后皮肤溃烂严重，可在医生指导下外用药膏涂抹，如外用红霉素软膏、生长因子凝胶等药物涂抹治疗。

十四、耳穴贴压疗法

（一）简　介

耳穴贴压，又称耳穴埋籽、耳穴压豆，是以中医理论为基础，将坚硬且平滑的籽粒、药丸、磁珠等贴压于耳郭上的穴位或反应点，并用手按压刺激，使局部产生热、麻、胀、痛等感觉，最终起到防治疾病作用的一项中医护理适宜技术。

（二）适应证

（1）冲任失调证：消渴、郁病、失眠、健忘、月经不调等。

（2）气虚血瘀证：项痹、腰痛、中风后遗症、眩晕等。

（3）火毒内蕴证：牙痛、咽痛、胁痛、慢性泄泻等。

（4）瘀血阻络证：头痛、胁痛、术后疼痛及各种扭挫伤等。

（5）血虚风燥证：鼻渊、湿疹、荨麻疹等。

（三）禁忌证

（1）严重心脏病、器质性病变、耳部皮肤病变患者。

（2）女性妊娠期。

（四）用物准备

治疗盘、耳穴贴、皮肤消毒液、棉签、镊子、探棒、弯盘、治疗本等。

（五）操作规范

（1）充分暴露耳部皮肤，根据医嘱选择耳穴，利用探棒确定耳穴的反应点。

（2）以耳穴为中心，常规消毒患者局部皮肤，消毒范围视耳廓大小而定，同时消毒操作者手指。

（3）将耳穴贴敷贴于相应的耳穴上。

（4）垂直按压，使患者的耳廓有热、麻、胀、痛感。切勿揉搓，以免搓破皮肤造成感染。每天定时按3～5次，每次每穴按压1～2分钟，两耳交替。夏季可留置1～3天，冬季留置3～7天。

< 047 >

（5）后续处理：①协助患者取舒适体位，告知注意事项，再次核对医嘱。②按规定分类处理用物。③洗手，记录。

（六）注意事项

（1）在耳穴贴压期间，患者感到局部热、麻、胀、痛，或感觉循经络放射传导，此为"得气"。

（2）每天自行按压3～5次，每次每穴不超过1分钟，如出现眩晕等不适感觉及时通知护士。

（3）可适当调整体位，避免贴压部位持续受压。

（4）耳穴贴脱落后，应及时通知护士。

（七）不良反应及处理

1.耳穴贴脱落进入耳道的预防及处理

（1）耳穴贴压前彻底消毒耳部皮肤，待干后再粘贴耳穴贴。

（2）耳穴贴压期间应注意防水，以免脱落，确认贴压数量，发现数量减少，及时查找原因并处理。

（3）若耳穴贴脱落，经护理人员评估后，可重新贴压；若不慎落入耳道，应用无菌镊子夹取，夹取不成功，立即请耳鼻喉科医生对症处理。

2.皮肤感染的预防及处理

（1）夏天易出汗，贴压耳穴不宜过多，时间不宜过长，建议3天更换1次，以防胶布潮湿或皮肤感染。

（2）贴压时一般选取3～8个穴位为宜，且按压力度适中。

（3）若发生皮肤感染，遵医嘱对症处理。

3.过敏的预防及处理

（1）对胶布过敏者选用粘贴纸或脱敏胶布代替。

（2）若发生皮肤过敏，立即去除耳穴贴；情况严重者，遵医嘱给予内服或外用抗过敏药物。

4.疼痛的预防及处理

（1）贴压耳穴前认真检查皮肤，如有皮肤疾患，不宜贴压。

（2）随时询问患者感受，如疼痛较甚，可稍放松耳穴贴或移动贴压位置。

< 048 >

十五、中药热奄包

（一）简 介

1. 概 述

中药热奄包是将温热的中药包放于人体某一特定区域，借助热奄包之热气，使局部毛细血管网扩张，加速血液循环，发挥其作用，达到温经、活血、祛湿、散寒之效。

中药热奄包又称中药热敷法，为传统中医疗法，距今已有 2000 多年历史。《内经》中所述 "熨" 法即指热敷法，可分为干热敷和湿热敷。

2. 作用机理

热奄包疗法是将加热好的中药包置于身体的患病部位或身体的某一特定位置（如穴位上），来回移动，借助奄包的热力作用扩张血管、改善局部血液循环，将药力通过皮毛腠理，循经运行达到温中止呕、散寒止痛、消痞降逆、活血祛瘀、行气除湿为目的的一种疗法。

3. 分 类

（1）干热奄包法：将中草药及粗盐放入盆内用介质搅拌均匀，将药包放入布袋内蒸煮，温度以患者能耐受为度，药袋直接敷于患处，用中单包裹。每次 20 ~ 30 分钟，每天 1 ~ 2 次。

（2）湿热奄包法：将药包放入锅内煮 30 分钟左右，捞出，挤出多余药液，将清洁毛巾铺于患处，不滴水，温度以患者能耐受，不烫伤皮肤为度，放于毛巾上，取保鲜膜包裹于热奄包上，用中单包裹。

（二）适应证

热奄包可广泛用于中医内科、外科、疼痛科、骨伤科、针灸科、理疗科、妇科等多个学科疾病。皮肤科主要用于带状疱疹后神经痛的治疗。

（三）禁忌证

（1）阴虚内热、实热者禁用，有消化道出血危险者慎用。

（2）孕妇的腹部及腰骶部禁用。

（3）严重的糖尿病、截瘫、偏瘫、脊髓空洞等感觉神经功能障碍的患者禁用。

< 049 >

（4）对药物过敏者禁用。

（5）皮肤溃疡、不明肿块或有出血倾向者禁用。

（6）24小时急性期内冷敷，禁止热敷。

（7）脉搏每分钟超过100次者禁用。

（8）过饥、过饱、醉酒、生活不能自理者禁用。

（9）出血性疾病者禁用。

（四）用物准备

治疗巾、方盘、毛巾、药物、弯盘、镊子，必要时备屏风。

（五）操作规范

（1）将药包表面用喷壶均匀喷洒少许水（约10mL），置入微波炉，中高火加热2～5分钟后取出，外裹干毛巾，根据需要敷患处20～30分钟。

（2）在锅中加适量水，煮沸，将药包用保鲜膜或塑料袋包好，放入蒸屉蒸20～30分钟后取出，外裹干毛巾，根据病情需要敷于患处20～30分钟。

（六）注意事项

（1）局部皮肤有破损、溃疡及局部无知觉处禁用；麻醉未清醒者禁用；孕妇禁用；中医辨证阴虚内热、实热者禁用；有消化道出血危险者慎用。

（2）药熨前嘱患者排空小便，注意保暖，体位舒适。

（3）药熨温度适宜，熨包温度以患者有温热而不烫伤皮肤为度，一般保持50～60℃，不宜超过70℃，年老、婴幼儿及感觉障碍者不宜超过50℃，操作前先让患者试温。

（4）药熨过程中应随时听取患者对温度的感受，观察皮肤颜色变化，一旦出现水疱或烫伤、擦伤时应立即停止，并给予适当处理。

（5）药物冷却后应及时更换或重新加热，反复利用，布袋用后应清洁消毒备用，中药可连续使用1周。

（6）骨折部位及软组织损伤处禁止来回揉搓。

（七）不良反应及处理

1. 烫　伤

（1）操作前评估患者既往病史及局部皮肤情况，有无红肿、溃烂、肿块等，是否有感知障碍，是否适宜进行热敷。

（2）加强健康宣教工作，根据药物的性质、病情等告知患者热熨时间，

< 050 >

热熨温度以患者耐受为宜，一般不宜超过 70℃，老年人、婴幼儿、感觉障碍者不宜超过 50℃；并加强巡视，询问患者的感觉，若有异常不适应立即协助患者停止热熨，并观察局部皮肤情况，及时通知医生，协助处理。

（3）热熨后，局部皮肤出现灼热微红属正常现象。如果操作后出现水疱，注意勿擦破，可自行吸收。水疱大者可按烫伤处理，即局部消毒后，用灭菌针头刺破水疱，将其液体挤干，外涂烫伤膏，并盖上消毒纱布。

2. 风寒感冒

（1）操作时应注意对患者隐私的保护，室内应保持温暖，避开风口，注意保暖遮挡，防止患者受凉。

（2）按病情选择舒适体位，暴露热熨部位，热熨完毕后应及时协助患者擦干药液和汗液，暴露部位尽量加盖衣被。

（3）热熨使局部皮肤毛孔开泄，邪风乘毛孔舒张入体，易染风寒。应嘱患者操作后注意保暖，30 分钟内不宜外出。

3. 药物过敏

（1）操作前应详细询问患者药物过敏史。

（2）定时巡视病房，如有过敏现象应立即停止操作，协助患者使用 0.9% 氯化钠溶液或温开水清洗局部皮肤，并及时通知医生，进行对症处理并调整治疗方案。

（3）做好与患者的沟通解释工作，缓解患者及其家属的紧张情绪。

< 051 >

常用西医外治方法介绍

一、皮损内注射

（一）简　介

1. 概　述

皮损内注射是将药物注射到皮肤病变的局部组织内。

皮损内注射是一种治疗皮肤病的方法，常用于治疗局部性皮肤病变，如瘢痕疙瘩、神经性皮炎等。这种治疗方法能够直接将药物注入皮损部位，使药物能够更快地起效，同时避免了药物在体内的副作用。

2. 药物分类及应用

（1）糖皮质激素皮损内注射法：常用的药物有曲安奈德、曲安西龙、复方倍他米松等，可用灭菌注射用水或 0.9% 氯化钠溶液稀释糖皮质激素注射液至适当浓度，根据皮损大小作点状皮下注射。退针后局部加压 1～2 分钟。

（2）硬化剂皮损内注射法：根据瘤腔大小选择硬化剂的剂量。以 75% 乙醇消毒注射区域的皮肤、黏膜，用 5 号针头穿刺瘤体，回抽有血液时，注入硬化剂。退针后局部加压 1～2 分钟。瘤腔较大者可分次多点注射。

（3）生化制剂皮损内注射法：生化制剂包括玻璃酸钠、人胶原蛋白、肉毒杆菌毒素等，注射后产生填充、除皱等作用。以肉毒杆菌毒素注射为例，用 0.9% 氯化钠溶液稀释至每毫升内含 20 单位的肉毒杆菌毒素药液，在皱纹周围作点状皮下至浅肌层深度注射。退针后局部加压 1～2 分钟。

< 052 >

（二）适应证

用于治疗肥厚性湿疹或皮炎、瘢痕疙瘩、下肢静脉曲张（非干静脉或网状静脉异常、异常网状静脉伴或不伴毛细血管扩张）、毛细血管扩张、血管瘤、腋臭、组织凹陷及缺损、皮肤老化皱纹等。

（三）禁忌证

对注射药物存在明确过敏史、注射区域存在感染情况。

（四）用物准备

无菌注射器（1mL）及针头（4～5号）、无菌持物钳、碘伏、棉签、弯盘、纱布、药物、污物缸。

（五）操作规范

（1）患者取适宜体位，充分暴露治疗区域。

（2）根据患者病情需求配置相应药品，抽取药液并混合均匀。

（3）注射部位碘伏消毒，消毒时严格执行无菌操作，应以注射区域为中心由内向外呈顺时针螺旋形消毒，消毒范围超过注射区域外缘3cm以上，消毒后自然晾干。

（4）将药液混合均匀，左手示指及拇指固定注射部位皮肤，右手持针，针头斜面向上刺入皮损内，深度一般建议为真皮乳头层，同时回抽有无回血，缓慢注射药物。

（5）若为单个皮损，从基底部注射直至周围肿胀、发白；若为成片状皮损，注射从病变边缘开始，间隔约为1cm，局部出现组织肿胀、发白、变硬的小皮丘则停止注射。

（6）注射后局部皮损用无菌棉球按压。

（六）注意事项

（1）在进行皮损内注射时，应遵循无菌操作的原则，避免感染。

（2）注射部位应定期观察，如有红肿、疼痛等不适症状应及时就医。

（3）初次用药需警惕过敏反应的发生，注射完毕后，应静坐20分钟观察是否有不适表现。注射部位2天内不沾水。

（4）激素类药物治疗频率从每2周1次到每2月1次不等，根据药物的半衰期、病变的特点灵活选择。当取得疗效后，建议逐渐减少剂量，延长间隔时间，以免出现皮肤萎缩等不良反应。

（5）针头与注射器要连接紧密，以免注射时压力过大引起药液喷出。

（七）不良反应及处理

皮损内注射是指将药物注射到皮肤表层下，可能引起局部或全身性并发症，如局部疼痛、针眼渗液、皮肤瘀青、晕针、过敏等，此时需要注意使用相应药物减轻、缓解症状，或进行冷敷、热敷等相应的处理。

（1）局部疼痛：皮损内注射属于有创操作，在进行皮损内注射时，针头和药物可能刺激皮下组织而造成局部疼痛，此时可以进行局部热敷来缓解症状。

（2）针眼渗液：进行皮损内注射时，可能会因注射的液体浓度相对较高，血管没有及时、完全吸收，导致注射部位出现针眼渗液的情况。此时应及时停止注射，并进行冷敷以收缩毛细血管，减轻局部出血。

（3）皮肤瘀青：皮损内注射可能损伤皮下毛细血管而造成出血，如果皮损内注射后按压不当，血液在皮下渗出过多后可造成皮肤瘀青。此时可进行局部热敷处理，通过热敷促进血液循环，使皮肤瘀青症状改善。

（4）晕针：如果患者过于紧张，在进行皮损内注射时可能导致自主神经兴奋而发生晕针，出现面色苍白、冷汗等症状。此时应停止操作，让患者平躺休息。对于晕针严重，甚至休克者，需由医生及时进行抢救，如静脉补液以维持血容量。

（5）过敏：如果患者对注射的药物过敏，可能会发生过敏反应，出现皮肤瘙痒、肿胀等症状，严重时可致过敏性休克。此时可以遵医嘱使用氯雷他定片、盐酸西替利嗪片等药物进行抗过敏治疗。

二、无针注射

（一）简　介

1. 概　述

无针注射又称射流注射，是利用动力源产生的瞬时高压使注射器内药物（液体或冻干粉）通过喷嘴形成高速、高压的喷射流（流速一般大于100m/s），从而使药物穿透皮肤外层到皮下、皮内等组织层释放药效的治疗方法。

无针注射是一种没有传统毛细管针头的注射方式，它不需要通过针头扎

< 054 >

入肉体，而是由无针注射推动器通过机械性能稳定的环形压缩弹簧系统产生一定的压力，在压力作用下推动药液弥散注入患者的皮下组织。因此也会一定程度上减少患者针扎肉刺的痛苦与恐惧。

2.使用原理

无针注射器就是利用压力射流原理来完成药液的皮下注射，即通过无针注射器内部的压力装置产生的压力，推动药管中的药液经过微孔形成极细的药液柱，使药液瞬间穿透人体表皮到达皮下，药液在皮下呈 3 ~ 5cm 直径的弥散状被吸收。

3.优　势

（1）减轻注射过程中的疼痛感，消除恐针患者的恐惧心理，提高患者的依从性。

（2）减少过敏症状等。

（3）提高药物在体内的生物利用度，药物起效时间缩短。

（4）无针注射不会损伤皮下组织，避免了因长期注射形成硬结。

（5）能够杜绝交叉感染，并避免职业暴露的风险。

（6）改善患者的焦虑抑郁情绪，提高患者的生活质量。

4.劣　势

无针注射器较有针注射器价格昂贵。

（二）适应证

肥厚性湿疹或皮炎、瘢痕、局部小面积麻醉等。

（三）禁忌证

（1）局部皮肤发炎及感染。

（2）眼眶周边。

（3）黏膜。

（4）血管丰富部位慎用。

（5）生殖器部位慎用。

（6）对药剂成分过敏。

（7）服用抗凝药期间使用该注射方法，引起肿胀或出血的风险极大。

（8）孕妇或哺乳期女性。

< 055 >

（四）用物准备

皮肤消毒液（2％碘酊与75％乙醇）、消毒镊子（浸泡于消毒溶液瓶内）、砂轮、棉签、乙醇棉球罐、弯盘、无针注射器、药物。

（五）操作规范

1. 使用前的准备

（1）为了减少灰尘和细菌对注射器及部件的污染，在准备使用之前应洗手。

（2）在打开药管和取药揭开包装前应确认准备注射的环境是否清洁。如果空气流动较大，应尽量降低空气流动，比如关闭房门或窗户。不宜在人流密集或污染严重的地方注射。

2. 注射步骤

（1）加压：将注射器放入复位器中，打开开关，根据注射部位及皮损情况给注射器加压至合适压力。

（2）装药：将装有药液的药管接至无针注射仪药管接头。

（3）注射：采取适宜体位，将注射器垂直并贴紧注射部位，进行注射。

（六）注意事项

1. 存放保养

（1）在常温下存放无针注射器。

（2）在存放时应确保无针注射器处于非加压状态。

（3）禁止将无针注射器及其配件长时间暴露于强光下。

2. 操作后须知

（1）注射后24小时内注意防止皮肤触碰水。

（2）在无针注射后，需要避免烟酒，并保持清淡饮食。

（3）注意休息，无针注射后禁止剧烈运动。

（4）禁止无针注射后洗桑拿。

（七）不良反应及处理

偶尔发现过敏症状，如出现皮疹、发痒，甚至呼吸困难等；出现此类情况，按常规抗过敏治疗即可。

< 056 >

三、液氮冷冻治疗

（一）简　介

1. 概　述

液氮冷冻治疗是利用液氮产生的低温使病变组织坏死，以达到治疗的目的。细胞内冰晶形成、细胞脱水、脂蛋白复合物变性及局部血液循环障碍等是冷冻的效应机制。

液氮冷冻治疗是近代治疗学领域中的一门新技术，患有严重的寒冷性荨麻疹的人不能使用此方法治疗。液氮冷冻治疗是一种冷冻生物学的综合效应。在极度冷冻的状态下，正常细胞会发生不可逆转的损害。液氮冷冻治疗通过将病区细胞迅速杀死的方式，使病区皮肤恢复正常。一般用来治疗鸡眼、疣、神经性皮炎等皮肤病。

2. 检查周期

一般每 2 周重复治疗 1 次，直至皮损消退。

3. 恢复时间

1～2 天内可能出现水疱，然后干燥结痂，约 1～2 周逐渐脱痂并恢复。

（二）适应证

感染性皮肤病（各类疣），皮炎类（局限性神经性皮炎、慢性湿疹、皮肤淀粉样变、结节性痒疹等），色素类（黑色素痣、雀斑、文身、雀斑样痣等），增生性皮肤病（鸡眼、胼胝、指节垫、痤疮结节、疥疮结节等），肿瘤及癌前病变类（皮赘、日光性角化、皮肤纤维瘤、脂溢性角化、睑黄瘤等），血管增生异常类［蜘蛛痣、蜘蛛状血管瘤、草莓状血管瘤（小的）、酒渣鼻、血管角皮瘤、化脓性肉芽肿等］。

（三）禁忌证

严重的寒冷性荨麻疹、冷球蛋白血症、雷诺氏症，及少数年老、体弱、对冷冻治疗不能耐受者。糖尿病伴有下肢血液循环障碍的患者，如在小腿、足部作冷冻治疗，常会形成经久不愈的慢性溃疡，应慎用冷冻法。

（四）用物准备

物品准备液氮冷冻机、棉签、纱布。

（五）操作规范

（1）评估患者一般情况，提前交代冷冻过程中及冷冻后可能出现的情况。

（2）患者取坐位或卧位，根据皮损选择适合的治疗方法，最常用的为冷冻治疗仪接触治疗，也可选择喷射法、棉签法及纱布涂擦法。

（3）局部皮损反复冻融多次或反复涂擦数次，终点反应以局部皮损发红或局部皮损水肿为宜，具体根据治疗目的来评估。

（4）治疗后观察患者反应，交代冷冻后注意事项。

（六）注意事项

（1）冷冻治疗后，创面要保持清洁、干燥，可每天涂抹抗生素药膏，以预防感染。让结痂自然脱落，不能用手抓、撕或揉擦。

（2）治疗后局部组织出现疼痛，1～2天后可自行消失，必要时可服用止痛药。

（3）治疗后局部组织出现肿胀、水疱、大疱时，疱液过多可用无菌注射器抽出或穿破，但不要撕掉水疱疱壁。组织疏松部位更明显，如眼眶周围及皮肤薄嫩处。

（4）如果一次治疗未愈，需要重复治疗时，应待痂皮自行脱落后再进行下一次治疗。

（5）一般冷冻治疗后，皮损中央为色素脱失，周围为色素沉着。特别是颜面部接受冷冻治疗后，应注意遮光防晒，避免加重局部色素沉着。

（6）如果冷冻部位有血管或过深时，个别患者可出现延迟性水肿、渗出、血疱、出血、慢性溃疡、肥厚性瘢痕、疮面不愈合等，应早期积极对症治疗。面部治疗时尤其应当注意。

（7）个别患者可能出现局部神经功能障碍，如皮肤麻木、疼痛，一般于3～6个月内逐渐恢复。

（七）不良反应及处理

冷冻治疗后局部组织发白、肿胀，1～2天内可能出现水疱，然后干燥结痂，约1～2周脱痂。患者需注意观察自身情况，并做好生活护理，如保持创面清洁、日常防晒、合理膳食等。

< 058 >

四、红光治疗

（一）简 介

1.概 述

红光是可见光中波长为 600 ～ 700nm 的一段，红光照射是光化学作用。红光穿透组织较深，可引起深部组织血管扩张，血液循环增强，改善组织营养代谢，提高吞噬细胞功能，促进炎症吸收和消散。该治疗方法的主要作用有消炎、镇痛、促进肉芽组织生长。

2.主要目的

改善局部血液循环，增强免疫功能，促进局部组织的新陈代谢，并产生一系列良性反应。

3.治疗时长

一般为 10 ～ 30 分钟。

4.器械选择

红光治疗时主要会用到红光治疗仪，一般医院使用的红光治疗仪是通过特殊的滤光片得到 600 ～ 700nm 为主的红色可见光波段。

（二）适应证

红光治疗可起到消炎、消肿、镇痛、促进创面愈合的作用，具体的适应证如下：

（1）带状疱疹及后遗神经痛。

（2）感染性皮肤病，如毛囊炎、甲沟炎、足癣、痤疮炎症性损害、丹毒等。

（3）闭塞性脉管炎、浅层（表）静脉炎、慢性溃疡（如糖尿病、下肢静脉曲张等导致的溃疡）。

（4）斑秃。

（5）配合光敏剂用于光动力治疗。

（三）禁忌证

（1）精神异常或神志不清及无法配合治疗的患者不宜使用，以免被加热头烫伤。

< 059 >

（2）心脏病患者慎用，因身体部位加热后，可能出现心率增快，诱发心脏病。

（四）用物准备

红光治疗仪、纱布、防护眼罩等。

（五）操作规范

红光治疗操作过程包括准备红光治疗仪，嘱患者保持正确体位，定位治疗部位，打开红光治疗仪，待治疗完成即可。红光治疗一般无须采取麻醉，治疗过程中患者通常不会感觉到疼痛。

红光治疗的操作过程具体如下：

（1）准备工作：嘱咐患者保持适当体位，暴露治疗部位。

（2）开始治疗：打开红光治疗仪，治疗仪照射距离保持 10～15cm，灯头中心垂直对准患处，以照射部位有舒适的温热感为宜。

（六）注意事项

（1）治疗仪仅供培训合格的有临床经验的医师使用。

（2）严禁长时间接触红光治疗仪发热部件或长时间近距离照射，以防造成烫伤。

（3）治疗过程中，红光输出镜头需对准患者病灶处，眼睛请勿直视红光输出镜头或戴上防护眼罩。

（4）红光治疗仪使用时应注意灯距的调整，并加强观察，防止发生烫伤。

（七）不良反应的处理

（1）做红光治疗时，如果患者随意变换体位，可能会导致碰触光源，造成烫伤的情况。因此，对于皮肤感觉异常者，医生应测试治疗部位的温度，一般不宜超过40℃。如果已经发生烫伤，需立即停止治疗，并在局部清洗及消毒后给予烫伤膏缓解症状。

（2）红光治疗后可能出现暂时性红斑，如果照射过量可出现水疱，尤其在感觉障碍区域需特别注意。红光治疗后的并发症类似于一般的烧烫伤，患者首先应保持局部清洁，其次由医生使用低浓度高锰酸钾溶液进行局部清洗或冷湿敷，预防局部感染，最后外涂烧伤膏。

（3）红光治疗后要保持治疗部位的清洁及干燥，还要注意保护局部治疗部位，穿着宽松衣服，经常更换，避免潮湿，减少出汗，避免使用刺激性产品，出现异常需及时告知医生进行处理。

五、蓝光治疗

（一）简　介

1. 概　述

蓝光治疗是通过蓝光灯照射，使波长主峰在 425 ～ 475nm 的蓝光透过皮肤，通过热效应可激活痤疮丙酸杆菌产生的内源性卟啉，与三态氧结合形成结构不稳定的单态氧，杀灭痤疮丙酸杆菌；影响痤疮丙酸杆菌的跨膜质子的流入，改变细胞内 pH，影响细胞内环境，使细胞死亡。

2. 主要目的

治疗痤疮，可单独使用，或联合红光治疗各型痤疮。

（二）操作规范及注意事项

同红光治疗。

六、黄光治疗

（一）简　介

1. 概　述

临床最常用的黄色光源为 570 ～ 590nm。持续照射黄光可以改变细胞线粒体膜结构，促进二磷酸腺苷向三磷酸腺苷转换，从而增厚重组的真皮结构，减少细胞黑色素形成，抑制黑色素沉积。此外，黄光照射可刺激淋巴和神经系统的代谢，提高肌肉和皮肤的免疫力，产生抗炎作用。研究表明，低剂量黄光照射在医疗美容方面有潜在的治疗作用。黄光治疗黄褐斑疗效好，安全性高。临床上，黄光照射还能缓解患者的红斑鳞屑、减少皮肤油脂分泌等症状。因此，黄光也可应用于面部脂溢性皮炎的治疗。

2. 治疗时长

一般为 10 ～ 30 分钟。

（二）适应证

（1）过敏性皮肤病。

< 061 >

（2）黄褐斑。

（3）脂溢性皮炎。

（4）激素依赖性皮炎。

（三）操作规范及注意事项

同红光治疗。

七、紫外线照射

（一）简　介

1.概　述

根据紫外线生物学特性，国际上通常把紫外线光谱分为 3 个波段。

（1）长波紫外线（UVA）：320 ~ 400nm，红斑反应弱，会引起荧光反应、光毒反应、光变态反应。

（2）中波紫外线（UVB）：280 ~ 320nm，红斑反应强，比较活跃，能够抗佝偻、促进上皮细胞黑色素产生、抑制变态反应。

（3）短波紫外线（UVC）：180 ~ 280nm，红斑反应较强，对细菌、病毒有明显杀灭和抑制作用。

2.生物学作用

紫外线透入人体皮肤的深度不超过 0.01 ~ 1mm，大部分在皮肤角质层中被吸收，使细胞分子受激呈激发态，形成化学性质极活泼的自由基，因而产生光化学反应，如光分解效应、光化合效应、光聚合作用和光敏作用。当照射剂量达到一定程度时，可能引起蛋白质发生光解或核酸变性，导致细胞损伤，从而影响溶酶体，产生组织胺、血管活性物质、前列腺素等体液因子。这些因子通过神经反射与神经——体液机制，在一定时间内使照射区皮肤出现红斑。

3.治疗作用

（1）杀菌作用：紫外线照射感染创面，可直接杀灭病原体或改变微生物生存环境，抑制其生长繁殖。紫外线的杀菌作用与其波长有关，不同波长紫外线杀菌能力不一。300nm 以上者几乎没有杀菌能力，300nm 以下者随波长的缩短而杀菌力增强，250 ~ 260nm 最强，以后又降低，此被称为紫外线杀菌曲线。且各种细菌对不同波长紫外线的敏感性有差异，金黄色葡萄球菌对

< 062 >

253.7nm紫外线最敏感。此外，紫外线照射必须达到一定的辐照强度才具有有效的杀菌作用。研究显示，$3 \times 10^3 erg/cm^2$ 的强度即可抑制细菌生长，每个细菌受到 7.6×10^6 个光量子的作用时，生长即明显受抑制。

（2）促进维生素D合成作用：是紫外线辐射皮肤后的重要生理作用，峰值波长位于280nm。这不仅对佝偻病和软骨症有预防和治疗作用，对预防老年人骨质疏松症也有积极意义。

（3）促进局部血液循环作用：紫外线照射区血管舒张，局部营养状况改善，可使炎症介质加快清除，缺氧和酸中毒情况得到缓解。紫外线引起红斑反应等因素均可使局部血液循环改善，其红斑形成曲线有两个峰值波长，分别位于297nm和250～260nm。此外，蓝紫光可使皮肤循环增加100%，紫外线光源中大多伴有一定数量的蓝紫光。通常，紫外线红斑反应引起的血液循环改善是延迟性的，蓝紫光则为即时效应。

（4）止痛作用：红斑量紫外线治疗具有明显的镇痛效果。照射区痛阈升高，感觉时值延长，对炎症性和非炎症性疼痛均有良好的缓解作用。350nm的紫外线有50%可穿透至游离神经末梢的深部，使这些感觉神经末梢进入间生态（传导暂停）而致痛觉减弱。

（5）消炎作用：上述杀菌作用，促进局部血液循环作用和止痛作用均有利于消炎作用。此外，紫外线可动员和加强机体免疫功能，如UVB和UVA可刺激网状内皮系统等激活其功能；紫外线照射后皮肤蛋白变性（附加抗原）而导致机体补体和凝集素的增加；在各种剂量的紫外线作用下，机体调理素增加，能促进吞噬作用。因此，紫外线的消炎作用是上述诸因素的综合效应。

（6）促进伤口愈合作用：紫外线有促进细胞生长、分裂和增殖的作用，以及改善血液循环、改善组织细胞营养和再生条件的作用等，均有利于伤口的愈合。临床上可用于治疗各种感染创面、迁延不愈的伤口和皮肤溃疡等。

（7）色素沉着作用：既有利于增强皮肤的耐晒能力，提高对紫外线的抵抗，也是治疗白癜风的作用机制。包括即发性和延迟性两种，前者在照射后立即发生，300～700nm的光线均可引起，系黑素氧化和黑素在角质形成细胞中分配的结果。引起延迟性色素沉着最有效的是254nmUVC或340nmUVA。

（8）皮肤角质增厚：紫外线照射可促使皮肤角质增厚，最高增厚达2～3倍，从而增强皮肤的屏障作用，减少有害化学物质及过敏原渗入皮肤。此外，

< 063 >

一定强度紫外线照射体表，可使皮肤色素沉着，角质增厚，皮肤屏障防御能力增强；也可增强体质，提高对环境变化的适应能力和对某些疾病的抵抗能力，如可用于防治压疮、毛囊炎、疖病等。

（9）脱敏作用：在多次紫外线照射下，机体产生少量组胺，从皮肤中不断进入血液，刺激组胺酶产生，当后者有足够量时，就能分解过敏反应时血中过多的组胺，从而起到脱敏作用。因此，临床上可用于防治Ⅰ型变态反应为主要发病机制的疾病。研究证明，紫外线照射对Ⅳ型变态反应（如接触性皮炎）也有防治作用，最有效的波长为297nmUVB，但UVA的效果不明显。

（10）免疫调节作用：人体皮肤受到紫外线辐射时，即使辐射剂量相对较低，也会改变表皮朗格汉斯细胞的形态和功能，诱发特异性抑制性T淋巴细胞，或是诱发机体的免疫抑制，影响角质形成细胞的免疫活性。

（11）其他：用紫外线照射矿工和运动员等特殊人群，可增强体力，减轻疲劳，提高耐力。紫外线还具有显著促进皮下瘀斑吸收和溶栓的效果，可用于防治褥疮、冻疮，治疗营养不良性溃疡、早期的血栓性闭塞性脉管炎等。

（二）适应证

（1）体表照射（局部）：疖肿、痈、急性蜂窝织炎、急性乳腺炎、毛囊炎、血肿、丹毒、急性淋巴管炎、急性静脉炎；肌炎、腱鞘炎；褥疮、冻疮、伤口慢性溃疡（参考图：图1），风湿及类风湿性关节炎；神经（根）炎，玫瑰糠疹、带状疱疹，脓疱状皮炎等。

（2）全身照射：全身无红斑量紫外线常用于大面积白癜风、银屑病（参考图：图2）、水痘、过敏性紫癜（参考图：图3）。

（三）禁忌证

1.急性湿疹

急性湿疹的患者是不可使用紫外线治疗的。当紫外线强烈作用于皮肤时，可能导致皮肤红斑、瘙痒等，会加重急性湿疹的症状。

2.日光性皮炎

日光性皮炎一般指皮肤对紫外线的过敏，这种情况也不会采用紫外线治疗，以免加重病情。建议患者平时注意防晒，尽量采用物理防晒，如打伞、戴帽子等。同时，要尽量避免食用韭菜、苋菜等能引起光敏的食物及药物。

< 064 >

3. 具有光敏感性的结缔组织疾病（如系统性红斑狼疮）

部分结缔组织疾病，如系统性红斑狼疮、皮肌炎等，患者可能出现光敏感性。若使用紫外线治疗，可能会使皮肤上皮细胞凋亡，抗原暴露会加重病情。建议此类患者平时避免紫外线照射。

此外，急性心肌炎、急性肾炎、恶性黑色素瘤的患者也不建议使用紫外线治疗。

（四）用物准备

1. 准备工作

（1）护目镜、消毒巾、遮盖毛巾、生物剂量测定器等。

（2）灯管每周应用乙醚擦 1 次，禁用手指和粗硬物触摸灯管，以免影响紫外线的放射。

（3）紫外线灯管至少每半年测定平均生物剂量 1 次。局部照射按测定结果计算剂量。

（4）治疗部位如有脓痂、药物，必须清洗干净后方可进行治疗。

（5）不需照射的部位应用布或毛巾遮盖好。

（6）室内空气要流通，天冷时要注意保暖，以免患者受凉。

2. 操作常规

（1）全身照射：

①应先在腹部测定生物剂量的观察和确定，比较准确的是在照射后 6 ~ 8 小时观察，以出现最弱红斑的那一孔照射的时间为一个生物剂量，按测定结果计算剂量进行治疗，照射灯距一般为 50 ~ 100cm。

②成人以胸前、双膝、肩胛区、双腘窝为中心，分四区照射。儿童以腹、腰为中心，分两区照射，剂量可以从 1/6、1/4 或 1/2 生物剂量开始。

③先用布盖好躯体，将灯头垂直对正治疗中心，调好距离，然后掀开盖布进行照射，同时开始计算时间。

④成人全身紫外线照射进度：缓慢进度不超过 6 个生物剂量，基本进度不超过 7 个生物剂量，快速进度不超过 10 个生物剂量。

⑤儿童紫外线照射进度：1 岁以下不超过 2 个生物剂量，1 ~ 3 岁不超过 3 个生物剂量，3 ~ 10 岁不超过 4 个生物剂量。

< 065 >

（2）局部照射：

①局部照射时灯距一般以 50cm 较合适。按该灯在 50cm 测得的平均生物剂量计算进行治疗。

②治疗部位须裸露，周围用布巾盖好。边缘不整齐较难遮盖的部位，可用凡士林涂抹保护。

③局部 1 次照射面积最好不超过 $800cm^2$，以防组织胺中毒。

④照射伤口须注意消毒处理。

（五）注意事项

（1）治疗需要一定的疗程，必要时做维持治疗，应连续进行。在治疗过程中由于存在个体差异性，因此完成治疗的时间有所不同。大多数患者每周需照射 2 ~ 3 次。通常最初的照射时间仅为数十秒钟，此后照射时间将在医生的指导下逐渐延长。照射时间可能需要 15 ~ 25 分钟甚至更长的时间。并非所有的患者都能达到皮损完全清除的治疗效果，一些患者可以在进入缓解期后停止治疗。

（2）接受 UVB 治疗的禁忌证：黑色素瘤家族史；严重光损伤；免疫力低下；活动期肺结核；甲亢；心肾功能不全；皮肤肿瘤；白内障；晶状体摘除者；光敏性皮肤病；接受同位素或放射性治疗者；不满 12 周岁等。询问患者是否正在服用药物，某些药物可能会促进晒伤的发生。接受 UVB 治疗前不能服用四环素、灰黄霉素、喹诺酮类、磺胺类、异丙嗪、氯丙嗪等光敏性药物，进行治疗期间，不宜食用酸橙、无花果、香菜、野菜、莴笋等具有光敏作用的蔬菜、水果。尽管 UVB 治疗比较安全，但是不同的个体对光的敏感性不同，治疗后光照部位可能出现疼痛性红斑、水肿、水泡，应及时对症处理。

（3）光疗可能出现的副作用：UVB 照射可能会引起皮肤干燥或瘙痒，照射会使皮肤出现光老化、皮肤晒斑以及色素沉着。可能会损伤眼睛并增加发生白内障的危险，在治疗中可以通过佩戴 UVB 护目镜来进行预防。

（4）治疗前注意事项：

①治疗需要连续进行，疗程较长，每周 2 ~ 3 次，若出现水疱等不良反应，时间间隔适当延长。

②治疗前洗热水澡，对紫外线的吸收有益。

③男性生殖器部位在接受照射时应进行遮挡。

< 066 >

④治疗后可能有轻微的皮肤干燥、瘙痒，可外用润肤霜。

⑤每次治疗需固定衣物范围和照射体位。

（5）治疗时注意事项：

①没有充分防护紫外线辐射的人或动物不应进入给患者进行UVB光疗的房间内。

②治疗中所有患者必须佩戴专用防护眼镜，只是闭上眼睛是不够的，一般的墨镜不能完全阻挡紫外线。

③年龄较小的患者最好有家人的陪伴。

④进行全身治疗的患者必须脱掉全部衣服，男性和女性患者应遮挡生殖器部位，遮盖的形状、面积不能轻易变化。

⑤每次照射暴露的皮肤范围应一致或不断缩小，否则可能出现新暴露的皮肤有晒伤反应。

⑥每次治疗时与治疗仪的距离保持不变。

⑦患者接受各项紫外光疗治疗过程中应避免额外的日光照射。治疗当日外出时暴露部位应使用SPF15以上的防晒霜。

⑧如需使用外用药，应在照射后涂抹。紫外光治疗后不宜马上沐浴，以免减少紫外线的吸收。在有条件的情况下，建议银屑病患者治疗前泡浴，可使紫外线更易吸收、提高疗效并可减少照射剂量。

⑨进行治疗期间，不宜食用酸橙、无花果、香菜、野菜、莴笋等具有光敏作用的蔬菜、水果，以及四环素、磺胺、异丙嗪、氯丙嗪、喹诺酮类等具有光敏作用的药物。

⑩一般治疗后涂护肤剂，可减轻光毒反应，避免皮肤干燥的不适。

（六）不良反应及处理

（1）皮肤损伤：紫外线灯短时间对皮肤进行照射，可能导致皮肤损伤，引起皮肤红肿、皮疹、瘙痒等症状。可使用炉甘石洗剂外用涂抹，有消肿、止痒的作用。

（2）眼部损伤：紫外线灯发出的紫外线，可能对眼睛造成伤害。较大剂量的照射，可能导致眼睛红肿、剧痛、流泪等反应，严重时可能会导致青光眼、白内障。在医生指导下，可给予妥布霉素滴眼液、妥布霉素地塞米松眼膏等进行治疗。

< 067 >

（3）呼吸道损伤：紫外线灯照射过程中可能产生刺激性气体，吸入后可引起咽痛、咳嗽等症状。可应用西瓜霜清咽含片等药物进行治疗，起到消肿、利咽的作用。

八、二氧化碳激光

（一）简介

二氧化碳激光是一种气体激光，波长为 $10.6\mu m$，它可以让组织气化而达成治疗的目的。主要用于治疗血管性皮肤病、色素性皮肤病、恶性肿瘤及癌前病变、良性肿瘤或囊肿、角化增生及其他皮肤病等。

（二）适应证

（1）血管性皮肤病：化脓性肉芽肿、樱桃样血管瘤（俗称福痣）、血管性纤维瘤、血管角化瘤等。

（2）色素性皮肤病：色素痣（＜2mm）、日光性雀斑样痣等。

（3）恶性肿瘤及癌前病变：日光性角化、基底细胞癌、鲍温病等无法行手术切除的患者。

（4）清创术：如带状疱疹或慢性溃疡常覆盖很厚的痂皮，用二氧化碳激光气化痂皮疼痛感较弱，出血较少，伤口愈合也较快，可替换以往的金属刀。

（5）良性肿瘤或囊肿：如毛囊上皮瘤、汗管瘤、脂溢性角化症、粟丘疹、皮脂腺增生、皮脂腺异位、神经纤维瘤、皮脂腺囊肿、表皮痣等。

（6）角化、增生及其他皮肤病：如疣、传染性软疣、鸡眼、胼胝、瘢痕、汗孔角化病、嵌甲、家族性良性慢性天疱疮等。

（三）禁忌证

急性心脏病、高血压、孕妇、精神障碍等特殊人群。

（四）用物准备

临床应用的二氧化碳激光治疗仪采用封离型二氧化碳激光器，输出不可见红外激光，特点是光束细，能量密度高。二氧化碳激光治疗仪输出的激光经导光关节臂传输，配有各种刀头，适用于各种用途。

（五）操作规范

（1）治疗前需先签署知情同意书。

< 068 >

（2）治疗前要先常规消毒。

（3）选择合适的能量强度，对准治疗区进行治疗。

（4）治疗后可外用抗生素类药膏。

（六）注意事项

（1）激光后伤口处注意清洁，早晚 2 次用 0.9% 氯化钠溶液清洗患部，并将渗出液及原先所涂抹药膏洗净为原则，勿用力摩擦患处，再擦上消炎药膏，薄薄均匀涂抹于患部。

（2）伤口尽量保持干燥，痂皮未脱落前，不宜上浓妆，避免患处发炎感染，痂皮脱落后，药膏无须再使用。

（3）脸部伤口约 7 天结痂脱皮，其他部位伤口约 10 ~ 14 天愈合，切勿用手指刮除痂皮，应让痂皮自然脱落，对皮肤愈合较佳。

（4）伤口结痂脱皮后皮肤会呈粉红色，对阳光较敏感，此时应注意防晒，避免紫外线照射造成皮肤色素沉着，影响治疗效果。

（5）若伤口愈合后有色素沉着者，一般约 3 个月至半年会慢慢恢复正常的肤色，此期间应注意防晒，白天外出时，擦防晒乳液，有阳光照射时，撑深色伞或戴帽子。

（七）不良反应及处理

1. 红 斑

大部分光电设备在皮肤表面产生热效应，有些设备本身可进行水循环冷却，有些需术中冷却，有些则在治疗后需用冰袋等辅助方法降温，以防止术后不良反应的发生。

2. 紫 癜

热胀冷缩后，血红蛋白转变为高铁血红蛋白，血管壁被热凝变性，皮肤呈现紫红色，仿佛剧烈碰撞后皮肤呈现紫红色。

3. 水 疱

皮肤上堆积了太多的热量，这可能是因为激光能量过高，术中冷却不够或术后没有进行适当的冰敷造成。

< 069 >

九、强脉冲光

（一）简 介

强脉冲光是光电技术继激光之后的又一次进展。它用于治疗皮肤光老化，能同时解决皱纹、松弛、色斑、扩张毛细血管等多种皮肤问题，还具有无创、无停工期的优势，亦称之为"光子嫩肤"。强脉冲光是以一种高强度光源（如氙灯），经过聚焦和初步滤光后形成一束波长为 400 ~ 1200nm 的强光，再在前方放置一种特制的滤光片（滤光晶体），将低于某种波长的光滤掉，最后发出的光是一种特殊波段的适合皮肤疾病治疗的强光。

（二）适应证

（1）皮肤年轻化，即光子嫩肤。

（2）血管性疾病。

（3）色素性疾病。

（4）多毛症。

（5）炎症性皮肤病，如寻常痤疮、酒渣鼻等。

（6）瘢痕等。

（三）禁忌证

1. 绝对禁忌证

（1）光敏性皮肤及患有与光敏相关的疾病，如红斑狼疮等。

（2）治疗区域皮损为恶性肿瘤或癌前期病变。

（3）治疗区域有活动性感染或开放性伤口。

（4）治疗期望值过高的求美者。

2. 相对禁忌证

（1）口服维 A 酸类药物者。

（2）近 1 月内有日光曝晒史者。

（3）术后不能做到防晒者。

（4）妊娠或哺乳期。

（5）瘢痕体质者。

（6）原发性或获得性免疫功能低下者（服用糖皮质激素类药物或免疫抑

< 070 >

制剂等）。

（7）凝血功能异常者。

（8）患有心理、精神疾病或不能配合治疗者。

（9）有其他严重系统性疾病者。

（四）用物准备

1.设备检查

在进行强脉冲光治疗之前，必须对设备进行全面检查，确保设备无故障，并且所有零部件都处于良好状态。

2.设备清洁

在使用设备之前，必须对设备进行清洁和消毒处理，避免污染和交叉感染。

3.治疗手段选择

根据不同的治疗部位和病情，选择适当的治疗手段。

（五）操作规范

（1）治疗部位选择：根据不同的治疗部位和病情，选择适当的治疗手具，并确定合适的参数设置。

（2）治疗距离控制：在进行强脉冲光治疗时，必须控制好治疗距离，避免过近或过远造成不良影响。

（3）治疗时间控制：在进行强脉冲光治疗时，必须严格控制好治疗时间，避免过长或过短造成不良影响。

（4）治疗强度控制：在进行强脉冲光治疗时，必须控制好治疗强度，避免过大或过小造成不良影响。

（5）治疗部位保护：在进行强脉冲光治疗时，必须保护好治疗部位周围的正常皮肤，避免皮肤损伤或色素沉着等问题。

（六）注意事项

（1）在进行强脉冲光治疗之前，必须对患者的身体情况和过敏史进行全面评估和检查。

（2）在进行强脉冲光治疗时，必须严格控制好治疗距离、治疗时间和治疗强度。

（3）在进行强脉冲光治疗时，必须保护好治疗部位周围的正常皮肤。

< 071 >

（4）在进行强脉冲光治疗之后，必须对患者进行观察和评估，并做好详细的操作记录。

（5）在使用设备之前和之后，必须对设备进行清洁和消毒处理，避免污染和交叉感染。

（6）医护人员在操作过程中必须穿戴适当的防护装备，并做好自我保护工作。

（七）不良反应及处理

（1）烧灼感：因每个人的肤质、体质以及感受、耐受力不一样，所以烧灼感分轻、中、重3种程度。但做完治疗之后，经过短时间的保养和治疗就会消退。

（2）红斑：红斑是很常见的，因为照射进的光能转换成热能，出现肉眼可见的红斑。如果是微微的红斑，属于正常范围；如果特别红或面积很大，这种不良反应同灼热感的治疗一样，都要进行冷敷或冷喷，经过一段时间也会消退。

（3）水肿：能量过大、皮肤敏感度较高或以前用过其他药物，反应的炎症较重，就会出现水肿的问题。可以冷敷消肿。

以上常见的副作用，通过正规的冷敷或用修复的药物，都是可以恢复的，主要是控制好能量和治疗的间隔期。治疗后注意防晒、加强保湿。

十、308nm 准分子激光

（一）简　介

1. 概　述

308nm 准分子激光是通过 308nm 激光光斑，刺激黑素细胞增生，并促进黑色素的形成，以治疗皮肤疾病，适用的范围广，治疗迅速、有效。

作为治疗白癜风、银屑病、白斑病的仪器技术，最初是美国发明的。用于皮肤科临床治疗的 308 nm 准分子激光是准分子激光的一种，即氯化氙（XeCl）准分子激光，属连续的脉冲气体激光，其波长在 UVB 范围内，脉冲宽度一般为 10 ~ 30ns。

< 072 >

2.作用机制

白癜风的病因和发病机制仍不十分明确，有很多假说来解释各种临床表现。308 nm准分子激光用于治疗白癜风的机制可能与T细胞凋亡有关。Novak等研究发现，308 nm准分子激光可促使白癜风皮损内活化的T细胞凋亡。其作用明显，比窄波紫外线引起凋亡的能力要显著。照射后可以使T细胞发生凋亡从而使皮损不仅在肉眼水平上完全消失，且在微观水平上其组织结构也恢复正常。白癜风是以选择性的黑色素细胞破坏为特征的疾病，很可能与自身免疫反应有关。窄谱中波紫外线（NB-UVB）可能具有使细胞和自身体液免疫的免疫调节作用，这个作用可稳定脱色素进程。此外，窄谱中波紫外线也被广泛认同于与PUVA（补骨脂素光化学疗法）的疗效相似，可刺激残存的黑素细胞聚集于外周毛囊外根鞘。黑素细胞有丝分裂，黑素生成及其移动常受到各种细胞因子和炎症介质的诱导，包括白细胞介素1、肿瘤坏死因子α及白三烯。最近的研究表明，在接受UVB照射后，各种细胞因子及炎症介质有所增加，提示这是UVB诱导色素恢复的一种机制。

3.优　势

（1）治疗安全：针对病因，直达病灶，对健康皮肤无损伤。

（2）适用范围广泛：适用于各种类型的白癜风和银屑病，也适用于不能用药物治疗的孕妇、儿童。

（3）治疗时间短：治疗时间比传统仪器缩短 3 ~ 5 倍。

（4）有效率高：308nm 准分子激光在皮肤治疗中有效率高达 90% 以上。

（二）适应证

主要适用范围是炎症性皮肤病、色素性皮肤病。最经典的适用范围是白癜风治疗。白癜风非常影响美观，308nm 激光给白癜风患者带来了福音，主要作用是治疗静止期患者。

308nm 激光还对炎症性皮肤病（如毛囊炎、银屑病、玫瑰糠疹、疖、慢性溃疡）有治疗作用。308nm 激光主要处于中波紫外线波段，其最主要的作用是免疫调节作用、促进上皮角化、促进局部血液循环、促进上皮生长等。

（三）禁忌证

（1）合并癫痫或红斑狼疮等疾病的患者禁用，因为光疗会诱发红斑狼疮、癫痫等疾病。

< 073 >

（2）患有光敏性皮炎或对光过敏的，光照后会加重疾病。

（3）服用光敏类药物期间，如服用维A酸类药物，抗生素类的喹诺酮、灰黄霉素、四环素等时不能光疗。

（4）患有黑色素瘤、皮肤基底细胞癌和鳞状细胞癌时不能光疗。

（四）用物准备

防护眼镜、308nm准分子激光治疗仪（参考图：图4）。

（五）操作规范

（1）检查电源、电源开关、紧急开关，观察有无异常开机。

（2）开机即可使用。

（3）帮助患者在治疗床上采取适当体位。

（4）患者、操作医生及其协助人员应佩戴防护眼镜。

（5）开机后调整剂量（成人最小剂量为200mJ/cm²，若患者皮肤未出现红肿、发红、水泡等不良反应，可在原有基础上加10mJ/cm²）。

（6）操作模式分为单次出光模式、连续模式、MED测试模式。

（7）CAL校准紫外光源输出。（正常值为100%左右）

（8）治疗完毕后，嘱患者如有不适随时就诊。

（9）关闭开关，拔下电源。

（10）定期清洁，保养仪器。

（六）注意事项

（1）避免直接照射眼睛：308nm激光的能量较高，直接照射眼睛可能会对视网膜造成损伤。因此，在使用时要注意避免直接照射眼睛，可以通过佩戴防护眼镜或使用合适的照射角度来保护眼睛。

（2）避免长时间连续使用：308nm激光的照射会产生一定的热量，长时间连续使用可能会导致局部皮肤过热，引发不适或烫伤。因此，在使用时应控制每次照射的时间，避免过长时间的连续使用，同时注意观察皮肤的反应，如有异常应立即停止使用。

（3）308nm激光照射后应注意护肤品的使用，应选用对皮肤没有刺激的护肤品。

< 074 >

（七）不良反应及处理

（1）皮肤烧伤：在激光治疗过程中，由于激光能量过高，可能会损伤皮肤组织，导致皮肤烧伤，出现红肿、疼痛、瘙痒等症状。可按照一般烧伤处理。

（2）皮肤感染：激光操作后，若出现皮肤烧伤及护理不当可能会继发皮肤感染，如红肿、疼痛、瘙痒、有异味等症状。按照皮肤感染处理即可。

（3）色素沉着：308nm激光治疗后，部分患者可能会出现色素沉着的情况。这是因为激光能量刺激了皮肤内的黑色素细胞，导致黑色素沉积增加。色素沉着一般表现为治疗区域变暗或出现斑点，一般会随时间逐渐消退。

（4）光敏反应：某些人对激光光波过敏，可能会引起皮肤红肿、瘙痒、起皮疹等症状。可口服及外用抗过敏药物。

（5）疼痛：在308nm激光治疗中，部分患者可能会感到疼痛。疼痛的原因主要是激光能量对皮肤组织的刺激所引起的，疼痛程度因人而异。可用冷却装置或局部麻醉减轻痛感。

十一、红宝石激光

（一）简 介

红宝石激光系694nm激光，694nm为黑色素吸收高峰，竞争吸收少，主要被色素吸收。红宝石激光可透过表皮破坏真皮的黑素颗粒，使其破裂，破裂的黑素体被吞噬细胞消除，以此达到去除色素淡斑的目的，同时不伤及周围正常组织，术后不留瘢痕，可达较好的美容效果。

（二）适应证

临床主要用于咖啡斑、雀斑、褐青色痣、太田痣、脂溢性角化、文身、黄褐斑等色素性疾病。

（三）禁忌证

（1）有活动性感染，如单纯疱疹、脓疱疮等。

（2）对日光过敏者，如日光性皮炎等。

（3）日晒加重疾病，如红斑狼疮、皮肌炎等。

（4）免疫缺陷者，如艾滋病等。

< 075 >

（5）妊娠期和哺乳期患者。

（6）使用光敏性药物，易引起色素改变者（色素沉着或色素减退）。

（四）用物准备

红宝石激光治疗仪、护目镜。

（五）操作规范

（1）准备工作：检查设备是否正常工作，确认激光输出能量是否达到治疗要求，确保患者和操作者符合安全要求。

（2）清洁治疗部位：使用适当的清洁工具和方法清洁治疗部位。

（3）选择治疗参数：根据患者的病情和需要，选择合适的治疗参数，包括激光功率、治疗时间和治疗模式等。

（4）配置治疗器具：根据治疗要求，选择适当的治疗手具和其他器具，确保其干净和完好。

（5）执行治疗：将治疗头对准治疗部位，按压开启按钮，开始治疗。激光输出后，保持治疗头稳定不动，适当移动治疗头使激光照射整个治疗区域。

（6）监测治疗反应：在治疗过程中，观察患者的反应，包括疼痛感、不适感、红肿、瘀斑等。根据患者的反应，调整治疗参数或中断治疗。

（7）治疗结束：根据治疗时间设定，治疗结束后，关闭激光输出和设备电源。治疗部位可进行冷敷。

（六）注意事项

（1）使用时必须佩戴适当的护目镜，以防止激光对眼睛造成伤害。

（2）在治疗过程中，要小心避免激光照射到非治疗区域，特别是眼睛、黏膜等敏感部位。

（3）使用时要确保设备表面干燥和清洁，以避免污垢和灰尘对治疗效果产生影响。

（4）治疗时应注意仪器与皮肤的接触质量，确保激光能够充分照射到治疗区域。

（5）治疗后要对仪器进行清洁和消毒，确保下次使用时的卫生和安全。

（6）在治疗过程中，如有不适或异常情况出现，应立即停止使用，并及时进行相应处理。

< 076 >

（七）不良反应及处理

（1）局部红肿结痂、轻度疼痛，严重者可有水疱，瘢痕等。可按照烧伤进行处理。

（2）局部色素沉着或色素脱失，一般 2 ~ 3 个月可自行恢复，少数患者会持续更长时间，色素沉着可配合使用氢醌乳膏等。

（3）少数会出现皮损周围湿疹样反应。可按照湿疹处理。

十二、铒激光

（一）简 介

1. 概 述

铒激光是一种波长为 2.94μm 的固体脉冲激光，其波长恰好位于水的最高吸收峰值。铒激光点阵是利用铒激光在皮肤打出密集有序的微孔，激光能量直接作用于真皮组织，而表皮损伤小，使患者治疗时更舒缓，恢复期短，术后副反应风险低。可刺激胶原新生，改善皱纹，紧致皮肤，治疗瘢痕等。

2. 铒激光美容的特点

（1）嫩肤：由于人体的皮肤组织含有大量的水分，对波长为 2.94μm 的光吸收率很高，而色素成分对此波长光的吸收率很低，就使得铒激光能够准确地将治疗能量及生物信息准确地传递到皮肤组织，达到有效的治疗目的。

（2）祛皱：激光美容的原理是通过改变激光器的聚焦特性，使激光点变成一个光斑，再利用图形发生器，将光斑按照一定的图形进行扫描，使激光斑在瞬间产生的高热作用于目标组织。激光换肤术不仅克服了传统方法易出血、深度不易控制等缺点，还可刺激皮肤弹力纤维收缩，使皮肤收紧，从而进一步促进表浅皱纹消失，除皱效果更加明显。激光深入皮肤的能力比果酸要高好几倍，程度比果酸换肤强。而且铒激光磨皮换肤，不影响皮肤正常的外观颜色和厚度，也就是说，不会有皮肤变薄的现象。铒激光磨皮可以准确控制磨皮的多少和深浅，激光产生的热能可封闭血管，减少出血及感染的风险。

（3）祛斑：由于铒激光有其特殊的皮肤治疗特点，这种技术可以像一把微米刀一样一层层准确地将含有色素的皮肤组织祛除，而达到彻底祛除皮肤色斑的目的。

< 077 >

（二）适应证

（1）增生性瘢痕。

（2）凹陷性瘢痕。

（3）毛孔粗大。

（4）皮肤细小皱纹。

（5）表浅增生性疾病，如扁平疣、寻常疣、老年斑等。

（三）禁忌证

（1）患有糖尿病、难治的高血压、心血管疾病或肺部疾病等内科疾病。

（2）局部皮肤有活动性单纯疱疹、活动性痤疮等感染性疾病。

（3）患有活动期银屑病、白癜风、严重的湿疹等易出现同形反应者。

（四）用物准备

碘伏、棉球、0.9%氯化钠溶液、护目镜、铒激光治疗机。

（五）操作规范

（1）治疗前签署知情同意书。

（2）治疗前要先常规消毒。

（3）选择合适的能量强度、光斑大小对治疗区域进行治疗。

（六）注意事项

（1）禁食辛辣食品、海鲜发物、烟、酒等。

（2）治疗部位注意保持清洁干燥，早晚各1次用0.9%氯化钠溶液清洗治疗部位，注意术后补水修复，可坚持每晚外用械字号（无菌）医用面膜连续1周。

（3）面部治疗部位约1～2周结痂脱落，切勿用手指刮除痂皮，应让痂皮自然脱落。

（4）注意防晒。日晒可能导致恢复延迟、色素沉着等。

（七）不良反应及处理

（1）疼痛：激光能量会产生热量，引起疼痛、烧灼感等不适。术后冷敷对减轻该反应有重要意义。此外，术后可能会出现皮肤发红、水肿，甚至瘀斑、水疱等情况。这些副作用通常是短暂的，但对于个别患者来说，可能会出现持续的疼痛和不适，可根据轻重行对症处理。

（2）感染：为了降低感染的风险，应严格遵守无菌操作，若出现感染应

< 078 >

及时进行抗感染处理。

（3）色素沉着、瘢痕等：若术后护理不当或激光能量过大可能出现色素沉着，甚至瘢痕。因此，术后一定要加强防晒、保湿，促进皮肤修复。术后可予生长因子外用，若红肿明显可予小剂量激素短期服用。

（4）避免剧烈运动，以免影响治疗效果和治疗后恢复。

十三、有针水光

（一）简 介

1. 概 述

有针水光是借助专门的仪器——水光枪，将玻尿酸、肉毒素、维生素C等高效的美容成分直接注入皮肤的真皮层，由此达到皮肤美容的功效。

2. 作 用

有针水光是用注射器向真皮内注射一定剂量的非交联透明质酸，以达到补水、提亮皮肤光泽、提升饱满度的效果。其富含氨基酸或肌肽，可以刺激自身胶原蛋白增生，促进受损的胶原蛋白修复，从而达到皮肤全面年轻化及饱满的效果。通常水光针注射后，随着时间的延长，其效果也会逐渐减弱。水光针有保湿补水、改善肤色、收缩毛孔、去除皱纹等作用。

（1）保湿补水水光针是将透明质酸补充到皮肤深层，使保湿效果更持久，皮肤的水分和光泽更持久，保湿效果更好。

（2）改善肤色水光针能加速皮肤的新陈代谢，加速人体黑色素的排出，改善皮肤的干燥、暗黄，使皮肤由内而外明亮白皙，提亮肤色。

（3）收缩毛孔是注入皮肤真皮层，加速皮肤新陈代谢，达到毛孔细化的效果，使皮肤更加光滑紧致。

（4）去除皱纹注入的透明质酸、胶原蛋白等可以填充下垂的皮肤，经常注入水光针，使面部的细纹、鱼尾纹和"人"字形纹得到拉伸，从而收紧皮肤。

（二）适应证

水光注射美容治疗适合25岁以上，皮肤粗糙、干燥、暗沉、毛孔粗大、敏感、老化、松弛的人群。

< 079 >

（三）禁忌证

（1）孕期或哺乳期的女性。

（2）对水光针中的成分过敏者。

（3）瘢痕体质、凝血功能异常，注射区域有皮肤疾病的患者。

（4）避开月经期，月经期注射水光针，容易造成出血、瘀青、疼痛感加重。

（四）用物准备

碘伏或 75% 乙醇、0.9% 氯化钠溶液、有针水光、注射药品、专用面膜。

（五）操作规范

（1）洗脸后用碘伏或乙醇及 0.9% 氯化钠溶液消毒注射部位。

（2）把注射头安装在仪器上，戴一次性手套，防止交叉感染。

（3）仪器必须与脸垂直 90 度进行操作，一边滴溶液一边操作。每边脸 5 分钟，长度根据每个患者皮肤承受疼痛的敏感度进行调整。

（4）脸部需要加强部位，可以加强次数。操作时一只手可将皮肤轻轻往上收，会紧致皮肤，塑造轮廓。

（5）注射完成后敷上专用面膜。

（六）注意事项

注射后 3 天内避免注射部位沾水，如果需要洁面，可以采用 0.9% 氯化钠溶液轻轻擦拭。注射后如果有轻微红肿，并伴有丘疹样突起的症状，属于正常现象，可以适当对局部进行冰敷，帮助缓解。在日常生活中要注意防晒，避免局部过度按压、剧烈运动、涂抹刺激的化妆品，饮食上应杜绝油腻、海鲜、辛辣刺激性饮食。

（七）不良反应及处理

水光针注射后可能会导致皮肤出现红肿、疼痛、皮肤敏感、淤青等情况，这种情况一般不会持续太久，可予适当对症处理。也可能会导致皮下毛细血管受损、硬结、局部僵硬等情况的发生，可予局部热敷、激光治疗、注射溶解酶等。打水光针产生过敏反应，需要立即停止注射水光针，并给予相应抗过敏治疗。

< 080 >

十四、冷热湿敷

（一）简　介

1. 概　述

临床上有部分疾病需要在局部进行物理治疗，如冷敷、热敷等，以此缓解疾病造成的疼痛、灼热不适等症状，促使病情快速恢复。热敷与冷敷具有操作简单、快捷、起效快等特点，因此在临床中是比较常用的一种治疗手段。

2. 作用与功效

（1）冷湿敷的作用与功效：冷湿敷有促进皮肤扩张的毛细血管收缩、降低新陈代谢、促进红斑消退、抑制渗出、吸收分泌物、清洁创面及镇静、止痒等作用。皮肤科主要用于过敏性皮炎、皮肤潮红、肿胀及有渗液、糜烂的皮损。激光术后即刻降温，此时可以选择干冷敷，也可以选择湿冷敷。

（2）热湿敷的作用与功效：热湿敷适用于慢性胃炎、胃肠痉挛性疼痛、慢性骨关节炎、慢性盆腔炎及术后切口肿胀等情况，但是需要在疾病发作24小时后进行，以促使炎症吸收。热敷是通过促进局部血液循环，使血管扩张，促进瘀血、渗出液的吸收，具有止痛和促进伤口愈合的功效。

（二）适应证

1. 冷湿敷适用范围

如高热患者及中暑者、扁桃体摘除术后、鼻出血。皮肤科主要用于过敏性皮炎、日光性皮炎、皮肤潮红、肿胀及有渗液、糜烂的皮损，激光术后，早期软组织损伤，尤其是在24小时内的伤口等。

2. 热湿敷适用范围

如软组织损伤，一般建议在伤后48小时后进行热敷，可明显改善症状。另外，还可用于风湿性关节炎引起的疼痛，消化系统疾病引起的胃痛、胃胀及粘连性肠梗阻、肠胀气等疾病，皮肤科还可以用于带状疱疹后遗神经痛等。

（三）禁忌证

1. 冷湿敷禁忌证

如末梢血管功能有异常（如雷诺氏病）、全身微循环障碍、休克、周围血管病变、动脉硬化、糖尿病、水肿等患者禁用。由于血液循环不良、组织

< 081 >

营养不足，使用冷湿敷法可能会进一步使血管收缩，加重血液循环障碍，导致组织缺血、缺氧而变性坏死。另外，有慢性炎症或深部化脓病灶的患者禁用，冷湿敷法可能会使局部血流量减少，妨碍炎症吸收。

2. 热湿敷禁忌证

如果有面部三角区感染的患者需禁用热疗法，因此部位血管丰富，加快血液循环可能会造成颅内感染或脓毒症。此外，各种脏器出血、软组织损伤或48小时内软组织损伤的患者禁用，以及皮肤湿疹者、有急性炎症反应者和心、肝、肾功能不全者均需禁用，以免加重病情。

（四）用物准备

治疗盘、敷垫、敷料钳2把、凡士林、棉垫或大毛巾、橡胶单、治疗巾、棉签、热水袋、蒸锅、0.9%氯化钠溶液、3%硼酸溶液；湿敷纱布（6层以上的消毒纱布），每次根据病变形状、大小来确定、轮替使用。

（五）操作规范

1. 冷湿敷方法

（1）备齐用物携至患者处，核对解释，以取得配合。

（2）患者取舒适体位，在冷敷部位下面垫橡胶单及治疗巾，局部涂以凡士林，上面盖1层纱布。

（3）将敷布浸于冰水或冷水中，用长钳拧敷布至不滴水为度，抖开折好，敷于患处。

（4）及时更换敷布，每2～3分钟换1次，冷敷时间为15～20分钟。

（5）冷敷完毕，用纱布擦净患处，整理用物。

（6）安置患者，整理床单。

（7）洗手，记录冷敷的部位、时间及冷敷的效果和反应。

2. 热湿敷方法

（1）敷垫放入蒸锅内加热后，备齐用物携至床旁，向患者解释清楚。

（2）暴露治疗部位，下垫橡胶单及治疗巾，局部皮肤涂凡士林（范围应较热敷部位大），盖上1层纱布。

（3）持敷料钳拧干敷垫，至无水滴下为度，并在掌侧腕部试温以不感烫手为宜，折成适当大小，放置患部，盖上棉垫或大毛巾。

（4）热敷时间一般为20～30分钟或按医嘱，每3～5分钟更换敷垫1次，

< 082 >

以保持一定的水温。工作忙时，如患部不忌压，亦可用热水袋放于湿敷垫上，然后盖上棉垫。

（5）热敷毕，擦去凡士林，清理用品，物归原处。

（六）注意事项

1. 冷湿敷注意事项

（1）观察局部皮肤的变化及患者的全身反应。

（2）敷布浸泡需彻底，拧至不滴水为度，并及时更换敷布。

（3）冷湿敷部位如为开放性伤口，应按无菌原则处理。

2. 热湿敷注意事项

一般情况下，湿热敷的温度应在 40 ~ 45℃比较合适。如果温度过低可能达不到治疗的效果，温度过高，又有可能将皮肤烫伤。同时，湿热敷的时间也不宜过长，以免对局部的皮肤造成过度刺激，引发皮肤损伤。

（七）不良反应及处理

1. 冷湿敷法操作并发症

（1）局部冻伤：冷敷温度不宜过低，时间不能过长，每次 20 ~ 30 分钟，根据病情每 3 ~ 4 小时可重复 1 次。

（2）全身反应：出现寒战、面色苍白、体温降低等，一般因冰敷温度过低，持续时间过长。多见于年老体弱患者及婴幼儿。出现全身反应，应立即停止冷敷，并给予保暖等处理。

2. 热湿敷法操作并发症

烫伤：一般因为热敷温度过高或患者知觉迟钝、反应差引起。可出现局部皮肤发红，出现大小不等的水疱。故热敷前应准确测量水温，避免温度过高，应用热水袋时，外面使用毛巾包裹，避免热水袋直接接触皮肤。热敷过程严密观察皮肤及生命体征变化，随时观察局部皮肤情况。

◆ 十五、化学换肤术 ////////

（一）简　介

化学换肤术（chemical peels）是一种换肤的方法，是通过对皮肤产生可控性的损伤，使表皮部分或全部破坏，刺激胶原蛋白重组，从而可以帮助改善光老化、皱纹、色素异常及瘢痕。化学换肤术可以根据作用深浅的不同分为3类，包括非常轻微的浅表层化学换肤、轻微的浅表层化学换肤、中层及深层化学换肤。不同类别的换肤对不同程度的光老化及色素异常有不同的治疗作用，其愈合时间及不良反应也不尽相同。化学换肤术的效果一般可以维持3~6个月。该方法治疗费用较低、见效快、无全身毒副作用、剥脱角质层、新生皮肤嫩白，可一定程度上改善痤疮。

（二）适应证

化学换肤术适用于细纹、肤色暗沉及肤色不均、色素不均、日光性雀斑样痣、雀斑及粗糙、脓疱及丘疹型酒渣鼻、痤疮、痤疮后色素沉着、痤疮后瘢痕、毛孔粗大、毛囊周角化病、黄褐斑、脂溢性角化症及毛囊周角化病等。

（三）禁忌证

（1）瘢痕体质者。

（2）近期接受过手术者或接受过放射治疗者的手术/放疗区域。

（3）在6个月内口服过维A酸类药物者。

（4）正在口服抗凝药或吸烟者，皮肤愈合修复速度会变慢。

（5）患者有艾滋病或其他免疫下降及免疫缺陷的情况，如长期口服糖皮质激素或免疫抑制剂患者，因为在免疫减弱的状态下，伤口愈合能力会减弱，而且也会增加伤口感染和产生瘢痕的风险。

（6）对化学试剂过敏者。

（7）换肤部位有过敏性皮炎、湿疹及感染性皮肤疾病，如单纯疱疹者。

（8）对光防护不够或有日晒伤者。

（9）有炎症后色素沉着或色素减退的病史者。

（10）孕妇、糖尿病、高血压等人群。

（11）具有不切实际期待的患者或精神病患者。

（四）用物准备

（1）果酸换肤：合适浓度的果酸、中和剂、清水、凡士林、洁面巾、粉刺针、皮肤消毒剂、治疗碗、刷子、棉签、纱布、小风扇、面膜、无菌手套、计时器。

（2）水杨酸换肤：皮肤消毒剂、清水/冰水、洁面巾、治疗碗、棉签、纱布、粉刺针、水杨酸、75%乙醇、灭菌水、凡士林、小风扇、无菌手套、计时器。

< 084 >

（五）操作规范

1. 果酸换肤

（1）登记、签署告知书。

（2）指导患者清洁面部。

（3）皮肤 VISIA 检测及分析。

（4）鼻翼、眼角、口周、皮肤破溃处涂抹凡士林，湿纱布遮挡眼睛。

（5）根据患者皮肤情况选择合适浓度的果酸。

（6）均匀快速刷在面部（避开眼周、口周），计时，使用小风扇缓解不适症状。

（7）停留至面部终点反应（红斑、白霜）停止计时，如终点反应不明显，时间最长不超过 15 分钟。

（8）用中和凝露或中和液中和面部果酸。

（9）清水清洁面部、消毒皮肤，进行针清（针清率达 80%）。

（10）敷医用面膜、冷喷。

（11）再次强调刷果酸后注意事项及居家护理。

2. 水杨酸换肤

（1）登记、签署告知书。

（2）指导患者清洁面部。

（3）皮肤 VISIA 检测及分析。

（4）面部敏感、脱皮干燥的患者，可在操作前用保湿霜封包、水氧导入等，以缓解敏感、干燥等情况。面部油脂分泌多、毛孔粗大的患者可适当用乙醇脱脂。

（5）清洁面部、消毒皮肤，进行针清（针清率达 80%）。

（6）鼻翼、眼角、口周涂抹凡士林，湿纱布遮挡眼睛。

（7）均匀涂抹水杨酸于面部，敏感患者停留观察 3～5 分钟。

（8）选择适合的促渗剂（灭菌水或乙醇）促渗，如耐受低的可使用冰水、风扇缓解症状。

（9）促渗至出现终点反应（红斑或白霜）。

（10）根据患者的终点反应及耐受，选择留酸或清水洁面、敷面膜、冷喷。

（11）再次告知刷酸后注意事项及居家护理。

（六）注意事项

（1）敏感肌和角质层薄者慎重考虑，化学换肤可能会加重皮肤敏感。

（2）使用酸类产品前建议在耳后先进行试用，等待 24 小时，如果期间没有任何不良反应，再在面部使用。

（3）同类酸类产品切记不要叠加使用。化学换肤期间不要搭配其他去角质产品，因为很容易造成皮肤敏感甚至红血丝的问题。

（4）化学换肤一般 2 ~ 4 周 1 次，根据皮肤情况不同可适度调整治疗间期，若过度频繁会导致皮肤屏障受损。

（5）化学换肤的过程中可能会出现爆痘，这是酸类加快了痘痘的代谢过程，属于正常现象，可行常规针清及红、蓝光照射消炎及辅以外用药物处理。

（6）化学换肤期间一定要注意保湿。因为大多数酸类会造成皮肤干燥，适当使用保湿的护肤品对皮肤更有帮助，但要注意选择清爽型的保湿产品或医学护肤品，避免对皮肤的进一步刺激。

（7）化学换肤期间一定要注意防晒。首先，大多数酸都具有光敏性；其次，化学换肤使脸上的老废角质脱落，新角质还未完全生成，皮肤的保护相对减弱，紫外线的伤害更加直接。

（8）调整好心理预期，不要过快追求效果。

（七）不良反应及处理

1. 肿　胀

虽然肿胀发生的状况是在做深层换肤才会比较明显，但所有的换肤物质都可能会发生这问题。通常，肿胀会在换肤后 24 ~ 72 小时显现，通常是预期中的并发症而且不会很严重。换肤后如果使用冰敷及适当的伤口护理，严重肿胀的可能性就会下降。

2. 疼　痛

疼痛是换肤后最常见的问题，而且在中层及深层换肤中是绝对会发生的。疼痛的严重度与患者的耐受程度有关，感到很轻微到很严重都有可能。

3. 持续红斑

红斑反应在所有换肤后都很常见，通常在中层及深层换肤会比较容易发生，也会持续比较久。红斑反应是换肤后会产生的自然反应，但如果发生持

< 086 >

续性的红斑反应，要持续观察是否有可能产生瘢痕。

4. 瘙 痒

瘙痒在中层及深层换肤后也是很常见的，通常在表皮的复原期就会产生，而且会持续几周。

5. 眼睛伤害

所有酸类物质对于眼睛来说都可能有潜在的危险性。当在眼周附近换肤时，医师就必须特别小心，因为很容易不小心将酸性换肤液溅入眼睛，而且换肤液也可能通过泪液而回吸到眼内。

6. 变态反应

化学换肤后产生过敏反应的机会很少见，但还是有可能发生，换肤成分中最容易造成过敏反应的就是间苯二酚、三氯醋酸及甘醇酸。

7. 毛囊炎／痤疮

如果患者容易长痤疮，化学换肤是有可能暂时造成爆痘的，通常在换肤后不久就会发现许多疼痛性的丘疹，这是因为酸加快了痘痘的代谢过程，也有可能是因为在换肤后愈合期使用的保湿乳霜所致。

8. 感 染

因为酸性的换肤物质具有杀菌作用，所以一般并不会产生感染的问题。然而，换肤后使用的封闭性软膏可能内含有植物油、矿物油及许多保湿成分，这可能会导致致病菌的增生，如链球菌、葡萄球菌及铜绿假单胞菌。

十六、粉刺去除术

（一）简 介

粉刺去除术是指通过使用无菌的粉刺针，将粉刺挑破，将粉刺里的物质去除，从而达到治疗目的。进行粉刺去除术时一定要遵循无菌原则，以免造成感染，对面部造成二次伤害。

（二）适应证

（1）各年龄段，皮肤有粉刺的人。

（2）想改善的人群。

（三）禁忌证

（1）正在发烧的患者。

（2）有出血倾向的患者

（3）身体健康状况不佳的人。

（4）瘢痕体质慎做。

（四）用物准备

粉刺针、无菌棉球、75%乙醇棉签、无菌乳胶手套、毛巾、洁面膏、一次性治疗单。

（五）操作规范

（1）术前消毒：在术前需要对求美者的皮肤进行清洗，使其皮肤保持清洁干燥，医生要戴好手套、口罩。随后使用碘伏对求美者的面部和粉刺针进行消毒，遵循无菌原则。

（2）挑破粉刺：在消毒后，使用消毒后的粉刺针将求美者面部的粉刺挑破。

（3）清理挤出：挑破后将粉刺内的物质挤出，清理干净，从而达到去除粉刺的目的。

（4）再次消毒：术后再次使用碘伏对求美者的面部进行消毒，以免出现感染的情况。

（六）注意事项

（1）术后应避免食用甜食及辛辣刺激性的食物，以免影响治疗效果。

（2）术后应避免用手触摸面部，以免手上的细菌接触面部，造成细菌感染。

（七）不良反应及处理

（1）色素沉着：大部分患者在治疗后可出现色素沉着，一般无须治疗，2～6个月内色素沉着可自行消退。

（2）瘙痒：少见。可能意味着伤口的愈合，也要警惕感染的可能。

（3）感染：伤口创面如因抓挠破溃或沾水污染等可出现红斑渗液。一旦发生感染，需尽快就医，愈合后可能留有表浅瘢痕。

（4）瘢痕形成：少数可形成凹陷性瘢痕，或刺激形成增生性瘢痕。

< 088 >

十七、水氧导入（水氧活肤）

（一）简 介

1. 概 述

水氧活肤通过使用水氧治疗仪，利用强压氧气和水，以小于 80μm 的分子颗粒形成的喷雾流作用于皮肤，穿透皮肤毛孔及裂纹，由表皮层渗透到真皮层，可以让活性水分子和纯氧快速进入皮肤深层，使皮肤恢复至水润状态。该方式可以刺激胶原纤维再生，还能直接为肌肤加速氧供应，从而促进细胞新陈代谢。水氧活肤可以清洁毛孔中的深层污垢，纯氧分子能发挥其杀菌作用，同时也可起到消炎作用，对于净化皮肤组织的代谢环境，改善痤疮等具有较好的临床效果。

2. 功 效

在进行治疗时，水氧治疗仪喷射出的气液混合体速度极快（最高可达0.6马赫），可将皮肤表面的老化角质祛除。由于采用的介质是对人体最安全的氧和水，所以避免了以往技术对皮肤造成的负面伤害，使治疗更安全。

同时，水氧分子的直径小于毛孔的直径，可以直接通过毛孔进入皮肤深层，纯氧分子大量进入血液，将加速血液的流动并唤醒沉睡的细胞。皮肤组织获得了充足的氧气、水分，柔嫩肌肤的孵化器——胶原蛋白开始大量生成，胶原细胞不断进行重新排列，皮肤"弹簧"开始恢复弹性，"水库"重新蓄水，自然、弹性、水嫩、白皙的肌肤将在新生中尽显光彩。

水氧活肤效果：水分补充、氧分补充、祛除皮肤哑黄、嫩肤。

（二）适应证

1. 皮肤护理

美白嫩肤，面部提升，改善黑眼圈和肤色暗沉、不均，皮肤注氧补水，补充营养。

2. 生 发

有效改善脂溢性脱发，斑秃，神经性脱发，头发护理。

3. 浅层斑的治疗

浅表的黄褐斑，炎症后色素沉着，光子造成的色素沉着，暗斑等浅层斑。

< 089 >

4.特色治疗

过敏性皮炎、日晒伤、激素依赖性皮炎、激光术后修复、皮肤过敏等。

（三）禁忌证

皮肤有破损、活动性疱疹或恶性病变者，严重糖尿病、高血压、心脏病、癫痫患者，孕妇，冷过敏人群。

（四）用物准备

治疗仪、毛巾、洁面巾、灭菌用水、保湿霜、洗脸盆、温度适中的温水、棉签。

（五）操作规范

1.指导患者做好脸部清洁

在进行水氧活肤之前，首先需要对脸部进行深度清洁。可以使用洗面奶、卸妆乳等清洁产品，彻底清洁面部的油脂、污垢等。

2.仪器准备

开启主机，设置能量及相关参数；补液瓶中安装去离子水或合适导入液，检查治疗头连接及出气、出水情况，准备治疗。

3.使用水氧仪

使用时，将导入的舒敏或补水类产品提前涂抹于需治疗部位，按界面"开始"键开始治疗，滑动操作。

4.按摩面部

在使用水氧仪后，可进行一些简单的按摩操作，用手指慢慢地将护肤品按摩于面部，促进肌肤的吸收。这个过程需要先从面部的下巴开始，逐渐向上按摩，最后按摩至额头。

5.涂抹护肤产品

水氧活肤的最后一步是涂抹护肤产品。根据患者的皮肤状态选用合适的精华液或面霜涂抹。

以上是水氧活肤的全套操作步骤。每一步都需要认真严格地进行，才能够取得良好的效果。当然，这些步骤并不是死板的，如果有新的想法和创意，可以根据自己的实际情况进行调整。总之，水氧活肤顾名思义是靠水和氧气来达到活肤的目的，健康的饮食和规律的生活习惯也是保持肌肤健康的一部分。所以，在平时的生活中也需要注意这些方面。

< 090 >

（六）注意事项

1. 操作注意事项

（1）每次使用前请检查治疗头电极面是否完整，如有划痕或破损请立即更换。

（2）治疗过程中可按压手柄中部流液控制键控制液体流出，可调节手柄上端旋钮控制液体输出量大小。

（3）根据皮温感受调节能量档位（敏感肌肤治疗不需有明显热感）。

（4）补液瓶中装入水性产品，治疗头使用完毕后注意在补液瓶中装入去离子水，以出气方式再操作 1 ~ 2 分钟，促进通气，以防手柄堵塞。

2. 术后注意事项

（1）治疗后避免使用热水清洗治疗部位，应使用温水或冷水清洗，清洗时动作尽量轻柔，不要用力揉搓。

（2）恢复期要注意防晒，外出涂抹防晒霜、使用遮阳伞。

（七）不良反应及处理

水氧活肤操作时若不注意操作规范与流程，可能产生以下风险：

（1）灼热感：在治疗时，患者可能出现轻微的热灼感，持续 0.5 ~ 2 小时。局部皮肤轻微发红，可能持续 12 小时。

（2）色素沉着：治疗后可能出现不同程度的色素沉着，服用维生素C等药物可改善。

（3）灼伤：治疗过程中可能发生不同程度的灼伤，表现为暂时性紫癜、水疱等；浅表瘢痕形成。

（4）色素减退或色素脱失：可能出现在肤色较黑或受日光曝晒的患者中，故此类受术者一定要向医生说明情况，提前做预防性治疗。

（5）对导入产品过敏：立即停用导入产品，清水清洁面部，可酌情口服或外用抗过敏药物。

◆ 十八、换 药

（一）简 介

换药又称更换敷料，包括检查伤口、除去脓液和分泌物、清洁伤口及覆

< 091 >

盖敷料。换药是预防和控制创面感染，消除妨碍伤口愈合因素，促进伤口愈合的一项重要外科操作。

（二）基本原则

换药的整个过程需始终贯彻无菌原则，这是外科医生在各项操作中应牢记心中的第一原则。

（三）适应证

（1）皮肤感染：如疖、痈、脓疱病、带状疱疹等。

（2）烧伤和烫伤：包括Ⅰ度、Ⅱ度和Ⅲ度烧伤。

（3）创伤和损伤：如开放性骨折、切割伤、挫裂伤等。

（4）肿瘤：如皮肤癌、乳腺癌等。

（5）溃疡和瘘管：如糖尿病足溃疡、肛瘘、瘘管等。

（6）眼部疾病：如结膜炎、角膜炎、眼睑炎等。

（7）耳鼻喉科疾病：如鼻窦炎、中耳炎、喉炎等。

（8）口腔疾病：如牙周炎、口腔溃疡、龋齿等。

（9）生殖系统疾病：如外阴炎、宫颈炎等。

（10）其他疾病：如痛风、血栓性静脉炎、淋巴管炎等。

（四）换药准备

1. 充分了解伤口

（1）创面的部位、大小、深浅。

（2）空腔内填塞纱布的数量。

（3）引流物有无，是否拔除或更换；是否需要扩创或冲洗。

（4）是否需要拆线或缝合等。

准备好换药材料。对患者精神状态、全身状况及换药过程中可能发生的情况，均应详细了解，充分准备。

2. 无菌准备

（1）换药时必须戴好帽子、口罩，换药前后要洗净双手，防止交叉感染。

（2）换药应按一定顺序：先换无菌伤口或拆线伤口，后换感染伤口；先换感染轻的伤口，后换感染重或有脓腔的伤口；先换一般感染伤口，后换特殊感染伤口。

（3）对有高度传染性疾病（如破伤风、气性坏疽及绿脓杆菌感染等）的

< 092 >

伤口换药时，应严格遵守隔离要求，医务人员应穿隔离衣，使用后的换药用具应分别给予处理，换下的敷料应予以焚毁，换药后，医务人员必须认真消毒手部。

（4）接触伤口的一切物品均应先经过灭菌处理；换下的敷料和用过的物品必须放到指定地点，不得乱扔。

（5）换药时准备2把镊子，一把夹持换药碗内无菌物品，另一把夹持接触伤口的敷料，两者不可混乱，亦不可相互接触。

对于伤口严重感染患者，补充3条原则：

（1）保持引流通畅，避免死腔形成。

（2）注意补充体内营养，增强机体抵抗力。

（3）及时处理原发病，特别要留意机体有无糖尿病，低蛋白血症及电解质紊乱的情况。

3.操作者、患者准备

（1）操作者准备：①换药前30分钟内不要扫地，避免室内尘土飞扬。②了解患者的伤口情况；穿工作服，戴好帽子、口罩，洗手。

（2）患者准备：①向患者说明换药的必要性和可能发生的不适反应，消除其恐惧心理，取得理解支持与合作。②让患者保持适当体位，要求既能很好暴露伤口，又能最大限度满足患者安全、保暖、舒适的需要。③尽力尊重患者的隐私权。

（3）换药盘及无菌敷料包准备：将无菌敷料包平放于清洁的换药盘（碗）上。包内放镊子2把，按需放适量消毒干脱脂纱布，盐水、乙醇棉球应分开放置于消毒盘内，避免互相渗透。另一消毒盘（碗）准备盛放已用过的敷料。

（4）换药频率：原则上敷料湿透即应换药。①无菌伤口：首次第二天换药，若无异常征象，3天/次，可直到拆线。②植皮术后：初次植皮术后2～3天换药，之后2～3天/次。③感染伤口：每天换药至少1次。感染重、渗出多者每天可酌情增加次数，甚至4～5次/天。

（五）常见伤口的换药处理

（1）清洁伤口用碘伏消毒，刺激小，效果好；对于清洁、新生肉芽创面，还可加用凡士林油纱覆盖以减轻换药时患者的痛苦，并减少组织液渗出、丢失。

< 093 >

（2）血供丰富，感染机会小的伤口可用0.9%氯化钠溶液简单湿润一下，无菌敷料包扎即可。

（3）对于有皮肤缺损的伤口，缺损区用0.9%氯化钠溶液反复冲洗，周围可用碘伏常规消毒，消毒后，用盐水纱布或凡士林纱布覆盖。盐水纱布有利于保持创面的新鲜干燥，凡士林纱布有利于创面的肉芽生长。

（4）感染或污染的伤口，原则是引流排脓。感染伤口换药要做到每天一换。对化脓的切口换药时，一定要仔细擦掉切口处的脓苔，脓苔除去后要有轻微的血丝渗出，这样才有助于切口早日愈合。要充分引流，不宜填塞过紧，否则影响血供且不利引流；也可以用0.9%氯化钠溶液纱条或外敷抗生素。

（5）褥疮、化脓性骨髓炎等感染伤口，用碘伏消毒创口周围，创口以双氧水、0.9%氯化钠溶液冲洗，庆大霉素敷料覆盖。

（6）切口的脂肪液化，在脂肪丰富的地方易出现脂肪液化，此时应广泛的敞开切口（脂肪液化的区域全部打开），培养+药敏，加强换药。这样的切口换药要很长时间，为缩短时间，初期消毒后应在局部的皮下注射庆大霉素，向切口中放置葡萄糖粉，每天换药，待创口渗出少后油纱刺激肉芽生长，新鲜后二期缝合或蝴蝶胶布拉合。

（7）久溃不愈的伤口，可采用中药换药。例如，对于难愈性窦道（如脑部手术后，心脏搭桥术后或慢性骨髓炎引起的窦道），通常早期用八二丹或九一丹+红油膏，提腐去脓，后期用生肌散+红油膏收口，效果很好，即使是绿脓杆菌或耐药金黄色葡萄球菌感染都能很好治愈。

（8）污染性油性伤口，用松节油洗去油渍。

（9）陈旧性肉芽创面，此种肉芽组织再生能力差（颜色暗红，不新鲜，高低不平，有时呈陈旧性出血貌），周围组织不易愈合，以刮匙将表面肉芽组织刮除或剪除，使之出血，露出新鲜肉芽，外敷橡皮膏（此为中医去腐生肌之说，西医则用双氧水冲洗达到去腐的目的）。如有脓液，应注意观察有无脓腔或窦道，注意患者体温变化。

（10）肉芽水肿的伤口换药，反复的伤口换药或不正规的换药操作很容易致使伤口肉芽水肿。由于不健康的肉芽高出于皮肤造成伤口愈合困难。如出现上述创面变化，应采用局部常规消毒后，用无菌剪刀剪去高出于皮肤的不健康肉芽。局部出血多，压迫止血后，以硫酸镁粉剂或氯霉素粉剂均匀撒在

< 094 >

出血的肉芽组织上，之后敷料盖油纱，纱布包扎（此时应用的药物采用粉剂能达到既止血又消炎的功效）。之后间隔 3 ~ 4 天用 33%硫酸镁水溶液纱布块（此时用水溶液便于组织吸收）给予湿敷伤口。对肉芽水肿创面应用 33%硫酸镁换药。原因：①利用高渗硫酸镁可使水肿肉芽脱水。②镁离子有促进皮肤细胞再生长的作用，在脱水的过程中又保障供应了大量的镁离子。因此，只要对水肿肉芽的治疗合理，就可加快该创面的愈合。

（11）绿脓杆菌感染的伤口，该伤口特点是脓液为淡绿色，有一种特殊的甜腥臭味，如果创面结痂，痂下积脓，有坏死组织的，要清除痂皮、脓液和坏死组织。烧伤创面早期绿脓感染可削痂植皮。也可用 1%~2%苯氧乙醇湿敷，或用 0.1%庆大霉素、1%磺胺嘧啶银、10%甲磺米隆等溶液湿敷。创面如较小可用 3%醋酸、10%水合氯醛等溶液湿敷。

（12）再植手术或吻合血管的皮瓣手术最好能用与体温相近的呋喃西林溶液换药；手指换药纱布应避免环形包扎，局部最好用碎纱布填充。

（六）操作规范

1. 建立清洁区

选择合适的地方建立清洁区，换药室就选换药台，床边换药就选治疗车。

（1）传统换药包：检查封条和消毒时间后开包，注意包的方位，外层布用手打开，注意手只能碰布的外侧面，不能碰布的内侧面。开外层换药包，内层布用无菌长弯钳打开，顺序同外层布。注意：无菌长弯钳只能接触无菌物品。传统换药包内一般有 2 个弯盘（或 2 个治疗碗，或 1 个治疗碗、1 个弯盘）、2 把镊子。布的范围为清洁区，布以外均为污染区。清洁区只能放无菌物品，一般物品及污染物品不能放置或跨越清洁区。使用无菌长弯钳整理碗盘和镊子、并放好无菌纱块和棉球。镊子将其中 1 个弯盘（或治疗碗）移出清洁区，用来放置污染物。

（2）一次性换药包：拆开包装，取出垫单，只接触垫单的外侧面（蓝色面），铺开建立清洁区（白色面），取出镊子，使用镊子摆好弯盘、无菌纱块和棉球。作为包装的方盘用来放污染物。给棉球倒上消毒剂，准备消毒。

2. 去除敷料

用手揭掉外层敷料，用镊子沿伤口长轴揭掉内层敷料（若敷料粘住创面，用消毒剂或 0.9%氯化钠溶液浸湿敷料慢慢揭）。

< 095 >

3. 消　毒

（1）镊子分2把：1把清洁镊子（用于传递无菌物品），1把污染镊子（用于接触伤口），不混用。

（2）持镊法：镊子头保持向下。

（3）传递无菌物品：2把镊子不能接触，清洁镊子稍高于污染镊子。如果乙醇棉球乙醇过多需要拧干部分，同样需要注意2把镊子不接触，同时不要上翘。

（4）消毒范围为伤口周围5cm范围，消毒3次，每次更换棉球，消毒过程不要来回消毒；清洁伤口从内向外消毒，污染伤口从外向内消毒。沾有分泌物的棉球不能擦洗其他部位，擦洗皮肤的棉球不能沾洗创面，需更换棉球。

4. 固定包扎

（1）内层敷料：皮肤红的闭合伤口，可用乙醇湿敷；肉芽组织，可敷凡士林纱或生肌油纱；如果肉芽水肿，可用高渗盐水湿敷。

1片无菌纱布块有8层，可根据伤口大小打开使用：敷纱布至少8层，一般伤口8～12层。创口早期主要是肉芽组织的生长，需要比较湿润的环境，所以开始几天敷料可以多用几层，保持创面的相对湿润。后期主要是角质的生长，此时创面需要相对干燥的环境，所以在起到隔离作用的前提下敷料尽可能薄。

（2）盖敷料时，接触伤口的敷料光洁面朝下。①胶带固定：胶带一般垂直于身体纵轴，或垂直于伤口。②胶带选用：现在很多医院会有2种胶带，一般的透气胶带和棉质的低敏胶带。如无特殊，可用稍硬点的透气胶带，因为黏性更强；如果对透气胶带过敏，或胶带外还需要包裹绷带或棉垫，则使用低敏胶带，因为棉质材料对皮肤更友好。胶带宽度为敷料宽度的2～2.5倍，敷料的边缘不要露出太多。最后协助患者整理衣物。

5. 台面清理

能回收的器械放专门的回收盒，未污染的包装放生活垃圾袋（黑色），污染物、口罩、手套等放医疗垃圾袋（黄色），针头、刀片、一次性换药包中的镊子等放利器盒。最后，记得要洗手。

6. 拆　线

先常规消毒，用镊子稍提起缝线的结，剪刀或刀片切断贴针眼的缝线一

< 096 >

头（刀背朝下防止误伤皮肤），向结的方向将线拉出（往对侧拉可能拉开切口）。

7. 拔除引流管

引流管一般建议 48 小时内拔除。先常规消毒，刀片切断固定线，拆除皮肤上的缝线，拔除引流管（可以弯折引流管，边拔边用纱块或棉球抵住切口，防止引流物飞溅），无菌棉球清洁引流管口，再消毒。

（七）注意事项

1. 常规检查

手术后要常规检查创面，看是否存在感染、出血、开裂等异常情况，初次换药时间依具体科室、手术方式不同来确定，一般 24 ~ 48 小时内需检查手术切口情况。

2. 有变化时

变化包括内部变化和外部变化，如外敷料脱落、敷料被渗出液浸透、敷料被外来物污染，患者突然出现伤口剧烈疼痛、肿胀、肢体末梢动脉搏动减弱或肢体皮温改变等。

3. 诊治所需

依照原治疗计划，可能需要松动拔除或更换引流物，需要通过留置管向体内注射药物或采集标本。

十九、慢性伤口的清创

（一）简 介

1. 概 述

清创术是通过手术或非手术方法清除开放伤口内的坏死组织和异物，减少伤口污染，使创面达到相对无菌的环境，有利于新生肉芽组织较快生长。除此之外，清创可以保持有氧环境，防止厌氧菌感染。清创术具有操作简便、能准确评估伤口、利于排脓引流的优点，是临床处理污染伤口的常用手段。慢性伤口处理流程，见图 1-2-1。

< 097 >

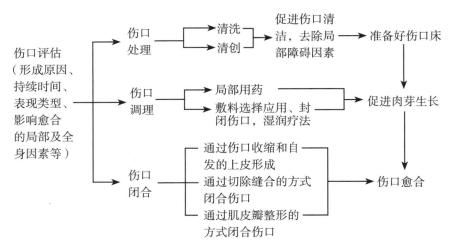

图1-2-1　慢性伤口处理流程图

2.常用的清创方法

（1）机械清创：①超声清创技术：超声清创技术利用高压脉冲将失活的组织细胞、细菌、污染物和生物膜洗出体外，可以有效清除术区的污染物，减少术后感染的风险。水刀清创技术被广泛应用于清除脓液、血液、腐肉和异物等。②臭氧水疗法：臭氧水具有消炎、杀菌的作用，通过臭氧水疗冲洗、泡洗，达到软化腐肉和焦痂的效果。（参考图：图5）

（2）自溶性清创：利用机体自身的酶和敷料保持的水分，失活组织被液化，为创面提供相对保湿和微酸的环境，有利于坏死组织的溶解，如水凝胶、水胶体、透明膜敷料等。

（3）二氧化碳激光：通过二氧化碳激光对创面进行剥脱疗法，适用于慢性溃疡覆盖厚痂皮、疼痛不耐受的患者。

（4）外科手术清创：适用于组织损伤严重及污染伤口。

（二）伤口组织类型和清创方法

伤口组织类型和清创方法，见表1-2-1。

< 098 >

表1-2-1 伤口组织类型和清创方法

	表皮	痂皮	肉芽组织	腐肉	焦痂	暴露结构（肌肉、筋膜、骨骼、肌腱）
颜色	淡粉红色	褐色、黑色	粉红色、红色	黄色、乳白色、棕褐色	黑色	深粉红色
质地	光滑、有光泽	硬皮、干燥、开裂	鲜红、失活、过度增生、生长不良	纤维蛋白、黏附、多丝	稳定、干燥、完整、柔软	干燥、柔软、塌陷
清创方法	水疗	水疗、自溶性、外科二氧化碳激光	管理生物膜：自溶性、水疗、外科	自溶性、外科、超声、水疗	自溶性、外科、超声、二氧化碳激光	外科

（三）适应证

清创术适用于处理新鲜创伤的伤口，清创术就是清除开放伤口上的异物、坏死及感染的组织，使其变成清洁的伤口，清创术需要进行清创修整、消毒和缝合。创伤伤口有多种，需要清创缝合的有锐器伤，如刀刺伤、钝器伤；组织裂伤、物理损伤，如烧伤；化学性损伤，如试剂腐蚀、感染有黑痂附着伤口等。

（四）用物准备

无菌纱布、0.9%氯化钠溶液、碘伏、无菌镊子、弯盘、无菌剪刀、一次性橡胶手套。

（五）操作规范

1. 臭氧水冲洗

臭氧水有消炎、杀菌的效果，冲洗的目的是去除及软化坏死的表皮、分泌物。

2. 准备所需用具，清除坏死组织

询问患者伤口形成的原因及时间，如摔伤应及时清理创面内碎石，防止

< 099 >

继发感染，如已感染，则应及时清理脓苔，防止感染进一步加重。清理异物前应用碘伏消毒周围皮肤，鲜红创面处使用0.9%氯化钠溶液进行擦洗。（参考图：图6）

3. 红光/威伐光治疗

红光/威伐光有抗炎、退红、抗瘢痕的效果，并且能促进创面血液循环，减轻患者疼痛。（参考图：图7）

4. 换 药

选择适合患者创面的敷料进行换药，如水胶体、泡沫敷料、藻酸盐等。根据使用的敷料告知患者下次换药的时间。

（六）禁忌证

（1）合并失血性休克、创面大而深的患者。

（2）合并有严重水电解质紊乱、全身情况不稳定的患者。

（3）有内脏损伤的患者或已经发生严重感染的火器伤患者。

（七）注意事项

（1）碘伏不作用于新鲜肉芽创面，影响肉芽生长，应用0.9%氯化钠溶液轻轻擦洗。

（2）清创时，若患者疼痛剧烈，可使用局麻药封包40分钟后再进行操作。

（3）清创包扎结束后，告知患者按照医嘱时间前来换药，在应用敷料期间，切忌打开敷料自行换药，以减少感染风险。

（4）换药期间饮食宜清淡，多摄入高蛋白、高维生素食物，有利于恢复。

（八）不良反应及处理

（1）伤口感染：清创术后伤口周围出现红肿，有局部压痛和脓性分泌物，怀疑感染的存在。这时需要取伤口分泌物进行细菌培养和药敏试验，并根据药敏结果应用对细菌敏感的抗生素。

（2）感觉障碍：清创操作不当可能误伤神经，导致术后出现患肢麻木、感觉减退等神经损伤症状，应小心操作，需要患者配合。

（3）还可能会出现切口脂肪液化、局部组织坏死、局部瘢痕形成、影响关节的功能等情况。

< 100 >

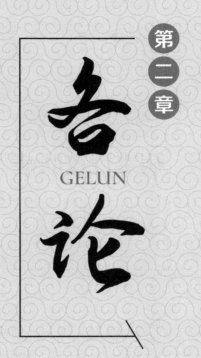

第二章

各论

GELUN

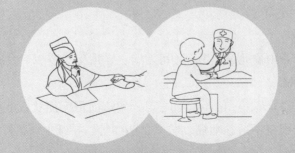

第一节

病毒性皮肤病

一、水　痘

（一）概　述

水痘是由水痘 – 带状疱疹病毒（VZV）引起的急性呼吸道传染性疾病。人是 VZV 唯一自然宿主，主要通过空气飞沫和直接接触传播，亦可通过污染的生活用具传播，处于 VZV 感染潜伏期的供血者可通过输血传播，孕妇分娩前 1 ~ 16 天患水痘可感染胎儿，于出生后 10 ~ 13 天发病。本病传染性强，约 90% 易感儿童感染 VZV 后可发病。

（二）中西医病名

（1）中医诊断：肤疹、水痘。

（2）西医诊断：水痘。

（三）诊断要点

1. 好发年龄

主要见于 1 ~ 10 岁儿童，男女均可发病。婴儿及 20 岁以后发病者较为少见。

2. 前驱症状

潜伏期 9 ~ 23 天，一般 14 ~ 17 天，发疹前可无症状或症状轻微，如低热或中度发热、周身不适、咽痛、咳嗽、头痛等，持续 1 ~ 2 天后出现皮疹。

3. 好发部位

皮疹多呈向心性分布，以颜面及躯干多见，四肢次之，掌跖最少。口腔、

< 102 >

鼻咽、结膜、外阴及肛周等处黏膜也常受累，偶可侵犯内脏。

4. 典型损害

起初为散在的红色斑疹或红斑基础上的丘疹和丘疱疹，迅速发展成粟粒至绿豆大疱壁紧张的水疱，周围绕有明显红晕，部分水疱疱顶可见小的脐凹。疱液最初较为清澈，不久混浊，若继发感染则表现为脓疱。2～3天水疱自中央开始干瘪结痂，周围红晕消退，继而痂皮脱落而愈，不留瘢痕。若继发感染、形成坏疽或抓痕较深的皮损，可留有轻微凹陷性瘢痕。皮疹数量多少不定，常成批出现，同一时期可见到斑疹、丘疹、丘疱疹、水疱及痂皮等多形性损害。（参考图：图8）

5. 严重类型

严重型VZV又称进行性播散性水痘或重症水痘，主要见于免疫功能低下或近期使用免疫抑制剂者，如疱疹融合成大疱的大疱型水痘、皮疹为血性的出血型水痘、发生坏死的坏疽型水痘等，临床虽少见，但发生后病情危重，甚至造成死亡。

6. 自觉症状

可无自觉症状或有不同程度瘙痒，少数患者瘙痒剧烈。

7. 并发症

偶可发生病毒性脑炎、病毒性肺炎、病毒性心肌炎、病毒性肾炎、血小板减少性紫癜、疱疹继发感染，以及病毒性肝炎、肾上腺皮质出血、疱疹性眼炎等。

8. 病　　程

本病程自限，无并发症者10天左右自愈。严重类型或有并发症者，病程可达数周。

9. 实验室检查

白细胞总数正常或略有降低，继发细菌感染者可升高。刮取新发疱疹的基底面脱落细胞涂片，瑞氏或吉姆萨染色可见多核巨细胞或细胞内包涵体。PCR检测水痘-带状疱疹病毒的DNA，特异性及敏感性均较高。

（四）常用中西医外治方法

1. 中医特色外治疗法

水疱未破、数量较多且伴有脓性分泌物者，可选用蒲公英、野菊花、金银花、荆芥、紫草各 30g，水煎搽洗患处，每天 1 次；水疱破溃或继发感染者，患处可涂搽黄连膏、青黛油，每天 3 次；水疱破溃糜烂较重者，可选用马齿苋溶液湿敷患处，每次 10～15 分钟，每天 3 次。

2. 西医局部治疗

水疱未破溃时局部可涂搽炉甘石洗剂、1％樟脑炉甘石洗剂、1％薄荷炉甘石洗剂或 5％碳酸氢钠溶液，每天 2 次；已破溃者可涂搽 2％甲紫溶液或基因工程干扰素 α-1b 软膏（25 万 U／5g），每天 3 次。

继发感染者可外用 0.5％聚维酮碘溶液、2％莫匹罗星软膏、0.5％新霉素软膏（溶液或乳剂）、0.5％～1％盐酸金霉素软膏（溶液或乳剂）等，每天 2～3 次。

合并疱疹性眼炎者，可点涂 3％阿糖腺苷眼膏或含 10mg/mL 基因工程干扰素 α-1b 滴眼液，每天 3 次。

（五）系统治疗

系统用药以抗病毒治疗为主，可选用阿昔洛韦、伐昔洛韦、更昔洛韦等药物。

二、带状疱疹

（一）概　述

带状疱疹是由水痘-带状疱疹病毒引起的急性感染性皮肤病。对此病毒，无免疫力的儿童被感染后，发生水痘。部分患者被感染后成为带病毒者而不发生症状。由于病毒具有亲神经性，感染后可长期潜伏于脊髓神经后根神经节的神经元内，当抵抗力低下或劳累、感染、感冒时，病毒可再次生长繁殖，并沿神经纤维移至皮肤，使受侵犯的神经和皮肤产生强烈的炎症。皮疹一般有单侧性和按神经节段分布的特点，由集簇性的疱疹组成，并伴有疼痛。年龄愈大，神经痛愈重。本病好发于成人，春秋季节多见。发病率随年龄增大而呈显著上升。（参考图：图 9）

（二）中西医病名

（1）中医诊断：蛇串疮。

（2）西医诊断：带状疱疹。

< 104 >

（三）诊断要点

1. 诊　断

（1）皮损：带状疱疹初起出现基底红斑后随即出现多簇性水疱，不完全性带状疱疹（顿挫性）患处疼痛，无红斑、丘疹、水疱等表现。

（2）部位：皮损可发生在腰部、胸背、面部、四肢，但皮损部位是单侧的，不超过人体前后正中线。

（3）本病局部疼痛呈灼痛、刺痛，重则痛不能寐。

2. 鉴别诊断

（1）单纯性疱疹：本病好发于面部皮肤与黏膜交界处，以口唇、鼻孔周围、面颊出现群集水疱，数目 3 ～ 10 个不等，疱液澄清，自觉灼热，微痒不适。1 周内干敛结痂，1 月或数周内反复发作。

（2）水痘：水痘好发于 1 ～ 10 岁儿童，成人很少发病，因传染性强常造成小范围流行。冬春季发病率较高，潜伏期 1 ～ 2 周，发病急，伴有全身症状，发热、咳嗽、浅表淋巴肿大、皮疹"三代同堂"（红疹、水疱、脓痂）。

（四）常用中西医外治方法

1. 中医特色外治疗法

（1）氦氖激光治疗：用氦氖激光进行穴位照射，每天 1 次，5 ～ 7 次 1 疗程，常用穴位：曲池、合谷、血海、足三里。

（2）中药湿敷：具有不同功效的中药煎煮后稀释 30 倍，以 8 层纱布浸湿后贴敷患处，每次 20 分钟，每天 1 ～ 2 次。

（3）针灸围刺：龙头、龙尾或阿是穴处采用针灸围刺，留针 20 分钟，每天 1 次，5 ～ 7 次 1 疗程。

（4）刺络拔罐：发病初期，用三棱针在龙头、龙尾或阿是穴点刺放血，当即用玻璃火罐采用闪火法将其置于皮疹处，隔天 1 次，连续治疗 3 ～ 5 次。

（5）穴位贴敷疗法：具有不同功效的中药贴敷于脐部（神阙），每次 6 ～ 8 小时，每天 1 次。

2. 西医局部治疗

（1）威伐光治疗：采用威伐光在患处进行照射，每天 1 次，每次 20 ～ 30 分钟，5 ～ 7 次 1 疗程。

（2）超声引导下神经阻滞治疗：超声科医生持超声探头，准确定位靶神

< 105 >

经，使用阻滞针按照相同方向缓慢刺入组织，最终可在超声仪显像器上清楚观察到全部阻滞针形态，待阻滞针靠近神经时即可开始缓慢将局部麻醉药物注入疱疹累及神经处。阻滞药物有罗哌卡因注射液、盐酸利多卡因注射液、甲钴胺注射液、复方倍他米松等。

（五）系统治疗

系统用药以抗病毒、营养神经、止痛为主。抗病毒药物可选用阿昔洛韦、伐昔洛韦、更昔洛韦等，辅以营养神经药物甲钴胺、维生素B_1等。根据疼痛情况可加用镇痛药物加巴喷丁、普瑞巴林等，还可酌情选用非甾体类止痛药布洛芬、洛索洛芬钠、洛芬待因、双氯芬酸钠等。

三、单纯疱疹

（一）概　述

单纯疱疹是发热后或高热过程中在皮肤黏膜交界处所发生的急性疱疹性皮肤病。中医学称之为"热疮""火燎疮"。《圣济总录》中说："热疮本于热盛，风气因而乘之，故特谓之热疮。"皮肤黏膜交界处（如口唇、鼻孔周围、面颊、外阴）出现成群的水疱，有的互相融合，自觉灼痒，多在1周后痊愈，易于复发。男女老幼皆可患病，但以成年人多见。

（二）中西医病名

（1）中医诊断：热疮、火燎疮。

（2）西医诊断：单纯疱疹。

（三）诊断要点

1. 好发年龄

单纯疱诊病毒（HSV）分1型和2型，HSV-1感染主要见于青少年，HSV-2感染主要见于成年人，男女均可发病。

2. 好发部位

好发于皮肤黏膜交界处，如唇缘、鼻孔周围、眼睑及外生殖器等，偶可发生于手指（称疱疹性瘭疽）。

3. 典型损害

初为局部红斑基础上成簇（多为1簇，少数为2簇或多簇）针帽至粟粒

< 106 >

或更大的丘疹、丘疱疹，迅速变为疱壁紧张、疱液透明或浑浊的水疱，破溃后结蜜黄色或黄褐色痂，愈后留暂时性色素沉着。同一部位反复发作可留有浅表凹陷性瘢痕。（参考图：图10）

4. 特殊类型

主要包括发生于口腔黏膜的口腔疱疹、发生于阴道壁的疱疹性阴道炎、发生于皮肤和/或黏膜外伤处的接触性单纯疱疹、发生于特应性皮炎损害处的疱疹性湿疹、经产道感染的新生儿疱疹、发生于手指的疱疹性瘭疽、与疱疹相关的复发性轻型多形红斑、发生于外阴的生殖器疱疹、病毒播散所致的播散性单纯疱疹、发生于角膜的疱疹性角膜炎等多种类型。

5. 原发／复发感染

原发感染即初次感染单纯疱疹病毒，其临床症状较重，可有发热、周身不适、局部淋巴结肿大；复发感染即原发感染皮损消退后，经过一定时间又在原发处出现类似损害，症状相对原发感染要轻。

6. 自觉症状

局部有不同程度的灼热、瘙痒和疼痛。发生于阴道和/或宫颈者自觉症状往往不明显或缺如，但疱疹性瘭疽则疼痛明显。复发HSV感染的症状较原发感染要轻。

7. 病　　程

一般皮损1～2周自行消退，但原发HSV感染与复发者相比，前者病程相对较长。

8. 实验室检查

病损创面处刮取物直接镜检，可检测到多核巨细胞和核内嗜酸性小体，接种、培养或电镜检查可查到病毒颗粒。PCR可准确检测出单纯疱疹病毒DNA。

（四）常用中西医外治方法

1. 中医特色外治疗法

患处糜烂渗液明显者，可选用马齿苋溶液湿敷，每次10～15分钟，每天3～5次，待渗液减少后，涂搽紫草地榆油膏、黄连素膏、玉露散糊剂、如意金黄散油糊或黄连素油糊，每天2～3次。此外，黄芪、连翘或无花果等单剂高浓度水煎液局部湿敷，或季德胜蛇药片研末扑撒患处，也有较好抗

< 107 >

单纯疱疹病毒的作用。

2．西医局部治疗

（1）药物治疗：

①无继发感染的皮损：可涂搽5％阿昔洛韦霜、3％酞丁胺霜、1％喷昔洛韦软膏、3％膦甲酸钠软膏、5％咪喹莫特霜或5％碘甘油二甲基亚砜溶液，每天3～5次，共5～7天；或基因工程干扰素α-2b软膏（10万U/5g）、基因工程干扰素α-1b软膏（25万U/5g）、基因工程干扰素α-2b软膏（100万U/5g）或基因工程干扰素α-2b喷雾剂（100万U/10mL），每天3次。角膜单纯疱疹可点涂1％喷昔洛韦滴眼液、3％喷昔洛韦软膏、0.1％病毒唑滴眼液、1％疱疹净滴眼液、1％三氟胸腺嘧啶核苷（TFT）滴眼液、基因工程干扰素α-1b滴眼液（10mg/mL）、膦甲酸钠滴眼液（150mg/5mL）等，每天3～5次，直至症状完全消退，可与抗生素滴眼液交替使用防止继发感染。角膜形成溃疡时禁用糖皮质激素外用制剂。

②继发细菌感染的皮损：可外用0.5％聚维酮碘溶液、0.1％苯扎溴铵溶液、1％依沙吖啶溶液或3％硼酸溶液湿敷后，涂搽2％甲紫溶液、0.5％新霉素溶液或乳膏、林可霉素利多卡因凝胶、2％莫匹罗星软膏、1％诺氟沙星软膏或0.2％盐酸环丙沙星软膏，每天3～5次。疱疹性口炎应用淡盐水漱口，若形成溃疡可在其表面涂布2％金霉素甘油糊剂，每天3～5次。

（2）物理治疗：

①患处可照射扩束He-Ne（氦-氖）激光或红光，每天1次，每次10～15分钟，连续7～10天。

②患处照射中等红斑量紫外光，隔天1次，可减轻症状，防止复发。

（五）系统治疗

系统用药以抗病毒治疗为主，可选用阿昔洛韦、伐昔洛韦、更昔洛韦等药物。

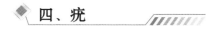

四、疣

（一）概　述

疣是由人类乳头状瘤病毒引起的一种皮肤表面赘生物。多见于儿童及青

< 108 >

年，潜伏期为 1 ~ 3 个月，能自身接种扩散。病毒存在于棘层细胞中，可促使细胞增生，形成疣状损害。根据临床表现和部位，分为扁平疣、寻常疣、跖疣、生殖器疣（尖锐湿疣）、口腔疣、咽喉疣及疣状表皮发育不良。本书着重介绍扁平疣与寻常疣的中西医治疗。

（二）中西医病名

（1）中医诊断：疣目、鼠乳、枯筋箭、千日疮、痂疮、悔气疮，俗称"瘊子"或"坚头肉"。

（2）西医诊断：疣。

（三）诊断要点

扁平疣诊断要点：

1. 好发年龄

多见于青少年，男女均可发病。

2. 前驱症状

潜伏期 1 ~ 20 个月，平均 4 个月，发疹前无任何症状或局部有轻微瘙痒。

3. 好发部位

好发于颜面、手背和前臂。

4. 典型损害

皮疹为针帽至芝麻大扁平丘疹，圆形或椭圆形，少数为多角形，表面光滑，质较硬，淡褐色或正常皮色，周围无炎症改变。皮疹数目一般较多，散在或密集分布，可因搔抓引起自体接种，沿抓痕呈串珠状排列。

少数皮疹可相互融合成形状不规则较大的斑块样损害，发生时间较久的皮疹，表面粗糙呈褐色，隆起较明显。部分皮疹在消退前局部出现炎症反应，疣体发红，周围绕有红晕。皮疹消退后不留痕迹或留有暂时性色素沉着。

5. 自觉症状

一般无任何症状。部分皮疹在消退前可出现不同程度的瘙痒，甚至剧烈瘙痒。

6. 病 程

疣体呈慢性经过，可在数周或数月后突然消退，但也可持久存在，多年不退。少数可复发，或皮疹数量逐渐增多，致使病程迁延。

寻常疣诊断要点：

< 109 >

1. 好发年龄

任何年龄均可发病，但多见于青少年及中年人，男女均可发病。

2. 前驱症状

潜伏期 1 ~ 20 个月，平均 4 个月，皮损出现前无任何自觉症状。

3. 好发部位

好发于手（足）背、前臂、指（趾）缘、甲缘、跖前部和足跟，眼睑、颏部、颈部、头皮等处也常发生。

4. 典型损害

皮损初为针帽大肤色或淡褐色丘疹，逐渐增大为黄豆至豌豆或更大的疣状隆起，呈半球形、椭圆形或多角形，表面粗糙不平，呈分叶状和束刺状，质较硬，颜色灰黄、污黄、褐黄或为正常肤色。少数可呈乳头状瘤样增殖，异物刺激、剥刮或撞击时容易出血，偶可继发感染。（参考图：图 11）

皮损数目多少不定，初始疣体常单发，以后逐渐增多，可达数十个甚至上百个，有时多个疣体相互融合成形状不规则、大小不等的角化性斑块。疣体初始生长较快，以后增长缓慢或保持一定大小不再变化，若疣体突然增大、基底出现非感染性炎性改变，趋于不稳定状态，常为疣体消退前的征兆，消退后不留痕迹或留有暂时性色素斑。

5. 特殊类型

（1）丝状疣：疣体呈柔软细丝状突起者称为丝状疣，顶端角化，散在分布，好发于眼睑、颈和颏部，若发生于眼睑，可引起结膜炎和角膜炎。

（2）指状疣：疣体呈多个参差不齐指状突起者称为指状疣，基底常缩窄，表面干燥呈刺状。常见于头皮、趾间和面部，数目常较多。

（3）甲缘疣：寻常疣发生于指（趾）甲周围者称为甲缘疣，表面干燥常有裂隙，可继发化脓性感染，少数向甲板下生长引起甲畸形。

（4）跖疣：寻常疣发生于跖部者称为跖疣，由于压迫、摩擦、汗液浸渍等，其表现与典型损害有所不同。初起为针帽大皮内角栓样损害，表面似有透明的角质层，逐渐增大为黄豆或稍大的圆形角化性镶嵌样团块，境界清楚，呈灰褐、灰黄或污灰色，表面粗糙，皮纹中断，中央稍微凹陷，边缘绕有稍隆起的角质块，祛除角质层后，可见疏松的角质芯，软芯周围常散在黑色小点，系乳头层血管破裂血液凝固所致。

< 110 >

损害单发或多发，散在或聚集，由于压迫和摩擦，多个损害可相互融合成胼胝样斑块，但有时可与胼胝并发。

6. 自觉症状

非受压部位疣体一般无自觉症状，偶有触痛。受压部位疣体常有不同程度的压痛，尤以跖疣为甚，影响行走。继发感染者局部有不同程度灼热感和胀痛感。

7. 病　程

慢性经过，单个疣体可在 3 年内自行消退，有"千日瘊"之称，但由于自身接种后不断出现新发疣体，故临床以病程超过 3 年者多见。

（四）常用中西医外治方法

1. 中医特色外治疗法

（1）扁平疣中医治疗：可选用板蓝根、大青叶各 30g，水煎浓汁擦洗患处，每次 20 ~ 30 分钟；五妙水仙膏、50％鸦胆子酊等点涂患处，每天 2 ~ 3 次。

（2）寻常疣中医治疗：可选用炒甲珠、木鳖子（去壳）、天葵子、白矾、硇砂各等份，共研细末，用麻油调成糊状，根据疣体大小在其表面放置少量该糊剂（用药前最好将疣体表面增生物削除），应用胶布贴敷 7 天，可使多数疣体消退。

将疣体浸泡后削除表面增生物，然后点涂补骨脂酊（补骨脂 30g 放入100mL 75％乙醇中浸泡 1 周）或消疣酊（木贼草、香附各 50g，黄药子、龙葵各 25g，红花 19g，共入 400mL 60％乙醇中浸泡 1 周，过滤后每 100mL 加入二甲基亚砜 30mL），每天 2 次。

2. 西医局部治疗

（1）扁平疣西医治疗：

①化学腐蚀剂：可选用 30％三氯醋酸溶液、0.1％苯扎溴铵溶液、5％5-氟尿嘧啶软膏、5％咪喹莫特软膏、90％石炭酸、0.1％维 A 酸乙醇、0.05％维 A 酸霜、5％水杨酸霜、3％肽丁胺霜、3％肽丁胺、50％二甲基亚砜涂剂、5％ 5-氟尿嘧啶二甲基亚砜溶液、2％ 5-氟尿嘧啶丙二醇或无痛酚（晶体酚 500g、达克罗宁 10g、樟脑 1g、无水乙醇 50mL、甘油 50mL，混匀制成）等，选用 1 种点涂疣体，应用时应谨慎，避免形成瘢痕和灼伤周围正常皮肤。

< 111 >

②局部注射：疣体内或疣体周围分点注射基因工程干扰素 β-1a 1万~300万 U/天，每天1次，连用5天，停药2天为1个周期，可连续1~3个周期；基因工程干扰素 α-2a 100万 U/次，注射于病灶基底部，隔天1次，连续3周；基因工程干扰素 α-1b 10mg/次，疣体下局部注射，每天1次，连续3周或更长时间；或基因工程干扰素 α-2b 配制成浓度1000万 U/mL的溶液，病灶基底部注射，1次0.1mL，隔天1次，连续3周，每周最大用量不超过1500万 U。

③物理疗法：可选用液氮冷冻、CO₂激光、高频电刀、电针、微波或刮除等方法直接将疣体去除，但可复发。

（2）寻常疣西医治疗：

①药物治疗：可选用5%~10%甲醛溶液、10%~20%水杨酸火棉胶、0.7%斑蝥素、25%足叶草脂酊、0.5%鬼臼毒素溶液、5%咪喹莫特软膏、30%三氯醋酸溶液、5%~10% 5-氟尿嘧啶软膏、10%冰醋酸溶液、5% 5-氟尿嘧啶二甲基亚砜溶液、20%间苯二酚软膏、17%水杨酸与17%乳酸弹性火棉胶或40%碘苷霜等局部涂包、贴敷或点涂。应用时注意保护周围正常皮肤。

此外，20%戊二醛溶液点涂治疗跖疣也可收到较好疗效，每天1次，疗程12~24周。去疣糊（饱和氢氧化钠溶液100mL、生石灰28g、达克罗宁0.5g、甘油10mL，混匀后制成糊状），根据疣体大小在其表面放置少量该糊剂，用胶布贴敷，5天1次，1~3次疣体即可消退。注意用胶布卷将药糊圈限于疣体表面，以保护疣体周围正常皮肤。

②封闭治疗：可应用0.9%氯化钠溶液或1%利多卡因溶液配制成的0.05%~0.2%博来霉素，单个疣体内注射0.2~0.5mL/次，2~4周1次，连续2~3次；复方奎宁注射液1.5~2mL加1%利多卡因或2%普鲁卡因1mL，分点注入疣体内，以疣体表面发白为宜，5天1次，连续3次。

疣体较大者，可在疣体内注入2%苯甲醇溶液0.2~0.5mL，3天1次，连续3次；疣体基底部注射基因工程干扰素 α-2a，每天100万 U，每周3次，连续4~8周；基因工程干扰素 α-1b 10g/次，连续3周；或基因工程干扰素 α-2b 1000万~1500万 U/周，分3次注射，连用3周等，均有较好疗效。

③物理治疗：应用液氮冷冻、电灼、CO₂激光、高频电刀、电针、微波、

< 112 >

刮除或手术切除等方法，直接将疣体去除。浅层X线50kV照射疣体，每天600R，总量1200R，对较大疣状斑块有一定疗效。

五、传染性红斑

（一）概　述

传染性红斑是由细小病毒B19感染引起的传染性发疹性疾病，亦称第五病（因其在儿童发疹性疾病中排名第五而得名）。好发于春夏季节，传播途径为呼吸道飞沫传播、血液传播和母婴垂直传播。妊娠期间感染该病毒可致流产、死胎、胎儿水肿症等。（参考图：图12）

（二）中西医病名

（1）中医诊断：丹痧。

（2）西医诊断：传染性红斑。

（三）诊断要点

1. 好发年龄

主要发生于4～12岁儿童，女孩较男孩更易被感染，偶见于成人。

2. 前驱症状

潜伏期为4～14天，多数为10天。发疹前常无明显症状，少数患者仅有1～2天轻度发热和上呼吸道感染等症状。

3. 好发部位

皮疹初对称发生于面颊部，不累及额、口周、眼睑和颏部，1～2天蔓延至躯干、四肢，掌跖及黏膜也可受累。

4. 典型损害

面颊部皮疹最初为数个3～5mm大小充血性斑丘疹，数小时即可发展成玫瑰色浸润性蝶形水肿性丹毒样斑块，境界较清楚，呈特征性"拍红样面颊"，红斑终止于鼻唇沟处，皮温升高，表面无鳞屑。躯干及四肢皮疹数量少而颜色淡，为小的斑疹和斑丘疹，在前臂后外侧及股前外侧，皮疹分布成花边样或网状，具有特征性。

皮疹颜色可随温度及情绪的变化而改变，早晨和情绪平稳时皮疹颜色变淡或隐伏，午后、风吹、运动或情绪激动后则较明显。颊及外生殖器黏膜亦

< 113 >

可受累出现暗红色斑，少数患者伴有浅表淋巴结肿大。皮疹一般持续 6～10 天，按其出现的先后顺序开始消退，常自皮疹中央开始隐退，出现多环状、轮回状和鱼鳞状等奇特形状，可伴有少量脱屑，消退后不留痕迹。

5. 自觉症状

患处常有轻微瘙痒或灼热感，少数患者可有低热、咽痛、恶心、结膜充血等全身症状。成人尤其是女性患者，常伴有突发性四肢关节对称性疼痛，有不同程度的活动受限。

6. 病　程

皮疹多在 10～12 天内自行消退。成人患者的关节痛平均 2 周自行消失，极少数可迁延数周，甚至数年。

7. 实验室检查

外周血白细胞和血小板数量正常或轻微减少，嗜酸性粒细胞和淋巴细胞可增高。血清特异性 IgM 抗体阳性为近期感染，特异性 IgG 抗体阳性提示为既往感染，但其阳转且效价增高可作为急性感染指标。PCR 灵敏度高、特异性强，可确诊细小病毒 B19 感染。

（四）常用中西医外治方法

1. 中医特色外治疗法

局部可外用黄芩 30g 水煎至 150mL，兑入炉甘石 10g 和乙醇溶化酶片 3g 的洗剂，每天 3 次。

2. 西医局部治疗

患处可外用炉甘石洗剂、1% 樟脑炉甘石洗剂或 1% 薄荷炉甘石洗剂，每天 2 次。皮损干燥脱屑可涂搽润肤霜或 0.5% 新霉素氧化锌油。

◆ 六、传染性软疣

（一）概　述

传染性软疣是由传染性软疣病毒所致的一种传染性皮肤病，俗称"水猴子"。通过直接或间接、自体接种和性接触传染，人是该病毒的唯一自然宿主。

< 114 >

（二）中西医病名

（1）中医诊断：鼠乳。

（2）西医诊断：传染性软疣。

（三）诊断要点

1. 好发年龄

任何年龄均可发病，但主要见于儿童和青年人，人类免疫缺陷病毒（HIV）感染者也为好发人群。

2. 前驱症状

潜伏期 1 周至 6 个月，发疹前无自觉症状或有轻微瘙痒。

3. 好发部位

皮损可发生于除掌跖外的任何部位，儿童主要见于面部、躯干及四肢，成人多见于下腹部、外生殖器、耻骨部及股内侧。男性同性恋者可发生于肛周及口腔黏膜等处。

4. 典型损害

皮损为粟粒至豌豆大半球形灰白色、淡红色或肤色丘疹，表面光滑亮泽，中央凹陷似脐窝，初期质较硬，成熟后变软，并可挤出灰白色乳酪样物，称之为软疣小体。皮疹数目多少不定，数个、数十个甚至百余个，极少数泛发者可达千个。散在分布或聚集于某一好发区域，可因自体接种而呈串珠状排列。个别损害巨大或明显角化，继发感染者局部炎症反应明显。疣体消退后不形成瘢痕。（参考图：图 13）

5. 自觉症状

多无自觉症状或有轻微瘙痒，个别损害瘙痒明显。继发感染者局部可有疼痛和灼热感。

6. 病 程

疣体一般经过 6 ~ 9 个月自行消退，少数可持续数年。病程长短一般与皮损数目无关。

（四）常用中西医外治方法

1. 中医特色外治疗法

可选用板蓝根 30g，紫草、香附各 15g，桃仁 9g，水煎熏洗患处；或白矾 120g，寒水石、雄黄各 30g，或五倍子 50g，雄黄 20g，大黄、枯矾、乌梅各

< 115 >

10g，共研细末，茶水或米醋调敷患处，每天2次。

　　2.西医局部治疗

　　（1）药物治疗：可选用0.1%维A酸乙醇、0.3%～0.5%鬼臼毒素乳膏、10%碘酊、5%咪喹莫特乳膏、10%氢氧化钾溶液、5%水杨酸与5%亚硝酸钠混合溶液、10%水杨酸冰醋酸溶液、5-氟尿嘧啶乳膏、0.1%苯扎溴铵溶液、90%石炭酸或33%三氯醋酸，直接涂布在软疣表面，但应在医生直接指导下进行。

　　（2）外科治疗：主要有夹挤法和匙刮法，将疣体祛除止血后外涂2%碘酊或0.5%聚维酮碘液消毒，防止继发感染。

　　（3）物理治疗：可采用电干燥、电子束照射、微波凝固、CO_2激光、液氮或干冰冷冻等方法治疗。

七、小儿丘疹性肢端皮炎

（一）概　述

　　小儿丘疹性肢端皮炎主要是由乙型肝炎病毒所致的面部、四肢红斑丘疹，可伴浅表淋巴结肿大及急性肝炎的综合征。乙型肝炎病毒（主要为HBsAg ayw型，偶尔为adw或adr型）通过皮肤黏膜导致原发感染，或由乙型肝炎病毒引起的抗原抗体复合物所致。

　　其他致病因子包括EB病毒、腺病毒、埃可病毒、柯萨奇病毒、牛痘病毒、轮状病毒、脊髓灰质炎疫苗病毒、甲型肝炎病毒、呼吸道合胞病毒、副流感病毒、链球菌等。

（二）中西医病名

　　（1）中医诊断：婴儿苔藓样皮炎。

　　（2）西医诊断：小儿丘疹性肢端皮炎。

（三）诊断要点

　1.好发年龄

　　主要发生于6个月至15岁的儿童，尤多见于2～6岁幼儿。

　2.好发部位

　　皮疹始发于手（足）背和四肢末端，向上可累及小腿、股部、臀部、上

< 116 >

肢和面部。躯干及黏膜多不受累。

3. 典型损害

初为针帽至绿豆大暗红色、紫红色或淡褐色坚实的丘疹，数目较多，散在对称性分布，可在肘部、膝部、手（足）背排列成线状（Koebner现象），表面可有少量灰白色鳞屑。可伴有全身浅表淋巴结肿大，尤以颈部、腋窝、腹股沟等处淋巴结为著。发疹的同时或1~2周后可发生急性黄疸型肝炎，出现黄疸、肝肿大等，其症状在皮疹消退时达到高峰。（参考图：图14）

4. 自觉症状

多无自觉症状或有轻微瘙痒，一般情况较好，少数可有低热、倦怠和周身不适等全身症状。

5. 病　程

皮疹2~8周自行消退，肿大的淋巴结可持续2~3个月。

6. 实验室检查

急性发疹期血清蛋白水平增高，皮疹消退期血清球蛋白增高。血清转氨酶（SOOT、SOPT）高达100~800U，甚至更高。醛缩酶、碱性磷酸酶升高，但血胆红素正常。血清HBsAg可呈阳性，但约50%患者在3个月后转阴。

（四）常用中西医外治方法

1. 中医特色外治疗法

局部可选用三黄洗剂（大黄、黄柏、黄芩、苦参各等份），每天2~3次。

2. 西医局部治疗

皮损处可涂搽炉甘石洗剂、1%樟脑炉甘石洗剂、1%薄荷炉甘石洗剂或氧化锌洗剂，每天2~3次。外用1%醋酸氢化可的松软膏、0.1%丁酸氢化可的松霜、0.1%糠酸莫米松乳膏或软膏、0.1%蓝安奈德霜或0.1%哈西奈德乳膏等糖皮质激素制剂，可有一定疗效。

< 117 >

第二节

细菌性皮肤病

◆ 一、脓疱疮

（一）概　述

　　脓疱疮（黄水疮）是一种接触感染性表皮化脓性皮肤病。致病菌主要为金黄色葡萄球菌、溶血性链球菌或二者混合，极少数由其他细菌（如表皮葡萄球菌、枯草杆菌或大肠杆菌等）引起，具有接触传染的特性。主见于儿童、好发于夏秋季。

（二）中西医病名

　　（1）中医诊断：黄水疮、滴脓疮、黄水黏疮。

　　（2）西医诊断：脓疱疮。

（三）诊断要点

　　1. 好发年龄

　　主要见于 2 ～ 7 岁儿童，少数可发生于成人。

　　2. 好发部位

　　好发于颜面、口周、鼻孔周围及四肢暴露部位。

　　3. 典型损害

　　好发于面部及暴露部位，也可蔓延全身。皮损为丘疹、水疱或黄色脓疱，周围有红晕，疱壁薄，易破溃，脓液干燥结痂，愈后无瘢痕，可伴不同程度瘙痒。可出现较大脓疱，皮损初起为散在性红斑或丘疹，很快变为水疱，形

< 118 >

如米粒至黄豆大小，迅速化脓混浊变为脓疱，周围绕以轻度红晕，脓疱开始丰满紧张，数小时或 1～2 天后脓液沉积，形成半月状积脓现象，此时，疱壁薄而松弛，易于破裂，破后露出湿润而潮红的糜烂疮面，流出黄水，干燥后形成黄色脓痂，然后痂皮逐渐脱落而愈，愈后不留瘢痕。若脓液流出，可引起新的脓疱。自觉有不同程度的瘙痒，一般无全身症状。但皮损广泛而严重者，可伴有发热、畏寒及全身不适等症状。常可引起附近淋巴结肿痛，易并发肾炎、败血症，甚至危及生命。

4. 常见分类

（1）寻常性脓疱疮：寻常性脓疱疮常在托儿所等小儿集中的单位流行，夏秋季多见。初发为粟粒大到黄豆大的丘疹或水疱，迅速化脓，疱壁薄而易破，周围绕以红晕，疱破后呈红色糜烂面，干燥后结黄色厚痂，愈后不留疤瘢，易向周围扩延或传染他人，可并发淋巴管（结）炎。治疗用磺胺或青霉素，外用新霉素软膏等。

（2）深脓疱疮：深脓疱疮亦称臁疮，初发为炎性水疱，迅速变为脓疱，炎症不断加剧，脓疱破溃，向下破坏深部组织，形成小溃疡。周围有炎性红晕，表面结有褐色痂皮，重者如蛎壳，脱痂后留有瘢痕及色素沉着。自觉痒痛，多见于小腿，亦可见于其他部位，附近淋巴结肿大，可自身传染，治疗同寻常性脓疱。

5. 自觉症状

患处常有不同程度瘙痒，少数可伴有发热、咳嗽、腹泻及全身乏力等症状。

6. 病　程

损害一般 4～7 天自行消退，治疗不及时可使病程迁延，达数周或数月之久。

7. 实验室检查

取疱液涂片后行革兰氏染色，直接镜检可查到革兰氏阳性球菌。疱液或分泌物行细菌培养，可培养出金黄色葡萄球菌、乙型溶血性链球菌或表皮葡萄球菌，必要时可进行药敏试验。

< 119 >

（四）常用中西医外治方法

1. 中医特色外治疗法

（1）在脓疱初起时可选用三黄洗剂（大黄、黄柏、黄芩、苦参各等份）或颠倒散洗剂（生大黄、硫黄各 7.5g，石灰水 100mL）、黄柏涂擦剂搽洗患处，每天 2～3 次，糜烂有渗液时，可涂搽青黛油膏或六一散加枯矾粉 6g，用麻油调搽患处拔脓去腐生肌；脓痂性损害可外用三黄膏（黄柏、黄芩、黄连、栀子等）或涂敷新三妙散麻油糊；脓疱初破时可选用马齿苋 20g、蒲公英 15g、白矾 6g 的水煎剂清洗患处，每天 2 次，每次 20 分钟。

（2）可选用苦参 30g，黄连、黄柏、黄芩各 20g，蛇床子 15g，水煎浓汁搽洗患处；或马齿苋 50g，五倍子、枯矾各 25g，水煎汁搽洗患处 20 分钟后，外敷由密陀僧 7g，蚤休 5g，大黄、青黛、煅石膏各 3g 的混合粉末，每天 2 次。

（3）脓疱初起时可消毒后予火针点刺阿是穴清热解毒。

（4）耳针疗法：耳尖、肾上腺、肺、大肠、皮质下。方法：耳尖点刺放血，余穴用毫针刺，中强刺激，每天或隔天 1 次，每次留针 30 分钟。

2. 西医局部治疗

（1）药物治疗：原则为杀菌、抗炎、收敛和干燥，治疗前先将水疱和脓疱消毒后穿破，将疱液吸附干净，并将痂皮去除。可先用 0.1% 依沙吖啶溶液、3% 过氧化氢溶液、2% 硼酸溶液、1：8000 高锰酸钾溶液或 0.5% 聚维酮碘溶液，冲洗、湿敷创面后，再涂搽 2% 莫匹罗星软膏、1% 新霉素软膏、1% 红霉素软膏、2% 夫西地酸乳膏、2% 甲紫溶液、10% 硫黄炉甘石洗剂、3% 聚维酮碘液或 0.2% 盐酸环丙沙星软膏，每天 2～3 次，共 7～10 天。

（2）物理治疗：局部可照射红光，具有改善症状、减轻炎症和促进吸收的作用。

（五）系统治疗

（1）对于严重或广泛的脓疱疮，需要口服抗生素，如头孢类、青霉素类或大环内酯类药物，必要时可静脉配合系统抗感染治疗以控制全身感染。

（2）保持患者充足的水分和营养摄入，有助于增强免疫力，促进康复。

（3）对于疼痛明显的患者，可使用非处方止痛药布洛芬等缓解疼痛。

（4）预防措施建议：定期清洗皮肤，避免污垢和细菌滋生，脓疱疮患者应尽量避免搔抓和摩擦患处，以免加重感染和引发并发症，合理饮食、充足

< 120 >

睡眠、适当锻炼等有助于提高免疫力，减少感染风险。

二、丹 毒

（一）概 述

丹毒是一种主要由A族β型溶血性链球菌侵犯真皮内网状淋巴管所致皮肤及皮下组织的急性炎症性疾病。致病菌主要由皮肤或黏膜细微损伤处侵入，亦可由血行感染所致。足癣和鼻炎常是引起小腿丹毒和面部丹毒的主要诱因，营养不良、酗酒、糖尿病及恶病质等也可为诱发因素。

（二）中西医病名

（1）中医诊断：丹毒。

（2）西医诊断：丹毒。

（三）诊断要点

1. 好发年龄

各年龄组不同性别均有发病，急性感染者多见于青少年，慢性反复发作者以中老年人较为多见。

2. 好发部位

主要发生于面部、头皮和小腿，外生殖器也常发生。婴儿丹毒多见于腹部，常由脐部感染所致。

3. 前驱症状

起病急骤，典型皮损出现前可有周身不适、畏寒、发热、头痛、恶心等全身症状。

4. 典型损害

皮损初为境界清楚的局限性水肿性红斑，迅速向四周蔓延，表面紧张光亮，皮温增高，少数可出现大小不等的水疱和血疱。一般炎症多在4～5天达到高峰，之后逐渐减轻并消退，中央颜色呈棕黄色，表面轻微凹陷覆少量鳞屑，但边缘消退较为缓慢，消退后留暂时性色素沉着。皮损发生过程中可并发局部淋巴结炎和淋巴管炎。

部分患者由于诱因未消除或致病菌潜伏于淋巴管内，可在同一部位反复发作，使皮肤淋巴管受损阻塞，导致受累组织肥厚，发生于小腿者可形成象

< 121 >

皮肿，发生于颜面和外生殖器者可形成慢性淋巴水肿。

5. 自觉症状

患处可有不同程度灼热、疼痛和触痛，肿大淋巴结常有压痛，可伴有周身不适、畏寒、发热、头痛、恶心等全身症状。复发者局部及全身症状轻微。

6. 病　程

急性感染皮损约 2 周消退，反复发作者可迁延数年，甚至数十年不愈。

7. 实验室检查

外周血白细胞总数升高，尤以中性粒细胞增多明显。急性期血沉常增快。

（四）常用中西医外治方法

1. 中医特色外治疗法

（1）早期患处可选用黄柏或马齿苋煎液冷湿敷，再外用如意金黄散或金黄膏（金黄散 60g，凡士林适量）。皮肤慢性肿胀发硬，可选用海桐皮、汉防己、姜黄、苍术、蚕砂各 12g；或鲜乌柏、樟树、松针各 60g，生姜 30g，水煎汁熏洗患处，每天 2 ~ 3 次，每次 20 分钟。

（2）针灸治疗：①方一：局部皮肤消毒后在患部周围皮下呈现暗紫色小血管怒张处用圆利针刺入血管，慢出针，待黑血自行溢出，每刺 4 ~ 5 针，小血管怒张不显者，选刺周围显现筋脉亦可。并刺血海、隐白穴，摇大针孔，挤血数滴。②方二：治则：清热解毒、活血祛瘀。处方：合谷、曲池、阴陵泉、大椎、委中、阿是穴。方法：毫针刺，泻法，每天 1 次，每次留针 30 分钟或点刺出血。

（3）耳针疗法：耳尖、肾上腺、肺、大肠、皮质下。方法：耳尖点刺放血，余穴用毫针刺，中强刺激，每天或隔天 1 次，每次留针 30 分钟。

（4）砭镰法：下肢复发丹毒，患部消毒后，用七星针或三棱针叩刺患部皮肤，放血泄毒。

（5）拔罐疗法：阿是穴，在患处红肿明显处用皮肤针叩刺、散刺，然后拔火罐，使污血邪毒尽出，面部禁用。

2. 西医局部治疗

（1）药物治疗：患处可选用 50% 硫酸镁溶液、2% 硼酸溶液、0.1% 依沙吖啶溶液、0.5% 新霉素溶液或 0.1% 苯扎溴铵溶液冷湿敷，或用铅溶液（偏碱式铅溶液 2mL，加水 100mL 而成）与 75% 乙醇等量混匀后湿敷，再涂搽硫

< 122 >

黄炉甘石洗剂或5%聚维酮碘液，每天3～5次。

（2）物理治疗：慢性复发性丹毒，局部可照射紫外线、超短波、小剂量浅层X线（0.5～1Gy／次，2周1次，共3次）、氦-氖激光或散焦CO_2激光，以及炎症消散期应用音频治疗等。指（趾）损害且肿胀较明显者可进行高压氧治疗。

（五）系统治疗

以青霉素疗效最好，一般用药2～3天后体温常能恢复正常，但仍需持续用药2周左右。如青霉素过敏者可用红霉素、克林霉素或碱胺类药。注意休息，避免过度劳累，要积极防治足癣及鼻炎等病灶。

三、疖 肿

（一）概　述

疖是一种毛囊及其周围组织的急性化脓性皮肤病，多发及反复发作者称为疖病。病原菌主要为金黄色葡萄球菌，其次为白色葡萄球菌。搔抓、皮肤擦伤、浸渍等均有利细菌侵入，常继发于湿疹、痱、丘疹性荨麻疹及其他瘙痒性皮肤病。

贫血、营养不良、糖尿病、慢性肾炎、恶病质、免疫力低下及免疫缺陷、长期使用糖皮质激素和免疫抑制剂者，容易发生本病。

（二）中西医病名

（1）中医诊断：疖。

（2）西医诊断：疖。

（三）诊断要点

1. 好发年龄

各年龄组均有发病，以中青年男性较为多见。

2. 好发部位

好发于头部、面部、颈部及臀部，少数发生于躯干和四肢。

3. 典型损害

损害初为毛囊性炎性红丘疹，逐渐增大成红色质硬的黄豆大结节，表面光亮紧张，2～4天后结节中心化脓形成脓栓，顶端出现黄白色脓点，继之破

< 123 >

溃排出少量脓液、脓栓和坏死组织，炎症随之消退，1～2周结痂而愈。

损害一般单发，少数多发，若多个皮损反复发生且经久不愈称为疖病。损害附近淋巴结可肿大，严重者可引发败血症或脓毒血症，面部尤其是上唇与鼻孔间危险三角区的疖肿，有引起海绵窦血栓性静脉炎甚至脑脓肿的危险。

4. 自觉症状

患处常有不同程度的灼热、疼痛和触痛，部分患者伴有发热、头痛、倦怠等全身症状。

5. 病　程

单个疖肿一般10～20天自行消退。反复发作者，病程可迁延数年甚至数十年。

6. 实验室检查

严重及多发性疖病者，外周血白细胞总数常增高，中性粒细胞比例升高。败血症或脓毒血症患者的血液，以及损害的脓液可培养出致病菌。多发性疖肿患者的血沉常增快。

（四）常用中西医外治方法

1. 中医特色外治疗法

（1）疖肿初期，可选用芙蓉叶、泽兰叶、大黄、黄连、黄柏、黄芩各10g，共研细末，与凡士林调成20%软膏外用，每天3次。疖肿发生的中期或溃烂期，可选用天花粉、大黄、赤芍各12g，雄黄、黄连、乳香、没药、贝母各6g，甘草4.5g，冰片1.5g，牛黄1.2g，共研细末，与凡士林调成20%软膏外用，每天3次。

此外，也可根据病情外用化毒散软膏、紫花地丁软膏、如意金黄散或金黄膏，每天2～3次。

（2）脓成则切开排脓，用九一丹掺太乙膏盖贴，脓尽改用生肌散收口。

（3）刺灸法：治则为清热解毒，行气活血。处方：身柱、灵台、合谷、委中穴。方法：毫针刺，泻法，每天1次，每次留针30分钟。

（4）隔蒜灸：选阿是穴，置于疖肿之上，每天1次，10次为1疗程，轻者灸3～4次痊愈，为防止复发应灸完1个疗程，重者一般需2个疗程。

2. 西医局部治疗

（1）药物治疗：早期未化脓的损害可外涂小拔毒膏、3%碘酊或外敷10%鱼石脂软膏，亦可用50%硫酸镁溶液或75%乙醇局部湿敷。损害破溃后可用

0.5%聚维酮碘溶液、复方氯己定溶液、0.05%黄连素溶液、1%新霉素溶液或0.4%庆大霉素溶液反复冲洗后，涂搽2%甲紫溶液、2%莫匹罗星软膏、2%夫西地酸乳膏、1%利福平软膏、5%聚维酮碘溶液、0.2%盐酸环丙沙星软膏或1%诺氟沙星软膏，每天2～3次。

（2）外科治疗：脓肿形成且已局限或有波动感时，宜切开排脓，脓腔内填塞碘仿或凡士林纱布引流，但位于面部三角区及外耳道的疖肿一般不宜切开排脓，应避免挤压。

（3）细菌干扰疗法：该疗法是近年治疗复发性疖肿的一种新方法，是在用抗生素抑制局部金黄色葡萄球菌生长后，选用致病力较弱的葡萄球菌502-A移入鼻腔和其他葡萄球菌常寄生的部位，以达到抑制致病力较强金黄色葡萄球菌生长的作用。

（4）物理治疗：复发性或顽固性疖肿，局部可照射紫外线、超短波、红外线、氦-氖激光或扩束CO_2激光，以及透热疗法等，具有促进炎症消退和减轻疼痛的作用。

（五）系统治疗

必要时可口服抗生素及静脉系统抗感染治疗，如头孢类、青霉素类或大环内酯类药物，以控制全身感染。注意卫生，勤洗澡、勤理发、勤换衣，保持局部皮肤清洁。夏秋季节搞好防暑降温工作，多饮清凉饮料，防止痱子发生。患消渴病及体质虚弱者，应及时治疗原发病，增强体质。

◆ 四、化脓性汗腺炎

（一）概　述

化脓性汗腺炎为大汗腺腺口闭塞，继发细菌感染而致的一种慢性化脓性炎症。好发于腋窝、外阴和肛周等大汗腺分布区域。病原菌主要为金黄色葡萄球菌、链球菌，偶有大肠杆菌、变形杆菌、假单孢菌属等。也有认为本病的发病与雄激素、内分泌有关。

（二）中西医病名

（1）中医诊断：腋痈、米疽。

（2）西医诊断：化脓性汗腺炎。

（三）诊断要点

1. 临床特点

本病以青春期及中年人多见，发病在大汗腺分布区，如腋窝、外生殖器、肛周。妇女多见于腋窝，男性以外阴及肛门部多发，其他如耻部、臀部、腹股沟及脐部亦可受累。起初为有触痛的红色或肤色皮下硬性结节，渐发生破溃化脓，形成瘘管。可发展成大的慢性化脓性深部脓肿，伴随着潜伏的窦道、成簇的粉刺、索条状纤维化及穿透性溃疡，此愈彼发，病程迁延，最后导致硬化和瘢痕形成。病程长者在腹股沟、阴囊、臀部、肛周等形成多数潜行溃疡及穿掘性瘘管，它们相互连通，并向肛门穿透而形成肛瘘。患处有不同程度灼热疼痛和触痛，汗液浸渍后加剧，肢体活动常受限。急性发作时，可伴有发热、头痛、倦怠等全身症状，但均较轻微。多反复发作，致使病程迁延，常数年不愈。

2. 实验室检查

常伴发贫血、低丙球蛋白血症。分泌物应作细菌培养及药物敏感试验。

（四）常用中西医外治方法

1. 中医特色外治疗法

（1）初期，用双柏散或金黄散冷开水调成糊状外敷患处。

（2）结节成脓破溃阶段，可选用紫金锭醋磨稠汁涂敷患处，成脓而脓出不畅者可直接切开排脓。

（3）脓溃后结节仍不消退，可选用蟾酥丸醋研磨浓汁调敷患处或残脓难出者可予八二丹药线引流，红油膏盖贴，腐脓已尽则外敷生肌膏。

2. 西医局部治疗

（1）药物治疗：患处可先用0.1%依沙吖啶溶液、0.5%新霉素溶液、0.1%苯扎溴铵溶液或0.5%聚维酮碘溶液清洗后，涂搽2%莫匹罗星软膏、2%夫西地酸乳膏、1%利福平软膏、1%诺氟沙星软膏或0.2%盐酸环丙沙星软膏，或涂包10%鱼石脂软膏，每天2～3次。急性炎症消退后，局部长期涂搽抗生素制剂可预防复发。

（2）封闭治疗：局部炎症控制后，皮损内注射糖皮质激素类药物，如用1%普鲁卡因或1%利多卡因溶液和适量庆大霉素稀释而成的1%醋酸泼尼松龙混悬液、0.5%甲泼尼龙醋酸酯混悬液、1%曲安西龙双醋酸酯混悬液、

< 126 >

0.2%复方倍他米松混悬液或1%曲安奈德混悬液2～4mL，每周或每月1次，对减轻炎症和缓解症状有一定效果。

（3）外科治疗：主要用于长期不愈的严重患者，根治手术能起到很快的改善作用。一般采用病变组织和皮下组织的广泛切除，延期植皮。所植皮肤以断层皮片最好。

（4）物理治疗：CO_2激光治疗慢性化脓性汗腺炎是一种有效、安全、简便的方法。其方法是在局麻下应用散焦的CO_2激光在患处逐步向下汽化，同时用0.9%氯化钠溶液去焦痂，尽可能将病变组织完全去除，保留正常组织。术后敷料保留3～5天，以后每天清洗创面、更换敷料，直到愈合。

早期可用微波、超短波治疗；病程迁延经久不愈可行浅层X线照射。

（五）系统治疗

（1）系统应用抗生素治疗，如头孢类、青霉素类或大环内酯类药物，可静脉配合系统抗感染治疗以控制全身感染。

（2）应用抗炎药，如非甾体抗炎药、糖皮质激素等，减轻炎症反应。

（3）保持皮肤清洁，避免细菌感染，避免过度出汗，保持皮肤干燥。避免使用刺激性护肤品和化妆品，保持良好的生活习惯，如饮食均衡、适量运动等。

五、须 疮

（一）概 述

须疮是一种发生于男子胡须处的化脓性毛囊炎。致病菌主要为葡萄球菌，多数患者伴有皮脂溢出，疲劳及精神紧张可为加重和复发的诱因。

（二）中西医病名

（1）中医诊断：羊胡子疮、燕窝疮。

（2）西医诊断：须疮。

（三）诊断要点

1.好发年龄

主要见于20～40岁男性。

< 127 >

2. 好发部位

好发于上唇部靠近鼻部的胡须处皮肤，严重患者可伴有睑缘炎及结膜炎。眉毛、腋毛及阴毛偶可受损。

3. 典型损害

皮损初为较局限性水肿红斑，表面散在数量不等的毛囊性丘疹或脓疱，脓疱中心贯穿毛发，破溃后干燥结痂，但不断有新疹出现，新旧损害常同时存在。损害多孤立散在，但也可聚集成浸润性斑块，其上可见散在的灰白色或红色脓疱。

4. 自觉症状

自觉患处有不同程度的灼热或瘙痒感。

5. 病 程

脓疱一般 2 ~ 3 周痂脱而愈，但易反复发作，致使病程迁延，甚至数年不愈。

6. 实验室检查

脓液直接涂片和革兰氏染色可查到致病菌。

（四）常用中西医外治方法

1. 中医特色外治疗法

鲜杉树嫩芽 15g，大黄、黄连各 5g，捣烂如泥，加适量冰糖成膏状，取适量敷于创面，表面可盖无菌纱布，早晚各 1 次。

2. 西医局部治疗

（1）药物治疗：病须可用镊子拔除，不宜刀剃。局部可先用 1：5000 高锰酸钾溶液、0.1% 依沙吖啶溶液、3% 过氧化氢溶液、2% 硼酸溶液或 0.5% 聚维酮碘溶液清洗后，再外涂 2% 莫匹罗星软膏、5% 聚维酮碘液或 2% 夫西地酸乳膏，每天 2 ~ 3 次，共 3 ~ 5 天。

（2）物理治疗：局部可照射紫外线、红外线、超短波、氦-氖激光或扩束 CO_2 激光等，隔天或每周 2 次。

（五）系统治疗

重症患者可全身使用抗生素，可根据病情使用，口服米诺环素、阿奇霉素或诺氟沙星、头孢素、头孢噻肟钠等新型广谱抗生素。顽固反复发作者可注射多价葡萄球菌菌苗。

< 128 >

六、细菌性毛囊炎

（一）概　述

细菌性毛囊炎是一种由细菌所致的毛囊浅部或深部的化脓性炎性皮肤病。致病菌主要为金黄色葡萄球菌，少数为表皮葡萄球菌，偶可为其他致病菌引起。皮肤不清洁、天热多汗、各种瘙痒性皮肤病及机体抵抗力低下等可为诱因。

（二）中西医病名

（1）中医诊断：皮肤热毒。

（2）西医诊断：细菌性毛囊炎。

（三）诊断要点

1. 好发年龄

各年龄组均有发病，成年男性发病者较为多见。

2. 好发部位

成人好发于头皮、胸背、颈项部、臀部、外阴等部位，儿童则多发于头皮。

3. 典型损害

皮损初为粟粒大红色毛囊性丘疹，顶部逐渐形成围绕毛囊口的绿豆至黄豆大乳黄色圆顶的表浅脓疱，中心有毛发贯穿，周围有红晕，部分炎症侵入毛囊深部，形成深在性脓疱性丘疹。脓疱不久自行破溃，排出少量脓性分泌物，数日后干燥结痂而愈，愈后不留瘢痕。

损害单发或多发，大多成批反复发生，散在分布，但发生于小儿头皮的脓疱可互相融合并破坏毛囊，愈后留点片状秃发斑及瘢痕。

4. 自觉症状

可有不同程度的瘙痒、灼痛或痒痛感，发生于鼻前庭等皮肤紧张部位的损害常疼痛剧烈。

5. 病　程

脓疱约1周自行消退，但易反复发作，致使病程迁延，甚至数年不愈。

6. 实验室检查

脓液直接涂片和革兰氏染色可查到致病菌。

（四）常用中西医外治方法

1. 中医特色外治疗法

可选用广丹 30g，硫黄、雄黄、铜绿各 15g，共研细末后用鸡蛋清调匀后置于瓦上焙黄，研末后扑撒于糜烂渗液处，或麻油调成糊状涂敷于未渗液处，每天 2 次；或蒲公英 90g，蛇床子、明矾、黄柏、苦参各 30g，水煎浓汁湿敷渗液处，每次 20 分钟，每天 3 次，渗液减少后外敷紫花地丁软膏、三黄膏等。

2. 西医局部治疗

（1）药物治疗：局部消毒后挑破脓疱，先用 1：5000 高锰酸钾溶液、0.1% 依沙吖啶溶液、3% 过氧化氢溶液、2% 硼酸溶液或 0.5% 聚维酮碘溶液清洗后，再外涂 2% 莫匹罗星软膏、2% 碘酊、5% 聚维酮碘液、5% 硫黄洗剂、10% 硫黄炉甘石洗剂、阿米卡星喷剂、2% 夫西地酸乳膏、1% 新霉素软膏或 0.2% 盐酸环丙沙星软膏，每天 2～3 次，共 3～5 天。

（2）物理治疗：局部可照射紫外线、红外线、超短波、氦-氖激光或扩束 CO_2 激光等，隔天或每周 2 次。

（五）系统治疗

以抗感染治疗为主，可系统应用抗生素，常用抗生素为四环素类抗生素，如盐酸米诺环素、盐酸多西环素、盐酸美他环素等。也可酌情选用青霉素、红霉素等。

七、化脓性甲沟炎

（一）概　述

化脓性甲沟炎是一种由细菌所致甲沟及其周围组织的化脓性炎性皮肤病。致病菌主要为金黄色葡萄球菌，亦可为化脓性链球菌、变形杆菌、厌氧菌或其他细菌。各种外伤、浸渍、逆剥、真菌感染、嵌甲等常为其诱因。

（二）中西医病名

（1）中医诊断：蛇头疔。

（2）西医诊断：化脓性甲沟炎。

< 130 >

（三）诊断要点

1.好发年龄

各年龄组不同性别均有发病，儿童较为多见。

2.好发部位

发生于指（趾）甲周围，尤多见于第1、第2指（趾）甲周。

3.典型损害

急性甲沟炎最初为某一指（趾）甲一侧红肿，部分迅速化脓，并累及对侧，引起整个甲周组织化脓，累及甲下时，可见甲下灰白色脓点，重者可形成甲沟或甲下脓肿，甚至甲板脱落。

慢性甲沟炎常为急性甲沟炎治疗不及时或反复感染所致，表现为甲沟轻微红肿，挤压甲根可有少量脓液自甲皱襞流出，甲板可出现纵嵴，可因外界刺激引起急性发作。易继发真菌感染，出现水疱、脓疱或甲板增厚、甲护膜缺失等。

4.自觉症状

可有不同程度灼热、疼痛和触痛，急性发作时胀痛及触痛明显。

5.病程

急性感染约1周，炎症自行缓解。慢性感染者炎症消退缓慢，有时迁延数月甚至数年不退。

6.实验室检查

脓液直接涂片和革兰氏染色可查到致病菌。

（四）常用中西医外治方法

1.中医特色外治疗法

急性期患处热敷后，可扑敷鱼石脂软膏、三黄散或金黄散（大黄、姜黄、黄柏、白芷各25g，南星、陈皮、苍术、厚朴、甘草各10g，天花粉50g），每天2次。甲下积脓排出不畅时，可在火针决脓后，外用拔甲膏贴敷患甲，甲板变软脱落后外用生肌膏。

2.西医局部治疗

（1）药物治疗：急性感染或有脓液时，患处可用1:5000高锰酸钾、0.1%依沙吖啶、3%过氧化氢溶液或0.5%聚维酮碘溶液清洗后，外涂2%莫匹罗星软膏、2%夫西地酸乳膏、5%聚维酮碘液、3%磷霉素软膏、1%诺氟

< 131 >

沙星软膏或 0.2% 盐酸环丙沙星软膏，每天 2 ~ 3 次，共 3 ~ 5 天。

慢性感染的皮损处，可涂搽 2% 莫匹罗星软膏、1% 新霉素软膏、1% 卡那霉素软膏、氯碘羟喹、2% 麝香草酚丙酮、3% 磷霉素软膏或 0.2% 盐酸环丙沙星软膏，亦可与抗真菌制剂交替外用，每天 3 ~ 5 次，连续数周。

（2）外科治疗：患处形成脓肿或全身应用抗生素治疗 48 小时症状仍未改善者，应在甲沟处纵形切开引流；甲下积脓者应将受累甲板拔除，嵌甲引起者可在局麻下将嵌入甲周组织内的甲板剪除，并将脓液清除干净后包敷抗生素制剂。

（3）物理治疗：局部照射紫外线、红外线、微波、小剂量浅层 X 线、氦 - 氖激光或扩束 CO_2 激光等，具有缓解症状和促进炎症消退的作用。

（五）系统治疗

系统用药主要根据病因选择，常选择广谱抗菌药物，如阿莫西林；慢性甲沟炎伴真菌感染者，可联合抗真菌药物，如伊曲康唑；对于反复出现急性加重者，可系统应用糖皮质激素联合系统抗菌药物治疗 1 周。

八、痈

（一）概　述

痈是由金黄色葡萄球菌所致多个相邻毛囊深部的化脓性皮肤病，亦可由多个疖肿相互融合而成。机体免疫力低下常是其发病的主要诱发因素。

（二）中西医病名

（1）中医诊断：痈。

（2）西医诊断：痈。

（三）诊断要点

1. 好发年龄

各年龄组不同性别均可发病，但以成年人较为多见，儿童少见，男性多于女性。

2. 好发部位

好发于颈部、肩部、背部、臀部及股部，尤多见于颈后部。

< 132 >

3. 典型损害

损害初为具有明显红、肿、热、痛的弥漫性浸润性炎症性斑块，表面紧张有光泽，皮温增高，质较硬，触痛较为明显。以后局部颜色逐渐转为紫红色，在数个毛囊口处出现灰白色脓疱，并形成脓栓，破溃后排出少量脓液、脓栓和坏死组织，形成蜂窝状脓糊，严重者组织大部或全部坏死形成深溃疡，愈后留有明显瘢痕。若损害发生于口角和鼻根区域（面部危险三角区），挤压或损害严重者易发生海绵窦血栓性静脉炎，病死率高达 30% 以上。

4. 自觉症状

患处疼痛剧烈，触痛明显，邻近淋巴结常肿大并有压痛。常伴有寒战、高热、头痛、倦怠、恶心等全身症状，偶可并发败血症。

5. 病程损害

一般 2 ~ 4 周愈合。组织坏死严重或面积较大者愈合缓慢，致使病程延长。

6. 实验室检查

伴有全身症状者，外周血白细胞总数常增高，中性粒细胞比例升高，血沉可增快。脓液及败血症患者血液中可培养出致病菌。

（四）常用中西医外治方法

1. 中医特色外治疗法

早期损害可用金黄膏或玉露膏包敷，亦可用雄黄粉 90g、麝香粉 3g 掺入太乙膏（苦参、赤芍、生地黄、白芷、大黄等）中贴敷；溃烂初期可用九一丹（熟石膏 90g、升丹 10g）提脓祛腐；创面收敛期可撒入生肌散（滑石 30g，制炉甘石 15g，滴乳石、血竭各 9g，朱砂 3g，冰片 0.3g），外贴生肌玉红膏。

采用鲜蒲公英 60g 煎汁冷湿敷患处，每天 3 ~ 5 次；或一见喜干叶 20g，雄黄、冰片各 3g，共研细末与凡士林调成膏剂，涂敷患处，每天 1 次，均有较好疗效。

2. 西医局部治疗

（1）药物治疗：早期损害可用 50% 硫酸镁溶液或 75% 乙醇湿敷，然后外敷 10% 鱼石脂软膏或涂搽 3% 碘酊，每天 2 次。脓点破溃形成脓湖者，可用庆大霉素或新霉素注射液冲洗后，外涂 1% 利福平软膏、2% 莫匹罗星软膏、2% 夫西地酸乳膏、0.2% 盐酸环丙沙星软膏或 1% 诺氟沙星软膏，每天 2 次。

< 133 >

（2）外科治疗：患处化脓且局部变软时，可用手术刀做"十"字形、"井"字形或"川"字形切开，切口长度超过炎症范围 2 ~ 4mm，深达筋膜，尽量剪除坏死组织，并应用 0.5% 聚维酮碘溶液、3% 过氧化氢溶液、0.02% 呋喃西林溶液、0.05% 黄连素溶液、1% 新霉素溶液、0.4% 庆大霉素液或 0.1% 依沙吖啶溶液反复冲洗后，切口内填塞碘仿纱布条引流排脓。

（3）物理治疗：局部照射紫外线可作为其他治疗的辅助方法。炎症中心或溃疡面照射剂量应较周围组织大 1 ~ 2 倍，初始照射剂量一般为 1 ~ 1.5 个最小红斑量，以后每次照射剂量以 25%、50%、75% 递增，最大剂量不超过 4 个最小红斑量，每天或隔天 1 次。

（五）系统治疗

以抗感染治疗为主，早期皮损和急性炎症期避免切开，应选择敏感抗菌药物进行系统抗感染治疗，以阻止炎症蔓延。

◆ 九、蜂窝织炎

（一）概　述

蜂窝织炎是一种发生于皮肤及皮下疏松结缔组织的弥漫性化脓性疾病。致病菌主要为金黄色葡萄球菌和溶血性链球菌，少数为表皮葡萄球菌、流感嗜血杆菌、大肠埃希菌、肺炎链球菌和厌氧杆菌等。通过有创伤的皮肤或溃疡直接侵入皮内，或继发于局部化脓性感染灶的直接扩散，亦可由淋巴或血行感染所致。

（二）中西医病名

（1）中医诊断：痈。

（2）西医诊断：蜂窝织炎。

（三）诊断要点

1. 好发年龄

可发生于任何年龄，以免疫功能低下或发生皮肤创伤者多见，男女均可发病。

2. 好发部位

好发于四肢、颜面、足背、指（趾）、外阴及肛周等部位。

< 134 >

3. 典型损害

皮损初为弥漫性、水肿性、浸润性暗红色斑块，界限不清，皮温增高，皮损中央红肿明显，表面可有大小不等的水疱。中央组织逐渐软化并有波动感，破溃后形成深浅不一的溃疡，一般 2 周结疤而愈，部分不破溃者自行吸收后消退。严重者可发生坏疽、转移性脓肿及败血症。可伴有局部淋巴管炎及淋巴结炎。

皮损可因发病部位的不同及侵犯组织的深浅而表现各异，如发生于组织较疏松部位且病变较表浅者，局部肿胀明显；而发生于组织较致密部位且病变较深在时，局部肿胀则不明显；发生于指（趾）的损害，可累及肌腱及骨质；发生于眼部时，眼眶周围组织潮红、肿胀明显，播散至眼窝内及中枢神经系统时，可导致眼球突出及眼肌麻痹等。

4. 自觉症状

患处常有不同程度的疼痛及压痛，发生于组织较疏松部位且病变较表浅时，疼痛较轻；发生于组织较致密部位且病变较深在时，疼痛则较剧烈；发生于指（趾）的损害，局部常有明显的跳痛。急性期常伴有发热、畏寒、头痛、周身不适等全身症状。慢性期皮肤硬化萎缩，类似于硬皮病。

5. 病　程

病变较表浅的损害，一般 2 周左右消退；病变较深在的损害，消退较为缓慢，病程常超过 2 周。若反复发作，形成慢性蜂窝织炎时，则病程迁延可达数年。

6. 实验室检查

脓液细菌培养常有致病菌生长。全身症状明显或伴有淋巴管炎时，外周血白细胞总数升高，以中性粒细胞为主，可出现核左移和中毒颗粒。

（四）常用中西医外治方法

1. 中医特色外治疗法

（1）早期未化脓的损害，局部可用金黄散或双柏散或玉露散醋调外敷或贴敷黑布化毒膏，亦可用新鲜仙人掌汁 10mL、生石膏粉 20g，调敷患处，每天 1 ~ 2 次。

（2）脓成应及早切开排脓减压，用九一丹或八二丹药线引流，红油膏盖贴。

< 135 >

（3）脓尽改用生肌膏、白玉膏外敷收口。

2.西医局部治疗

（1）药物治疗：早期未化脓的损害，局部可用50%硫酸镁溶液、0.1%依沙吖啶溶液或0.08%庆大霉素加0.9%氯化钠溶液湿敷，每天3～5次，或用10%鱼石脂软膏包敷，每天1次。若已化脓或形成脓肿，局部应切开引流，每天用庆大霉素加0.9%氯化钠溶液冲洗换药。

损害表面及其周围皮肤可涂搽2%莫匹罗星软膏、1%利福平软膏、3%磷霉素软膏、1%诺氟沙星软膏、0.2%盐酸环丙沙星软膏、2%夫西地酸乳膏、0.5%新霉素软膏（溶液或乳剂）、0.5%～1%盐酸金霉素软膏（溶液或乳剂）等，每天2～3次。

（2）物理治疗：局部照射紫外线或超短波，有助于炎症消退和症状缓解。

（五）系统治疗

以抗感染治疗为主，应当选择敏感抗菌药物，常用青霉素类。颌面部感染尤其有口腔、鼻腔受累时可能合并厌氧菌感染，可酌情选用甲硝唑、氧氟沙星等。早期足量、高效的系统抗感染治疗可以有效地阻止炎症蔓延，缓解全身症状并防止复发。

◆ 十、葡萄球菌烫伤样皮肤综合征

（一）概　述

葡萄球菌烫伤样皮肤综合征是由凝固酶阳性噬菌体组71型葡萄球菌产生的可溶性表皮剥脱毒素所致的，以泛发性红斑、松弛性大疱及大片表皮剥脱为主要临床表现的急性感染性皮肤病。原发感染灶可位于脐部、鼻咽部、结膜和皮肤外伤处，新生儿亦可因母亲患子宫内膜炎和绒毛膜羊膜炎引起，成人偶可由血行感染所致。

（二）中西医病名

（1）中医诊断：胎滒皮疮。

（2）西医诊断：葡萄球菌烫伤样皮肤综合征。

< 136 >

（三）诊断要点

1. 好发年龄

主要发生于 5 岁以内的婴幼儿。成人偶可发病，主要见于肾衰、恶性肿瘤、免疫功能低下和有严重的葡萄球菌败血症者。

2. 好发部位

全身皮肤均可累及，结膜、口腔、鼻腔、外生殖器和肛周黏膜常同时受累。

3. 前驱症状

起病急骤，皮疹出现前常有咽炎、鼻炎或结膜炎的症状。

4. 典型损害

皮损初为口周和眼周的淡红色斑片，1～3 天内蔓延至颈、腋下、脐周、腹股沟、肘窝、腘窝等皱褶部位，以及头皮和躯干，最后波及四肢远端和手、足。在弥漫性红斑出现 1～2 天后发生表皮皱褶或松弛性大疱，尼氏征阳性，轻微摩擦即可引起表皮剥脱，露出鲜红色有少量渗出的糜烂面，状似烫伤，具有特征性。

一般 2～3 天，糜烂面渗出减少并逐渐结痂和干燥脱屑，眼周和口周皮损呈现放射状，为本病的另一特征。最后四肢和躯干部皮损呈糠秕样和大片膜状，手、足皮损呈手套和袜套样脱屑而愈，不留痕迹和瘢痕，少数遗留暂时性色素沉着或减退斑。

5. 自觉症状

发疹期皮肤常有不同程度疼痛和触痛，脱屑期可有轻微瘙痒。常伴有发热、食欲减退、呕吐、腹泻、周身不适等全身症状。重症者可并发支气管肺炎、细菌性心内膜炎或败血症。

6. 病　程

一般 1～2 周皮损完全消退，有并发症者病程延长。

7. 实验室检查

外周血白细胞总数和中性粒细胞计数多数增高，但增高的程度与病情无明显关系。取咽部、鼻腔、眼结膜、新生儿脐部或皮肤外伤处分泌物进行细菌培养，常有致病菌生长。血培养在儿童多为阴性，成人可为阳性。

< 137 >

（四）常用中西医外治方法

1.中医特色外治疗法

（1）皮损处可扑撒少量稻米粉。

（2）口唇、眼角、鼻腔糜烂性皮损，可选用甘草浓煎取汁，以棉球蘸药汁涂搽或湿敷糜烂皮损处，每天2～3次。

2.西医局部治疗

表皮剥脱面采用暴露疗法，或外用含抗生素的油剂，如金霉素甘油、0.5%新霉素氧化锌油、林可霉素甘油等，亦可用油浸的纱布贴敷，每天3次。渗出液较多时可用0.9%氯化钠溶液、0.1%苯扎溴铵溶液、0.1%依沙吖啶溶液或1：8000高锰酸钾溶液湿敷后，涂搽2%莫匹罗星软膏、0.5%～1%新霉素软膏或1%甲紫溶液。皮损干燥脱屑可涂搽润肤霜或40%氧化锌油，每天2～3次。

（五）系统治疗

应尽早静脉使用抗菌药物治疗，若怀疑MRSA感染，应及时进行细菌培养及药敏试验，选择敏感抗生素，此外需要积极补液、补充电解质，防止脱水、电解质紊乱发生。

十一、寻常狼疮

（一）概　述

寻常狼疮是一种发生于先前感染过结核杆菌且已致敏者的继发性皮肤结核。结核杆菌可经皮肤损伤处侵入，也可由内脏或骨结核经血行播散或经淋巴管直接蔓延至皮肤所致。

（二）中西医病名

（1）中医诊断：鸭嗒疮。

（2）西医诊断：寻常狼疮。

（三）诊断要点

1.好发年龄

任何年龄、性别均可发病，但多见于幼儿及青少年。

< 138 >

2. 好发部位

好发于面部，尤多见于颊部，其次为颈部、臀部及四肢，黏膜也可受累，躯干较为少见。

3. 典型损害

基本损害为粟粒至豌豆大微隆起于皮面质软的红褐色半透明结节，境界清楚，周围无红晕，表面皮肤较薄，用探针稍用力即可刺入，容易贯通及出血（探针贯通现象），用玻片压迫结节，呈淡黄色或黄褐色，似苹果颜色，故亦称"苹果酱结节"。结节一般散发，部分可相互融合成红褐色浸润性斑块，直径可达 10 ~ 20cm，表面凹凸不平，覆有叶片状鳞屑。

结节和斑块可破溃形成圆形或不规则形深浅不一的溃疡，基底为红褐色肉芽组织，其上有少量稀薄脓液和污褐色痂，边缘不规整且呈潜行性。病程较久的损害，可见中央或一侧结疤自愈，边缘或另一侧向外扩展，而瘢痕上又可有新发结节，从而使皮损呈多形性。损害对组织的破坏性较大，愈后形成高低不平的条索状瘢痕，可造成畸形或功能障碍。损害偶可发生癌变。

4. 自觉症状

皮肤损害一般无明显自觉症状，继发感染局部可有疼痛和触痛。伴有系统性结核病者，可有低热、乏力、消瘦等全身症状。

5. 病　　程

结节和溃疡可结疤自愈，但结节在瘢痕处可再发，致使病程迁延，甚至长达数十年。

6. 实验室检查

结核菌素试验阳性。结节处活检组织呈典型的结核病理征象。

（四）常用中西医外治方法

1. 中医特色外治疗法

（1）结节未破溃时，可敷贴黑布膏（由黑醋、五倍子、蜈蚣、蜂蜜等制成）或蛇蜕膏（由蜂房、蛇蜕、蜈蚣、麻油等制成），每 1 ~ 3 天 1 次。

（2）结节破溃后，可选用东方一号膏（由煅炉甘石、熟石膏、汉防己、延胡索、苍术、郁金、黄柏、白及、木瓜、麻油、冰片等制成），摊在纱布上敷贴患处，每 1 ~ 2 天 1 次。鲜山药、蓖麻仁各 30g 捣烂成泥膏贴敷患处，或山豆根、五味子各 30g 研细末麻油调敷患处，每天 2 ~ 3 次，也有一定疗效。

< 139 >

2. 西医局部治疗

（1）药物治疗：溃疡和瘢痕处可涂搽抗结核药物和角质软化剂，如5%异烟肼软膏、10%链霉素软膏、10%庆大霉素软膏、1%卡那霉素软膏、15% ~ 20%对氨基水杨酸软膏、0.025% ~ 0.1%维A酸乳膏、10%鱼肝油软膏等，每天2 ~ 4次，疗程9个月或更长。

（2）封闭治疗：病灶内可注射链霉素0.5 ~ 1g与1%利多卡因的混合溶液，或酌情（皮损面积、质地、瘢痕等）加入适量醋酸曲安奈德或复方倍他米松混悬液，每1 ~ 2周1次，6次为1疗程。也可选用异烟肼、硫酸阿米卡星或狼毒注射液作为局部封闭药物。

（3）外科治疗：局限孤立性损害可手术切除，切除范围和深度应大于病灶，以防止复发，面积较大者可植皮。

（4）物理治疗：X线照射可促进结核组织吸收，抑制瘢痕增生。紫外线照射能促进局部血液循环，提高局部组织抗结核菌的能力。此外，氦-氖激光、CO_2激光、电凝、微波、液氮或干冰冷冻等，也可根据皮损的发生部位、大小、数量、性质等酌情选用。

（五）系统治疗

一般应用标准抗结核病方案治疗，并监测药物不良反应。

十二、颜面粟粒性狼疮

（一）概　述

颜面粟粒性狼疮又称颜面播散性粟粒性狼疮，是一种主要发生于面部，愈后留有瘢痕的丘疹结节性慢性皮肤病。部分皮损播散者在皮损内可找到结核杆菌，但大多数患者的真正病因不明。

（二）中西医病名

（1）中医诊断：颜面血啄型血风疮。

（2）西医诊断：颜面粟粒性狼疮。

（三）诊断要点

1. 好发年龄

主要见于中老年人，男女均可发病。

< 140 >

2.好发部位

多对称发生于颜面，如眼睑周围、眉间、鼻唇沟、口周、下颏及耳后等处。

3.典型损害

皮损初为境界清楚的鲜红色质较软的扁平丘疹，逐渐转为褐色或黄色，表面覆少量灰白色鳞屑，用玻片压迫呈苹果酱色，探针贯通现象可阳性。损害一般多发，散在对称分布，下眼睑处的皮疹常融合成凹凸不平的扁平斑块，消退后留有浅表性瘢痕。

4.自觉症状

一般无自觉症状，少数患者的损害在日晒或运动出汗后可有轻微瘙痒。

5.病　程

皮疹呈慢性经过，常成批反复发生，部分 1 ~ 2 年可自行消退。

6.实验室检查

皮损处活检组织显示结核病理征象，但查不到结核杆菌。结核菌素试验阴性。近年采用 PCR 技术在皮损处可检测到特异性结核杆菌 DNA，但阳性率较低。

（四）常用中西医外治方法

1.中医特色外治疗法

（1）结节未破溃时可外敷紫色消肿膏（紫草、升麻、贯众、赤芍、紫荆皮、当归、防风、白芷、草红花、羌活、芥穗、荆芥、儿茶、神曲配制而成）。

（2）结节破溃后可外涂紫色疽疮膏（轻粉、红粉、琥珀粉、乳香粉、血竭、冰片、蜂蜡、香油、煅珍珠粉配制而成），每天 1 次。

2.西医局部治疗

（1）药物治疗：皮损处可交替外用糖皮质激素和维 A 酸类制剂，如丁酸氢化可的松软膏、0.025% ~ 0.1% 维 A 酸乳膏，每天 2 ~ 3 次，疗程 4 ~ 6 周。

（2）封闭治疗：单个较大的皮损内可注射适量醋酸曲安奈德或复方倍他米松混悬液与 1% 利多卡因的混合液，以结节发白为宜，一般 1 次即可消退，并可抑制瘢痕的形成。

（3）物理治疗：较小损害可采用氦 - 氖激光、CO_2 激光、电凝、微波、液氮或干冰冷冻等方法治疗。

（五）系统治疗

糖皮质激素外用可减轻症状。口服糖皮质激素、四环素、氨苯砜、氯喹及维 A 酸等药物也有效。抗结核药无效。

十三、硬红斑

（一）概　述

硬红斑又称 Bazin 病或硬结性皮肤结核，是一种以皮下结节和皮肤硬性斑块为表现的结核疹。患者常伴肺结核、淋巴结核或其他部位结核病灶。结核菌素试验呈强阳性，但皮损处找不到结核杆菌。另一种为具有相同表现的 Whitfield 硬红斑，被认为是血管炎的一种。

（二）中西医病名

（1）中医诊断：腓腨发。

（2）西医诊断：硬红斑。

（三）诊断要点

1. 好发年龄

结核疹性硬红斑好发于青年女性，Whitfield 硬红斑好发于中年女性。偶可见于患有深部静脉栓塞的男性。

2. 好发部位

损害多对称发生于小腿，尤多见于屈侧中下部。偶发生于股部、腹部及上肢。

3. 典型损害

初为樱桃大或更大质硬的皮下结节，与皮肤粘连，表面皮肤颜色无改变，后逐渐转为暗红色或紫色。结节位置较深，不高出皮面，数目较少，一般 2～3 个，最多可达十余个，通常不破溃而自行吸收，偶可软化破溃，形成圆形或椭圆形较深的溃疡，排出细碎干酪样物和少量脓液，表面覆污褐色痂，愈后留凹陷性瘢痕及色素沉着。少数患者可伴有手足发绀。

4. 自觉症状

患处常有灼热胀痛感，可有轻微疼痛和压痛，多不伴全身症状。

< 142 >

5. 病　　程

结节一般 3 ~ 4 个月消退，但在春秋季及寒冷季节容易复发，致使病程迁延。

6. 实验室检查

结核菌素试验呈强阳性。结节活检组织呈血管炎病理征象，但血管周围淋巴细胞浸润灶内可见干酪样坏死等典型结核样改变。

（四）常用中西医外治方法

1. 中医特色外治疗法

（1）发病初期硬结不散可外敷紫色消肿膏（紫草、升麻、贯众、赤芍、紫荆皮、当归、防风、白芷、草红花、羌活、芥穗、荆芥、儿茶、神曲配制而成）。

（2）硬结破溃外敷结核膏（炮山甲、蓖麻仁、冰片、杜仲、黄柏、紫花地丁、蒲公英、乳香、没药、血余、葱白配制而成）或绿云膏（麻油、松香、葱姜汁、铜绿、猪胆汁配制而成）。

（3）创面日久不敛外敷猫眼草膏（鲜猫眼草、大乌豆制成）或蜂房膏（蜂房、生槐白皮、练实、桃仁、白芷、赤小豆、猪膏制成），每天 2 次。

2. 西医局部治疗

（1）药物治疗：初发损害可包敷 10% 鱼石脂软膏。已破溃或形成溃疡者，可选用 10% 链霉素软膏、10% 庆大霉素软膏、1% 卡那霉素软膏、15% ~ 20% 对氨基水杨酸软膏、2% 莫匹罗星软膏、1% 利福平软膏、1% 诺氟沙星软膏或 0.2% 盐酸环丙沙星软膏，单用或交替涂搽患处，每天 2 ~ 3 次。

（2）封闭治疗：未破溃及软化的结节内注射适量醋酸曲安奈德或复方倍他米松混悬液与 1% 利多卡因的混合液，1 ~ 2 周 1 次，可显著改善症状。

（3）外科治疗：局限和孤立性损害可手术切除，切除范围和深度应大于病灶，以防止复发，面积较大者可植皮。

（4）物理治疗：局部照射紫外线、红外线、微波、氦 - 氖激光或 CO_2 激光，具有促进局部血液循环，防止溃疡继发感染，增强局部组织免疫功能等作用。

（五）系统治疗

寻找和治疗体内其他部位结核病灶。抗结核药物单独治疗对皮损效果差，应联合应用抗结核药物。糖皮质激素药物内服或外用有暂时疗效。早期经过

< 143 >

规则抗结核药物治疗预后好，晚期形成瘢痕。

◆ 十四、类丹毒

（一）概　述

类丹毒是一种由猪红斑丹毒丝菌所致的急性感染性皮肤病。致病菌猪红斑丹毒丝菌又称猪丹毒杆菌，可在多种动物尤其是猪中流行。人类被传染后，可发生类似丹毒的损害，被感染者常与所从事职业有关，多见于从事屠宰业、肉食业、皮毛业、渔业的工作者，以及兽医、炊事员等，常通过皮肤细微损伤处而感染。

（二）中西医病名

（1）中医诊断：伤水疮。

（2）西医诊断：类丹毒。

（三）诊断要点

1. 好发年龄

多见于青壮年，男性多于女性。

2. 好发部位

病损发生于与受染动物接触及易受外伤的部位，尤多见于手部。

3. 典型损害

皮损初为受感染部位出现针帽大红色斑点，继而向周围扩延形成紫红色水肿性斑块，直径多不超过10cm，表面紧张，略有光泽，类似丹毒，但边缘无明显浸润，境界清晰，触之有柔韧感。1周左右水肿性斑块自中心开始消退，形成周边色深稍隆起而中间色浅且平的环状皮损，较具特征性。极少数斑块表面出现水疱或血疱，偶伴附近淋巴结炎或淋巴管炎。

临床中偶可见皮损泛发的病例，常由初发部位向肢体近心端蔓延至周身所致，皮损呈环状、地图状或不规则形，水肿明显，表面可发生水疱甚至大疱。罕见发生败血症，但一旦发生则病情严重，常无典型皮损，可发生弥漫性红斑和紫癜样损害，容易误诊，全身中毒症状明显，可累及多种脏器，治疗不及时可致死亡。

4. 自觉症状

皮损局限者患处有灼热、瘙痒或刺痛感，一般无全身症状；泛发和合并败血

< 144 >

症者患处疼痛剧烈，常伴有畏寒、发热、乏力、肌肉及关节疼痛等全身症状。

5. 病　程

潜伏期 1 ~ 5 天。单一皮损多在 2 ~ 4 周消退。

6. 实验室检查

将水肿性斑块周边活检组织置于 0.1% 葡萄糖肉汤培养基中培养，24 ~ 48 小时可见猪红斑丹毒丝菌菌落生长。活检组织革兰氏染色或瑞氏染色，在真皮深层可见类丹毒杆菌。皮损局限者血培养阴性，而并发败血症者血培养阳性。

（四）常用中西医外治方法

1. 中医特色外治疗法

（1）外敷法：选用玉露膏、金黄膏、紫金锭或蛇药片，以冷开水或鲜丝瓜叶捣汁或金银花露调成糊状外敷患处，或用鲜荷叶、鲜蒲公英、鲜地丁全草、鲜马齿苋、鲜冬青树叶等捣烂湿敷，每天 2 次。

（2）砭镰法：患处消毒后，可用三棱针或梅花针叩刺患部皮肤放血泄毒后外敷三黄膏（由大黄、黄芩、黄柏等组成），或用黄柏、地榆、大青叶等组成的清热解毒汤清洗和热敷。

（3）结毒成脓者，可在坏死部位做小切口引流，掺九一丹，外敷红油膏。

2. 西医局部治疗

（1）药物治疗：患处热敷后包敷 10% ~ 20% 鱼石脂软膏，或涂搽 2% 莫匹罗星软膏、0.5% 新霉素软膏（溶液或乳剂）、2% 夫西地酸乳膏、0.5% ~ 1% 盐酸金霉素软膏（溶液或乳剂）或 3% 磷霉素软膏，每天 2 ~ 3 次。

（2）物理治疗：局部可照射紫外线、红外线、微波、氦-氖激光或扩束 CO_2 激光，每天或隔天 1 次。

（五）系统治疗

首选药物是青霉素。一般局限性损害，可用青霉素口服或注射，连用 5 ~ 10 天。严重感染者应尽早大剂量青霉素静脉滴注，连用 4 周。青霉素过敏者，可选用四环素、红霉素、磺胺类药等。新一代的抗生素，如第三代头孢菌素、环丙沙星或亚胺培南等也已用于类丹毒的治疗。大部分未治病例经过约 3 周的过程后可自愈，但有的会反复发作。早期应用青霉素治疗，可迅速缓解症状，复发者很少。

< 145 >

第三节

真菌性皮肤病

◆ 一、手足癣

（一）概　述

　　手足癣是由皮肤癣菌感染手足所致的浅部真菌病。常见致病菌为红色毛癣菌、石膏样毛癣菌、絮状表皮癣菌和白色念珠菌等。环境湿热、手足多汗、鞋袜透气性差、不注意卫生，以及长期应用糖皮质激素、抗生素、免疫抑制剂等，常为患病的诱发因素。

（二）中西医病名

（1）中医诊断：手癣中医称"鹅掌风"，足癣中医称"脚湿气"。

（2）西医诊断：手足癣。

（三）诊断要点

1. 好发年龄

任何年龄、性别均可发病，但多见于中青年人，小儿及老年人较为少见。

2. 好发部位

手癣好发于手掌、指间，偶可波及腕部。足癣好发于跖部及趾间，尤多见于第4趾间，少数可波及踝部。皮损多呈对称分布，亦可在一侧发病一段时间后，在对侧也出现皮损，可作为诊断本病的参考依据。

3. 典型损害

皮损初为被感染处出现红色丘疹、丘疱疹或水疱，干燥脱屑后逐渐向周

< 146 >

围扩大，形成境界清楚的圆形、半圆形或弧形鳞屑性斑片，甚至累及整个掌跖。发生时间较久的皮损常角化粗糙，表面干燥脱屑，皮纹加深，冬季发生皲裂。

趾间尤其是第4趾间，皮损常浸渍、糜烂，时有少量渗液，可因搔抓继发细菌感染而发生丹毒、蜂窝织炎等，或急性炎症期使用刺激性外用药膏，发生癣菌疹及湿疹样改变，甚至发生自身敏感性皮炎。（参考图：图15、图16）

4.自觉症状

患处常有不同程度的瘙痒，环境湿热、汗液浸渍等可使瘙痒加剧。

5.病　程

夏季加重，冬季自行缓解，如此相互交替可达数年不愈。

6.实验室检查

皮损处鳞屑直接镜检可查到菌丝和孢子。真菌培养显示有皮肤癣菌生长。（参考图：图17）

（四）常用中西医外治方法

1.中医特色外治疗法

糜烂渗出性损害，可用侧柏叶、地榆、黄柏各20g，儿茶15g，煎水外洗或湿敷患处，干燥后表面撒布脚气粉或足光粉，每天2次。以丘疹、水疱为主而无破溃的损害，可外用土槿皮百部酊、鹅掌风药水或一擦灵脚气水，每天2次。可配合硼酸溶液、臭氧水、红光等治疗。

干燥有皲裂的损害，可外涂蛇黄膏、华佗膏或土大黄膏，每天2次。鳞屑角化性损害可用醋泡方（大枫子、皂角各30g，地骨皮、荆芥、防风、红花、明矾各18g，诸药用米醋1500mL浸泡3～5天而成）泡洗患处后，外涂枫油膏或润肌膏，每天1次。

2.西医局部治疗

患处涂搽抗真菌药，如1%环吡酮胺软膏或溶液、1%联苯苄唑乳膏或凝胶、1%特比萘芬乳膏或凝胶、1%～2%咪康唑霜或溶液、0.125%～1%阿莫罗芬软膏或搽剂、2%硝酸舍他康唑软膏、2%酮康唑乳膏等，每天2～3次，疗程2～4周。

炎症明显的损害禁止外用刺激性抗真菌药，可选用复方曲安奈德软膏、

< 147 >

曲安奈德益康唑软膏、复方咪康唑软膏或复方酮康唑软膏等含有糖皮质激素的抗真菌剂，每天 2 ~ 3 次，待炎症减轻后再外用单一抗真菌药物。

浸渍糜烂性损害，先用臭氧水冲洗，之后硼酸溶液湿敷收敛，红光照射，然后外用抗真菌粉剂如咪康唑粉、联苯苄唑粉等，每天 1 ~ 2 次，患处干燥后再外用抗真菌霜剂或膏剂。

角化鳞屑性皮损可外用 1% 环吡酮胺软膏或 5% 水杨酸苯甲酸软膏，伴有皲裂者可用 30% ~ 40% 尿素软膏加水杨酸封包，待角质变薄后再外用抗真菌药物。

继发感染的皮损应首先抗细菌治疗，可选用 2% 莫匹罗星软膏、夫西地酸乳膏等，待炎症控制后再外用抗真菌药物。继发癣菌疹或皮损湿疹化者应进行抗过敏治疗，外用含糖皮质激素及抗真菌药的复方制剂，如复方曲安奈德软膏、曲安奈德益康唑软膏、复方咪康唑软膏或复方酮康唑软膏等。

（五）系统治疗

可口服伊曲康唑或特比萘芬，继发细菌感染时应联合应用抗生素治疗，引发癣菌疹时应予抗过敏治疗。

◆ 二、体 癣

（一）概 述

体癣是发生于人体的光滑皮肤上（除手、足、毛发、甲板及阴股部以外的皮肤）的真菌性疾病。致病菌主要为犬小孢子菌、须癣毛癣菌、红色毛癣菌等。

（二）中西医病名

（1）中医诊断：圆癣、钱癣。

（2）西医诊断：体癣。

（三）诊断要点

1. 好发年龄

本病在任何年龄均可发病，男性多于女性。

2. 好发部位

体癣多见于面部、躯干和上肢；股癣发生于腹股沟、股内侧和臀部，由于阴囊皮肤分泌的不饱和脂肪酸（葵酸）有天然抑制真菌的作用，故不易被

< 148 >

侵犯。

3.典型损害

皮损初为红色斑疹或丘疹，少数可为水疱或脓疱，逐渐呈离心性扩大，形成面积大小不等、表面覆鳞屑的圆形或近圆形炎性斑片，边缘常有活动性丘疹及水疱，中心皮损可逐渐好转，甚至消退呈环状、半环状或弧形。有时多片较小的损害向外扩大互相融合成不规则地图状，部分由于摩擦、搔抓等可呈苔藓样改变。（参考图：图18）

4.自觉症状

一般在感染初期患处常有明显瘙痒，炎症反应较重时可痒痛相兼，但发生时间较久的皮损可无自觉症状或仅有轻微痒感。皮损的炎症反应儿童常较成人重，自觉症状也较明显。

5.病　程

皮损在夏季加重，冬季缓解或消退，如此相互交替可达数年，偶可自愈。

6.实验室检查

皮损处鳞屑直接镜检可见真菌丝，可查到菌丝和孢子。真菌培养有菌落生长，并可进行菌种鉴定。

（四）常用中西医外治方法

1.中医特色外治疗法

可选用白鲜皮30g，川槿皮、地肤子、青木香、苦参、百部各10g，或藿香、大黄各30g，龙胆草、黄连、枯矾、薄荷各15g，丁香12g，冰片1g，煎汤外洗。干燥有皲裂的损害，可外涂蛇黄膏、华佗膏或土大黄膏，每天2次。鳞屑角化性损害可用醋泡方（大枫子、皂角各30g，地骨皮、荆芥、防风、红花、明矾各18g，诸药用米醋1500mL浸泡3～5天而成）泡洗患处后，外涂枫油膏或润肌膏，每天1次。

中药抗菌药物的研究还处于一个起始阶段，要获得合理有效的中药抗真菌药物仍需要一个较长的探索过程。在治疗皮肤癣菌病药物选择有限的情况下，发挥中草药的实际利用价值，未来前景广阔。

2.西医局部治疗

皮损炎症较明显时，可选用较温和的外用药物，如2%克霉唑霜、1%益康唑霜、2%咪康唑霜、1%联苯苄唑霜或溶液、2%硝酸舍他康唑乳膏、1%

< 149 >

萘替芬乳膏、1%特比萘芬霜、0.5%阿莫罗芬乳膏、1%环吡酮胺溶液或软膏、复方曲安奈德软膏、曲安奈德益康唑软膏、复方硝酸咪康唑软膏、复方酮康唑霜等，每天 1 ~ 2 次，疗程 2 ~ 4 周。

皮损角化或表面粗糙较明显者，可选用复方水杨酸酊、3%过氧乙酸溶液、复方土槿皮酊、复方乳酸乳膏/尿素乳膏等，每天 2 次，但股癣和皮肤薄嫩处的损害应避免使用。在使用含糖皮质激素的复方抗真菌制剂时，应注意炎症减轻或消退后改用单纯抗真菌制剂，避免长期应用产生糖皮质激素的副作用。

（五）系统治疗

病情严重、泛发者可系统应用抗真菌药物，如伊曲康唑、特比萘芬等。

三、花斑癣

（一）概　述

花斑癣是一种由马拉色菌侵犯角质层所致的皮肤表浅真菌病。马拉色菌为正常皮肤表面的常见寄生菌群，仅在某些特殊条件下由孢子相转为菌丝相而致病。常与高温潮湿、多脂多汗、营养不良、慢性疾患及长期应用糖皮质激素等因素有关，但本病具有遗传易感性，妊娠也可诱发本病。

（二）中西医病名

（1）中医诊断：疬疡风、紫白癜风、汗斑、赤白癜风、红白汗斑、赤白汗斑、夏日斑等。

（2）西医诊断：花斑癣。

（三）诊断要点

1. 好发年龄

好发于青壮年男性，但任何年龄不同性别均可发病，最小可为出生后 20 天，最大 60 岁。

2. 好发部位

常见于颈、前胸、肩背、上臂、腋窝等部位，少数发生于手掌、腹股沟、阴茎、龟头及冠状沟等处。婴幼儿主要发生于面颈部，偶可见于头皮。

< 150 >

3. 典型损害

皮损初为毛囊性境界清楚的针帽大斑点，颜色多变，可为褐色、淡褐色、淡红色、淡黄色或淡白色，逐渐发展成指甲盖大小即不再扩大，圆形或类圆形，少数邻近皮损可相互融合成大片，表面覆有细小糠秕样鳞屑。热带地区的黑皮肤婴儿，有时损害始于尿布包裹部位并呈淡白色，即白色花斑癣或寄生性脱色斑。（参考图：图19）

4. 自觉症状

一般无自觉症状，日晒或出汗后可有轻微瘙痒。

5. 病　程

皮损常无自行消退倾向，一般冬轻夏重，病程可达数年。经治疗可使皮损很快消退，但容易复发。

6. 实验室检查

真菌直接镜检可见成簇、厚壁的圆形或卵圆形孢子，以及短粗、两头钝圆的腊肠样菌丝。在含油培养基37℃环境中培养，有乳白色或奶油色酵母样菌落生长。皮损在滤过紫外线灯下发出棕黄色荧光。

（四）常用中西医外治方法

1. 中医特色外治疗法

可选用百部、苦参各30g，枯矾10g，水煎外洗患处，每天1次，连续2周；密陀僧、乌贼骨各30g，硫黄、川椒各15g，共研细末，用生姜切面蘸药粉反复摩擦患处；或羊蹄根（土大黄）25g，土槿皮10g，硫黄6g，密陀僧3g，共研细末，用黄瓜蒂或紫茄蒂蘸药粉反复摩擦患处，以局部呈淡红色为度，每天早晚各1次。伴色素脱失者可外用乌梅、白芷各30g的酒浸搽剂，每天2次，连续10～14天。

2. 西医局部治疗

（1）药物治疗：可选用2.5%硫化硒洗液、1%益康唑香波或2%酮康唑香波洗浴后，1%联苯苄唑溶液或乳膏、1%益康唑霜、2%酮康唑霜、2%硝酸咪康唑乳膏、5%～10%硫黄霜、复方酮康唑霜、0.125%～1%阿莫罗芬软膏或搽剂、1%特比萘芬霜、1%环吡酮胺溶液或软膏、2%硝酸舍他康唑软膏，每天1～2次，连续10～14天，最好在皮损消退后再巩固治疗一段时间，以减少复发。

< 151 >

（2）物理治疗：局部照射亚红斑量或红斑量紫外线，每周 3 次，可有一定疗效。皮损消退后进行间断性照射，可起到防止复发的作用。

（五）系统治疗

本病以外治为主，皮损面积大，外治效果不理想时可联合口服抗真菌药物，若瘙痒明显可予抗组胺药物。

◆ 四、甲真菌病 ////////

（一）概　述

甲真菌病是皮肤癣菌侵犯甲板和／或甲下组织的浅部真菌病。免疫功能低下、HIV 感染、甲损伤或患有其他甲病等可为其发病的易感因素。致病菌主要为毛癣菌属和絮状表皮癣菌，少数可有白念珠菌和其他霉菌感染。

（二）中西医病名

（1）中医诊断：灰指甲。

（2）西医诊断：甲真菌病。

（三）诊断要点

1. 好发年龄

主要见于成年人，儿童患者较成人明显要少，男女均可患病。

2. 好发部位

发生于指（趾）甲和／或甲下组织。常最先侵犯甲板远端和甲下皮，然后逐渐向甲板近端发展。少数从甲板两侧或近端开始。

3. 典型损害

病甲依其感染的菌种、受侵方式的不同而表现各异，如白色浅表型甲癣表现为甲板浅层云雾状不规则形白色斑点或斑片，表面可有凹点和脱屑；远端侧位甲下型甲癣为前缘和侧缘的甲板增厚混浊，呈黄色、褐色或灰白色；近端甲下型甲癣表现为近端甲板粗糙增厚、凹凸不平，多呈灰白色；甲内型甲癣表现为甲板增厚，呈灰白、黄褐色等。

全甲营养不良型甲癣为以上各型甲真菌病发展的最终改变，表现为整个甲板增厚、甲下鳞屑堆积，或甲板萎缩、甲结构丧失、甲板远端或大部分毁损、甲床表面残留粗糙角化的堆积物。偶可继发甲沟炎，出现红、肿、热、

< 152 >

痛等炎症表现。

念珠菌性甲真菌病常伴有甲沟炎，甲周红肿，可有少量渗液但不化脓，有痒痛感，以婴幼儿和儿童较为多见。（参考图：图 20）

4. 自觉症状

单纯甲板感染，一般无任何症状，但指甲癣会影响手指的精细动作和生活质量。累及甲板周围组织时可有轻微痒感和触痛。

5. 病　　程

慢性经过，无自愈倾向，未经治疗者常迁延数十年。

6. 实验室检查

病甲甲屑直接镜检可见分隔菌丝或关节孢子。将甲屑接种于沙堡培养基中，可有绒毛状或乳酪状菌落生长。

（四）常用中西医外治方法

1. 中医特色外治疗法

（1）搽药法：先用指甲刀和锉刀将病甲甲屑尽量去除后，外涂 10% 土槿皮酊或土槿皮百部酊。

（2）浸泡法：选用醋泡方（用药为大枫子、皂角各 30g，地骨皮、荆芥、防风、红花、明矾各 18g，放入 1500mL 米醋中浸泡 1 周而成）或鹅掌风浸泡剂（用药为黄柏粉 50g，水杨酸粉 45g，樟脑 5g，食用醋适量调和而成）适量，浸泡病甲 30 分钟，待甲板软化并刮除甲屑后，涂搽抗真菌药物，每天 1 次。

（3）布包法：取凤仙花 30g、明矾 9g，或枯矾 6g、土大黄 3g、凤仙花梗 1 颗，捣烂如泥，包敷病甲，每天 1 次。

（4）贴膏法：选用黑色拔膏棍，将药棍加温后贴敷病甲，3 ~ 5 天换药 1 次。

（5）拔甲法：将拔甲膏贴敷在病甲处，3 ~ 5 天换药 1 次，待病甲甲屑去除后，再涂搽抗真菌外用药。

目前，中药抗菌药物的研究还处于一个起始阶段，要获得合理有效的中药抗真菌药物仍需要一个较长的探索过程。在皮肤癣菌病有效治疗药物选择有限的情况下，发挥中草药的实际利用价值，未来前景广阔。

< 153 >

2. 西医局部治疗

抗真菌药物单纯外用可治愈白色浅表型、远端侧位型甲真菌病,若系统应用抗真菌药物的同时患甲外用抗真菌剂,可增强疗效、缩短疗程。

治疗前先用指甲刀或锉刀尽量除去病甲甲屑,用40%尿素软膏、50%碘化钾软膏、0.1%醋酸铅溶液或剥甲硬膏封包或浸泡使病甲软化后,再涂搽3%～5%乳酸碘酊、1%特比萘芬软膏、5%阿莫罗芬甲搽剂、8%环吡酮胺甲搽剂、10%益康唑霜或复方酮康唑霜,每天2次,疗程4～6个月或更长。外用药物一般适用于感染程度较轻、甲基底未受影响的甲真菌病患者,不良反应小,安全性高,但其对指/趾甲的渗透性较低,疗程较长,多作为系统治疗的辅助治疗。

采用拔甲术拔除病甲后,口服和外用抗真菌药物,可使疗程明显缩短、治愈率提高,但拔甲过程中可因机械性损伤甲母造成新甲畸形,且患者较难接受,故临床较少采用,除非甲板下形成癣菌瘤者。

激光技术作为皮肤科的新型治疗手段,适用于年龄较大、肝功能不全、药物过敏或已耐药的甲真菌病患者,短期疗效更为显著。临床常使用的激光类型有长脉冲 Nd:YAG 1064nm 激光、短脉冲 Nd:YAG 1064nm激光、CO_2 点阵激光、紫外线和光动力疗法等,可根据各自特点进行选择。

目前,新型外用药物包括唑类药物及防御多肽等,有望独立应用于甲真菌病、体股癣及花斑糠疹的治疗中,成为治疗新选择;也有新型抗真菌药物正处于临床试验前的研发阶段,并在体外展现出较高的抗菌活性。随着临床中耐药菌株出现率的增高,未来仍需研究者不断探索具备高抗菌活性、高生物利用度、高安全性的新型抗真菌药物。

(五)系统治疗

一般需要联合系统服用抗真菌药物,伊曲康唑采用间歇冲击疗法,特比萘芬连续服用。指甲一般3～4个疗程,趾甲需5～6个疗程,甚至更长时间,注意服药期间监测肝、肾功能。

< 154 >

性传播疾病

一、生殖器疱疹

（一）概 述

生殖器疱疹是一种由单纯疱疹病毒感染引起的性传播疾病。导致生殖器疱疹的单纯疱疹病毒（HSV）有两个血清型，即HSV-1型和HSV-2型。本病主要由HSV-2型引起，少数由HSV-1型或两型混合感染所致。人是HSV的唯一自然宿主，潜伏的病毒在一定条件下可再度活跃而复发。发作期和恢复期患者，以及无症状HSV携带者等均为本病的传染源。

（二）中西医病名

（1）中医诊断：阴疮、阴疳、瘙疳。

（2）西医诊断：生殖器疱疹。

（三）诊断要点

1. 传播途径

主要通过性直接接触传染，少数可通过含有HSV的物品间接感染或经产道感染。

2. 好发年龄

多见于性活跃的中青年人，男女均可发病。新生儿可经产道感染。

3. 好发部位

男性患者主要发生于包皮、龟头、冠状沟、阴茎，偶见于尿道、前列腺

< 155 >

和精囊，同性恋者可发生于肛门、直肠；女性患者主要发生于外阴、大小阴唇、阴蒂、阴道、宫颈，亦可发生于肛门、直肠和尿道，少部分可发生于臀部，需与带状疱疹鉴别。新生儿感染多见于面部。

4. 典型损害

HSV 通过生殖器皮肤、黏膜的微小裂隙，进入表皮细胞和黏膜上皮细胞而感染。病毒在细胞内复制并播散至周围组织后，使受 HSV 感染的细胞受到破坏，引起皮肤黏膜损伤。生殖器疱疹分为初发性和复发性两种。（参考图：图 21）

（1）初发性生殖器疱疹：是指第一次出现临床表现的生殖器疱疹。初发可以是原发性生殖器疱疹，也可以是非原发性感染。①原发性生殖器疱疹：既往无 HSV 感染，血清 HSV 抗体检测阴性，为第一次感染 HSV 而出现症状者，是临床表现最为严重的一种类型。②非原发性生殖器疱疹：既往有过 HSV 感染（主要为口唇或颜面疱疹），血清 HSV 抗体检测阳性，再次感染另一型别的 HSV 而出现生殖器疱疹的初次发作。这种类型自觉症状较轻，腹股沟淋巴结一般不肿大。感染 HSV 后经过 2 ～ 12 天（平均 6 天）的潜伏期，被感染部位皮肤、黏膜出现损害。在损害出现前，局部常有灼热、瘙痒或感觉异常，女性白带增多，继而出现淡红色斑疹及簇集性丘疹和丘疱疹，并迅速形成针头至粟粒大疱壁紧张的水疱，疱液开始澄清，以后部分混浊或为脓性，疱壁较薄，易破溃形成糜烂面或浅溃疡，表面有少量渗液，干燥结痂后消退，留淡褐色或褐色斑，少数可形成瘢痕。病程中多伴有附近淋巴结肿大，少数患者伴有尿道炎。

约 90% 的女性患者同时有宫颈受累，表现为宫颈黏膜潮红，或伴有多个散在糜烂面和浅溃疡。部分患者的宫颈外观虽然正常，但对宫颈刮片进行组织培养，HSV 多为阳性。

（2）复发性生殖器疱疹：宿主感染病毒后，一些病毒被宿主的免疫反应所清除，但部分病毒可逃逸宿主的防御反应而长期潜伏于神经节中，当宿主受外伤、细菌感染、情绪波动及免疫功能受到抑制等情况下，病毒基因被激活并复制，沿神经节至病毒侵入处或原发部位皮肤黏膜形成损害，引起复发。

一般大部分原发性生殖器疱疹在愈后 1 ～ 4 个月可复发，尤以 HSV-2 感染者复发率最高，其频率也较高。复发次数以感染 HSV 后第一年最多，一般 4 ～ 6 次，少数可达 10 次以上，1 年以后复发次数逐渐减少，但存在 5 年内

< 156 >

复发次数均较多的少部分人群。男性患者较女性容易复发，且复发频率也较高，但女性患者复发症状常较男性重。

复发性生殖器疱疹常较原发性生殖器疱疹症状轻，病程也较短。复发前数小时至 5 天，原发部位常有灼热、感觉异常或刺痛，少数患者有臀部或股部放射性疼痛。损害与原发性损害相似，但炎症较轻，疱疹数量也较少，很少有全身症状和腹股沟淋巴结肿大，女阴复发性损害同时累及宫颈者也较原发性少。少数患者可合并直肠炎、前列腺炎、尿道炎综合征等。

（3）孕妇生殖器疱疹及新生儿疱疹：妊娠期生殖器疱疹与非妊娠患者表现相似。新生儿疱疹为妊娠期生殖器疱疹的不良后果。可分为局限型、中枢神经系统型和播散型。HSV 可通过胎盘造成胎儿宫内感染，发生胎儿感染的危险性，原发性疱疹（20%～50%）远大于复发性疱疹（＜8%），并与流产、早产、胎儿宫内发育迟缓、出生儿低体重等有关，甚至可引起死胎。若孕妇在妊娠早期感染 HSV，新生儿出生时可有小头畸形、小眼、视网膜发育异常和脑钙化等先天性畸形。

新生儿疱疹常在生后 3～30 天出现症状，侵犯皮肤黏膜、内脏和中枢神经系统。表现为吃奶时吸吮无力、昏睡、发热、抽搐、惊厥或发生皮损，可出现结膜炎、角膜炎，可伴有黄疸、发绀、呼吸困难、循环衰竭以至死亡。存活者常留有后遗症，且智力低下。

5. 自觉症状

患处常有不同程度疼痛、瘙痒和灼热感，异物刺激后症状加重，少数患者伴有发热、头痛、全身不适、肌痛等症状。累及尿道、膀胱或直肠者，可有尿频、尿痛、尿潴留和肛门灼痛等症状。疱疹反复发作者，患者心理压力常较大，容易出现精神抑郁、睡眠障碍和性欲异常等。

6. 病　程

一般原发性损害持续 2～3 周、复发性损害持续 5～10 天可自行消退，但反复发作可长达数年。

（四）常用中西医外治方法

1. 中医特色外治疗法

外阴疱疹或糜烂渗出者，选用马齿苋或苦参 30g，水煎待凉，用纱布蘸药液湿敷患处，每次 20 分钟，每天 2～3 次，之后外用玉露膏或金黄散。皮损

< 157 >

结痂时，可外用青黛膏或黄连膏。

2. 西医局部治疗

（1）局部药物治疗：皮损局部可采用0.9%氯化钠溶液或3%硼酸液清洗，要保持患处清洁、干燥。可外用3%阿昔洛韦乳膏或1%喷昔洛韦乳膏等，但单独局部治疗的疗效远逊于系统用药。发作期外阴损害破损处皮肤可涂搽1%甲紫溶液，溃疡面可外用氧化锌软膏或复方新霉素软膏等，每天3～5次；反复发作者，患处可长期涂搽3%阿昔洛韦软膏、1%喷昔洛韦乳膏，宫颈或阴道疱疹，在阴道后穹隆置入含基因工程干扰素α-2a（6万U）或基因工程干扰素α-2b（10万U）的栓剂，隔天1次，睡前使用，6～10次为1疗程。

新生儿眼疱疹可点涂阿昔洛韦滴眼液、碘苷眼药水等，既有预防作用，亦有治疗作用。

（2）封闭治疗：皮损处或皮损发生前的复发部位，皮内注射基因工程干扰素α-2b，用量为100万～200万U／次，隔天1次，连续3次，具有较好疗效。

（3）物理治疗：红斑疱疹性损害，可进行液氮冷冻和氦-氖激光照射。糜烂性损害照射UVA、UVB、氦-氖激光或微波等，可促进皮损干燥结痂，加快皮损消退。

（五）系统治疗

口服阿昔洛韦200mg，每天5次，共7～10天；或阿昔洛韦400mg，每天3次，共7～10天；或伐昔洛韦500mg，每天2次，共7～10天；或泛昔洛韦250mg，每天3次，共7～10天。

二、尖锐湿疣

（一）概 述

尖锐湿疣（生殖器疣）是一种由人乳头状瘤病毒（HPV）引起的疣状增殖性性传播疾病。病原体HPV为一种DNA病毒，目前已分离出100多个HPV亚型，不同亚型HPV可引起不同的临床症状，其中能引起泌尿生殖道损害的HPV有20多种。

尖锐湿疣主要与HPV6、11、16、18、33型感染有关，其中HPV6、11型

< 158 >

感染仅造成受感染细胞的良性增殖，称低危型HPV；而HPV16、18、33型感染，不但可引起尖锐湿疣，而且有可能使其恶变为鲍温样丘疹病，若感染宫颈上皮，则有诱发宫颈癌的可能，称为高危型HPV。

（二）中西医病名

（1）中医诊断：臊瘊、臊疣。

（2）西医诊断：尖锐湿疣。

（三）诊断要点

1. 传播途径

HPV对宿主有高度种属特异性，人是乳头状瘤病毒的唯一宿主，故又称人乳头状瘤病毒。性接触传播是其感染的主要方式，亦可通过带有乳头状瘤病毒的衣物间接传染或胎儿分娩过程中经产道感染。

2. 好发年龄

多见于性活跃的中青年男女，少数亦可发生于婴幼儿和老年人。

3. 好发部位

好发于男女外生殖器和肛周，其中男性患者以冠状沟、包皮系带最为多见，少数可发生于阴茎皮肤、包皮、龟头、尿道口、肛门、阴囊和腹股沟等处；女性患者以大小阴唇、后联合最为常见，亦可见于阴道口、尿道口、宫颈、阴道壁、肛周、阴阜等处。偶可发生于外生殖器和肛周以外的部位，如腋窝、脐窝、趾间、乳房下、口腔等。男性同性恋者可发生于直肠。

4. 典型损害

HPV通过皮肤、黏膜轻微破损处的间隙进入基底层细胞，并在细胞内大量复制，而且由于病毒的刺激导致表皮棘层和颗粒层增厚，一般HPV感染2周至8个月（平均3个月）出现受感染部位颗粒状、乳头状瘤状赘生物。造成潜伏期差异较大的原因，与机体的免疫功能尤其细胞免疫功能有关，如机体免疫功能低下则潜伏期短、细胞增殖迅速，并可引起疣体癌变；而免疫力较高者则呈HPV隐伏状态而不出现疣状损害，称隐性或亚临床HPV感染。

损害初为小而柔软的淡红色丘疹或丝状物，以后逐渐增大、数目增多，散在分布或相互融合成大小不等、表面凹凸不平的乳头状、菜花状、鸡冠状或斑块状赘生物，较大损害可有蒂。其形状依发生部位不同而各异，如干燥且温度较低部位的损害常较小且扁平，类似扁平疣；温度较高且潮湿处的损

< 159 >

害，常呈细丝状或乳头状，颜色为灰白色或污秽褐色，有时多个较小的损害相互融合成较大的肿块，其间常有脓性分泌物，易继发细菌感染而糜烂产生恶臭。

发生于男性尿道的尖锐湿疣，表现为鱼卵状大红色颗粒状赘生物，亦可为境界清晰的扁平斑块或呈乳头状瘤。宫颈尖锐湿疣常表现为疣状增生的糜烂性斑块，用3%～5%醋酸溶液湿敷可使其表面发白，周围可见卫星灶。肛周损害最初常为多数淡红色或褐色颗粒状赘生物，以后逐渐增大、增多，可呈乳头状瘤样、菜花样或蕈样，但以表面湿润有多数颗粒物的扁平斑块较为多见，肛管亦可有细丝状或乳头状瘤样赘生物。

口腔及咽部黏膜的尖锐湿疣，表现为小而柔软的红色乳头状瘤样赘生物。阴道壁尖锐湿疣，多表现为鲜红色颗粒状或细丝状赘生物。龟头尖锐湿疣，多为红色颗粒状增生或小而扁平的块状物，偶可发展成菜花状。

HPV亚临床感染既可单独发生，也可与可见的尖锐湿疣同时并存。用3%～5%醋酸溶液湿敷，虽可使受感染处发白及确定受感染范围，但对亚临床感染的诊断价值有限。临床将既无尖锐湿疣损害，也无肉眼可见亚临床感染的表现（醋酸白试验阴性），但外阴皮屑或阴道拭子进行DNA检测可查到HPV者，称HPV携带者。有学者将亚临床感染和HPV携带称为冰山现象，即感染HPV后只有小部分人出现尖锐湿疣损害，而绝大多数为HPV携带者或处于亚临床感染状态，是HPV传播的重要传染源。（参考图：图22）

5. 自觉症状

一般无自觉症状，晚期因疣体增大或继发细菌感染，局部可有不适感或瘙痒、灼痛感。

6. 病　程

少数HPV亚临床感染和可见的疣体可自行消退，疣体偶可恶变。

7. 并发症

人乳头状瘤病毒除引起尖锐湿疣外，大量流行病学调查资料显示，人乳头状瘤病毒感染还与多种生殖器癌的发生相关，尤其是与宫颈癌、阴茎癌的发生关系密切。

（1）宫颈癌：为发展中国家妇女最为常见的肿瘤，目前研究已证实，

< 160 >

90%以上宫颈癌的组织中可检测到人乳头状瘤病毒DNA，主要为人乳头状瘤病毒16型和18型，其中人乳头状瘤病毒16型占50%以上。

（2）外生殖器癌和肛门癌：有统计资料显示，5%～10%的外阴、肛周尖锐湿疣，经过5～40年后可发展成鳞状细胞癌，而15%的阴茎癌、5%的女阴癌和部分肛门癌，则发生于原有尖锐湿疣的损害处。

（3）巨大型尖锐湿疣：少数患者因免疫功能低下或妊娠而发展成大的疣体，可累及整个外阴、肛周及腹股沟，称巨大尖锐湿疣，表面呈乳头状瘤样，常继发细菌感染，有恶臭味。好发于包皮内侧面和龟头，亦可发生于肛周和女阴。巨大尖锐湿疣又称 Buschke-lowenstein 瘤，实质上是一种疣状癌，病理表现为低度恶性的鳞状细胞癌，虽然极少发生转移，但损害可侵犯深部组织。是一种以局部侵袭、快速生长为特征的 "类癌性尖锐湿疣"，很少见，具有侵袭性，疣状生长。

（4）鲍温样丘疹病：鲍温样丘疹病系发生于外生殖器的一种原位癌，部分病例有患尖锐湿疣的病史，少数可与尖锐湿疣并发。部分尖锐湿疣应用物理方法去除后，局部可发生似鲍恩样丘疹病的损害。

虽然HPV感染与外阴癌、宫颈癌和肛门癌的发生有一定的相关性，但HPV的致癌性，需要特定类型HPV、环境，以及限定宿主等条件下才能发挥作用，且与其他理化致癌因素（紫外线、X线、亚硝胺等）密切相关，所以HPV感染引起的癌肿仅为少数。

8. 实验室检查

（1）细胞学检查：对阴道和宫颈的尖锐湿疣组织涂片后进行Papanicohaou染色（即液基薄层细胞学检查，TCT），可见到空泡化细胞和角化不良细胞，前者细胞核浓缩，核周有晕且占胞质的大部分，细胞周边胞质浓染，可有2个或多个浓染的胞核；后者核小而致密，胞质呈淡黄色或橙红色，单个或成群排列。若两者数量均较多，则对诊断尖锐湿疣有价值。

（2）醋酸白试验：用3%～5%的醋酸溶液外涂或湿敷患处2～5分钟，则可使人乳头状瘤病毒感染处组织稍微隆起且变白，称为醋酸白试验阳性。但应排除慢性炎症致上皮增厚所引起的假阳性反应，一般假阳性表现为发白区域界限不清或形状不规则。

（3）分子生物学检查：主要有特异性较高的核酸杂交检测法和特异性与

< 161 >

敏感性均较强的核酸扩增检测法（包括PCR、LCR）。

（4）组织病理：病损处表皮角化过度和角化不全，并呈乳头状瘤样增生，棘层肥厚，表皮突增粗延长，甚至呈不规则向下延伸，类似鳞癌。真皮血管扩张，周围有中等量炎症细胞浸润，增厚的表皮中上部出现空泡化细胞具有诊断意义。空泡化细胞分布于棘层中上部，并且聚集形成透明区，少数散在分布。空泡化细胞体积不一，常较正常细胞大，但细胞与细胞核直径比正常。细胞核呈卵圆形、多边形或不规则形，可见双核，一般胞核靠近一侧边缘，核周围有明显的空晕，细胞浆空虚呈气球状。该细胞与水肿性细胞空泡化或正常上皮细胞内糖原在制片中脱水而形成的空泡样细胞明显不同。

（四）常用中西医外治方法

1. 中医特色外治疗法

可选用五妙水仙膏（黄柏、五倍子、紫草等）、千金散、鸦胆子油（鸦胆子仁1份与花生油2份浸泡2周而成）等点涂疣体，每天1～2次。

亦可选用香附30g，白矾、莪术、黄柏、苦参、川椒各20g的浓缩水煎剂；马齿苋60g，木贼草、生牡蛎、苦参、蛇舌草各30g，灵磁石、白蔹各20g，红花10g的浓缩水煎剂；或蛇床子、土茯苓、川黄柏、板蓝根、苦参、百部、木贼、桃仁各50g，红花、明矾各30g，川椒15g的浓缩水煎剂，熏洗和湿敷患处，每天1～2次，若疣体应用物理方法去除后配合中药煎剂湿敷，可加快创面愈合和减少复发。

2. 西医局部治疗

（1）药物治疗：

①0.5%鬼臼毒素酊：使用时用小木棒或玻璃棒蘸少量药液涂于疣体表面，每天2次（包皮过长者1天1次），3天为1疗程，间隔4天后可开始第二疗程治疗。涂药时注意保护周围皮肤和黏膜，有破损的皮肤不适合用。本品有致畸性，孕妇禁用。

②25%足叶草脂酊：使用时先用凡士林保护周围正常皮肤和黏膜，然后用小木棒或玻璃棒蘸少量药液涂于疣体表面，4～6小时后用清水将药液冲洗干净，若3天后疣体未消退，可再次涂药，适用于治疗直径≤10mm的生殖器疣。对柔软、非角质化的较小疣体效果较好。本品有致畸性，孕妇禁用。患处继发感染、糖尿病、血液循环不良者及儿童均不宜使用。

< 162 >

③ 80% ~ 90%三氯醋酸溶液：用细棉签蘸少量药液涂于疣体表面，每天1次，共1或2次。涂药时注意保护疣体周围正常皮肤和黏膜。适用于小的皮损或丘疹样皮损，不适用于角化过度或疣体较大、数目较多的疣体。孕期可安全使用。

④ 5-氟尿嘧啶软膏：用棉签将药膏均匀涂于疣体表面，用塑料薄膜覆盖封包，勿使药膏接触正常皮肤和黏膜，每天1~2次，7天为1疗程。孕妇禁用。因局部应用5-氟尿嘧啶存在较明显的不良反应（如局部炎症反应、疼痛、烧灼感和溃疡等），故不能作为一线疗法。但当其他疗法失败时可考虑使用。

⑤ 5%咪喹莫特乳膏：将该药均匀涂于疣体表面，6~10小时后用中性香皂和水清洗干净，每周3次，疣体消失后再巩固用药1~2周。5%咪喹莫特乳膏治疗尖锐湿疣的优点为复发率低。可单独使用，但起效较慢，目前多与冷冻、CO_2激光或其他疗法联合使用，对疣体去除后预防复发有一定的应用价值。

⑥茶多酚软膏：目前该药在我国未上市，国内没有用药经验。该药物从绿茶中提取，含有效成分儿茶素。研究发现，疣体清除率为47%~59%，与咪喹莫特乳膏相似。一项随访12周的研究发现，疣体清除后的复发率为7%~11%。

（2）局部注射：可选用干扰素在病灶内及其周围分点注射，隔天1次，3周为1疗程。妊娠期慎用干扰素。

（3）物理治疗：可选用液氮冷冻、CO_2激光、电刀切除、电灼、微波、电干燥、钝性刮除等方法去除疣体，临床可根据疣体大小、范围、部位等，几种方法联合应用，注意治疗深度、范围等，否则易复发和形成瘢痕。

（4）光动力疗法（PDT）：局部外用光敏剂5-氨基酮戊酸（ALA），再以半导体激光器或发光二极管（LED）进行局部照光治疗，光源一般采用红光（630~635nm）。适用于去除较小疣体及物理疗法去除较大疣体后的基底治疗。可用于腔道内，如肛管内、尿道口、尿道内、宫颈管内的治疗。对于腔道外的尖锐湿疣也可应用光动力治疗。单个疣体直径＜0.5cm，疣体团块直径＜1cm者可直接采用光动力疗法治疗，超出以上疣体大小建议采用其他物理疗法联合光动力疗法治疗。

三、淋 病

（一）概 述

淋病是由淋病奈瑟菌引起的泌尿生殖系统化脓性疾病。病原体为革兰氏阴性淋病奈瑟菌（淋球菌），人是淋球菌的唯一宿主，且人类对淋球菌不产生免疫性，所有人易感且可反复感染。可在世界各地广泛流行，发病率居高不下，尤其是淋球菌的质粒或染色体可介导对一种或多种抗生素产生耐药，治疗前景堪忧。

（二）中西医病名

（1）中医诊断：淋症、花柳毒淋。

（2）西医诊断：淋病。

（三）诊断要点

1. 传播途径

成人淋病主要由性直接接触传染，少数成人和儿童可通过被淋球菌污染的衣裤、被褥、便盆、澡巾等间接感染。

2. 好发年龄

患者主要为单身青年男女，新生儿可经产道感染。

3. 好发部位

主要发生于泌尿生殖系统，男性最常见的表现是尿道炎，而女性则为宫颈炎。少数可发生于口腔、结膜、直肠、腹腔、皮肤等。

4. 自觉症状

淋菌性尿道炎为最常见的表现，约10%的感染者无症状。潜伏期为2~10天，常为3~5天。急性淋菌性尿道炎常有不同程度尿频、尿急、瘙痒和灼痛感，尿道分泌物开始为黏液性，量较少，数日后出现大量脓性或脓血性分泌物。患者尿道口潮红、水肿。严重者可出现包皮龟头炎，表现为龟头、包皮内板红肿，有渗出物或糜烂，包皮水肿，可并发包皮嵌顿。（参考图：图23）

严重者或不规范治疗者可出现并发症，包括：男性：①淋菌性附睾炎：常为单侧，附睾肿大，疼痛明显，同侧腹股沟和下腹部有反射性抽痛。②精

< 164 >

囊炎：急性期有发热、尿频、尿急、尿痛，终末血尿，血精，下腹疼痛，直肠检查可触及肿大的精囊并有剧烈触痛。③前列腺炎：急性期有畏寒、发热，尿频、尿急、尿痛或排尿困难，会阴部或耻骨上区坠胀不适感。④系带旁腺（Tyson 腺）炎或尿道旁腺炎和脓肿（少见，< 1%）：系带的一侧或两侧疼痛性肿胀，脓液通过腺管排出。⑤尿道球腺（Cowper 腺）炎和脓肿：少见，会阴部跳痛、排便痛、急性尿潴留。⑥尿道周围蜂窝织炎和脓肿：罕见，脓肿侧疼痛、肿胀、破裂产生瘘管。⑦尿道狭窄：少见，因尿道周围蜂窝织炎、脓肿或瘘管形成而致尿道狭窄，出现尿路梗塞（排尿无力、困难、淋漓不尽）和尿频、尿潴留等。女性：①盆腔炎：临床表现无特异性，可有全身症状，如畏寒、发热（＞38 ℃）、食欲不振、恶心、呕吐以及下腹坠胀和疼痛、不规则阴道出血、异常阴道分泌物。②肝周炎：表现为上腹部突发性疼痛，深呼吸和咳嗽时疼痛加剧，伴有发热、恶心、呕吐等全身症状。

5. 病　程

依淋球菌感染部位不同而病程各异，一般急性淋菌性尿道炎 10 ~ 14 天症状自行缓解，1 个月后症状基本消失，但并未痊愈，可继续向后尿道或上生殖道扩散，甚至引起上述其他并发症，并可成为慢性和长期带菌者。

（四）常用中西医外治方法

1. 中医特色外治疗法

可选用土茯苓、地肤子、苦参、芒硝各 30g；或蛇床子、苦参、黄柏各 30g，白芷 20g，明矾 5g；或鲜车前草、马齿苋、酢浆草适量，水煎淋洗局部，每天 3 次，10 天为 1 疗程。

2. 西医局部治疗（需在系统用药基础上进行）

成人淋菌性眼炎可先用 0.9% 氯化钠溶液冲洗后，点涂 0.5% 红霉素眼膏或 1% 硝酸银滴眼液，每天 3 ~ 5 次。淋菌性咽炎可选用复方氯己定溶液、多贝尔漱口液或 1% 金霉素溶液含漱，每天 5 次。

外阴和肛周分泌物较多者，可用 0.5% 聚维酮碘溶液、1：5000 高锰酸钾溶液、0.1% 苯扎溴铵溶液、复方氯己定溶液、0.02% 呋喃西林溶液或 0.1% 依沙吖啶溶液冲洗湿敷后，外涂 1% 红霉素软膏、2% 莫匹罗星软膏、3% 磷霉素软膏、1% 诺氟沙星软膏、0.2% 盐酸环丙沙星软膏、0.5% 新霉素溶液或 0.5% 金霉素溶液等，每天 2 次。

< 165 >

（五）系统治疗

1. 无并发症淋病

头孢曲松 2g 肌内注射或静脉给药，每天 1 次，共 7 天，或大观霉素 2g（宫颈炎 4g）肌内注射，每天 1 次，共 7 天；替代方案：头孢噻肟 1g 肌内注射，每天 1 次，共 7 天，或其他第 3 代头孢菌素类，如已证明其疗效较好，亦可选作替代药物。如果衣原体感染不能排除，加上抗沙眼衣原体感染药物。若为淋球菌性盆腔炎，再加甲硝唑 400mg 口服，每天 2 次，共 14 天。

2. 有并发症淋病

头孢曲松 2g 肌内注射或静脉给药，每天 1 次，共 10 天。替代方案：头孢噻肟 1g 肌内注射，每天 1 次，共 10 天。如果衣原体感染不能排除，加多西环素 100mg 口服，每天 2 次，共 10 ~ 14 天。

< 166 >

第五节

寄生虫性皮肤病

◆ 一、疥疮

（一）概述

疥疮是由疥螨所致的接触传染性皮肤病。疥螨属蛛形纲真螨目，寄生在皮肤的表皮层内，因掘隧道时的机械性损伤、分泌物及排泄物的刺激引起皮肤炎症，极易在家庭及接触者之间传播流行。

疥疮患者多因与受感染者直接接触传染，或使用患者用过的被褥、衣物等间接接触传染，亦可被有疥螨寄生的动物传染，如猫、犬、兔、羊、牛、马等。

（二）中西医病名

（1）中医诊断：癞疥疮、癞皮病、癞病、虫疥。

（2）西医诊断：疥疮。

（三）诊断要点

1. 好发年龄

男女老幼被疥螨感染后均可发病，临床以中青年和儿童较为多见。

2. 好发部位

皮疹好发于皮肤薄嫩处，如指间、腕屈侧、肘窝、腋窝、女性乳房下、下腹部、股内侧、外生殖器等部位，成人头面部和掌跖部不受侵犯，但可累及婴幼儿。（参考图：图24）

< 167 >

皮损主要为红色丘疹、丘疱疹、小水疱、隧道、结节和结痂等，其中水疱常见于指缝，结节常发于阴囊、阴茎和阴唇。少数患者可有风团样、大疱性、角化性损害。

隧道为疥疮的特异性皮疹，长约 5～15mm，弯曲微隆起于皮面，呈淡灰色或皮色，末端有丘疹、丘疱疹或水疱，为雌性成虫所在处，但部分患者无典型的隧道或很难识别。可因搔抓、破溃等继发感染，发生脓疱疮、毛囊炎、疖病、淋巴结炎等。

3．特殊类型

（1）婴幼儿疥疮：皮疹分布常较广泛，可累及头皮、颈、手掌和足跖，除典型皮疹外，多有脓疱和湿疹样损害。经正规治疗后，在足的侧面仍可陆续出现小水疱和脓疱，对治疗疥螨等药物无反应，称之为疥疮后综合征。

（2）挪威疥：又称角化型疥疮或结痂型疥疮，多发生于身体虚弱、免疫缺陷或大量应用糖皮质激素者。损害主要为皮肤干燥、结痂和脓性感染灶，指（趾）端有大量银屑病样鳞屑，指侧缘肿胀，指甲增厚变形，手掌角化过度，毛发干枯脱落，头皮和面部有较厚的鳞屑和脓性痂皮，有特殊的臭味，局部淋巴结肿大。

（3）难辨认疥疮：局部或全身应用糖皮质激素可使疥疮的症状和体征发生改变，缺乏典型疥疮损害的特征，且皮损分布广泛。

（4）结节性疥疮：病程中或抗疥治疗后，阴囊和阴茎可出现直径3～6mm的暗红色结节，足跖部结节呈红棕色，表面常有角化和鳞痂，常伴有不同程度的瘙痒。婴幼儿可能由于皮肤薄嫩，对异物反应强烈而易发生疥疮结节。

4．自觉症状

瘙痒剧烈，尤以夜间为重，常在感染后 3～4 周出现。灭疥治疗 1～2 周后，皮肤瘙痒可消失。

5．病　程

慢性经过，未经治疗可持续数周至数月或更久。有效抗疥治疗可很快将疥螨杀死，但皮肤瘙痒仍可持续数日。

6．实验室检查

在隧道末端的丘疹、水疱内可找到疥虫或虫卵。

（四）常用中西医外治方法

1. 中医特色外治疗法

可选用雄黄、百部、艾叶各 30g，或千里光、蛇床子、苦参、百部各 30g，水煎趁热外洗患处，每天 1 次，10 天为 1 疗程。或百部 50g，乙醇 500mL，浸泡 1 周后涂搽患处，每天 2 ~ 3 次，连续 5 ~ 10 天。

外阴部疥疮结节，可选用茜草 15g，夏枯草、牡丹皮、川楝子、牛膝、地龙、黄芩、蛰虫各 10g，佩兰、柴胡各 6g，每天 1 剂，水煎浓汁浸洗患处，每天 1 ~ 2 次，每次 15 分钟。

2. 西医局部治疗

（1）药物治疗：

①搽药方法：搽药前用肥皂和热水沐浴，将皮肤拭干后，将灭疥外用药均匀涂搽于颈部以下全身皮肤，皮损处应反复涂药并用力摩擦，临睡前搽药 1 次或早晚各 1 次，疗程以药物杀虫效果而定，疗程结束后再用热水及肥皂水沐浴，应尽量将皮肤上的药物洗净，更换已消毒的衣被。若治疗 2 周左右有新发皮疹或检出活疥虫，可重复 1 个疗程。首次搽药前先用中长效糖皮质激素霜剂（如 0.05% 卤米松霜、0.1% 糠酸莫米松霜、0.02% 丙酸氯倍他索霜、0.025% 曲安奈德霜等）薄涂皮损，可明显缓解瘙痒症状。

临床最常应用的灭疥药物硫黄制剂，无蓄积毒性，安全且疗效肯定，掌握一定的搽药方法对其疗效十分重要和必要。除以上所述外，硫黄制剂在抗疥治疗过程中，可不必每天洗澡和更换内衣。因沾染在内衣上的药物及其气味也有杀虫作用，可增强灭疥效果。

②灭疥药物：主要有 5% ~ 10% 硫黄软膏或霜，每晚或早晚各 1 次，疗程 3 ~ 4 天；配合中药可取得良好疗效。

（2）封闭治疗：糖皮质激素局部注射用于疥疮结节的治疗，每个结节内可注射用 1% 普鲁卡因或 1% 利多卡因溶液稀释而成的 1% 醋酸泼尼松龙混悬液、0.5% 甲泼尼龙醋酸酯混悬液、1% 曲安西龙双醋酸酯混悬液、0.2% 复方倍他米松混悬液或 1% 曲安奈德混悬液 0.1 ~ 0.2mL，每 2 周或每月 1 次。

（3）物理治疗：疥疮结节可采用液氮冷冻治疗，一般 2 次冻融即可，冻融范围局限于损害处，避免水疱形成和周围正常组织水肿。

< 169 >

（五）系统治疗

外用药无效患者可口服伊维菌素。

二、匐行疹

（一）概　述

匐行疹是指动物线虫或钩虫的幼虫在人体皮肤内移行所致的线状损害。幼虫种类主要有巴西钩虫、犬钩虫、粪类圆线虫等。肺吸虫、血吸虫、马蝇及牛蝇的幼虫偶可引起。

（二）中西医病名

（1）中医诊断：钩蚴皮炎、潜行疹或幼虫移行疹。

（2）西医诊断：匐行疹。

（三）诊断要点

1. 好发年龄

任何人感染致病幼虫后均可发生，多见于儿童。

2. 好发部位

皮疹多见于四肢远端、臀部和外生殖器等部位。

3. 典型损害

皮损初为幼虫侵入处红色斑疹、丘疹和丘疱疹，一般幼虫潜伏 4 天或更久后，开始以每天约 2cm 的速度在皮内和皮下组织向心性掘进，约 1 周即可形成长 15 ~ 20cm 的不规则形隆起于皮面的红色线状损害，可因搔抓呈湿疹样变，线状损害的末端为幼虫所在处，死亡后形成质硬的皮下小结节。

某些幼虫（如腭口线虫）除在皮肤移行外，亦可在肝、脑或肺内移行，出现相应症状，如幼虫在肺部移行，引起肺组织暂时性、游走性的浸润灶，即 Loeffler 综合征。

4. 自觉症状

幼虫在皮肤组织移行时有不同程度的瘙痒、灼热或刺痛感。偶有发热、乏力、肌肉酸痛、食欲不振等全身症状。

5. 病　程

幼虫一般 10 天或数周内死亡，皮损自行消退。

< 170 >

6.实验室检查

线状损害末端可找到蠕虫的幼虫。有全身症状者血中嗜酸性粒细胞增多。

（四）常用中西医外治方法

1.中医特色外治疗法

可选用苦参、百部、黄柏、川椒、乌梅、明矾等适量水煎搽洗患处；也可选用野菊花、生甘草、苦参、苍耳子、花椒、地肤子、大枫子、鹤虱等适量水煎熏洗患处，每次 10 ~ 15 分钟，每天 2 次；患处也可涂搽蛇床子、苦楝皮、大黄、百部、槟榔、苦参各适量制成的酊剂，每天 3 次。

2.西医局部治疗

（1）药物治疗：外用含亲脂性载体的噻苯哒唑制剂，如涂搽噻苯哒唑粉 500mg 加入 5g 凡士林配成的软膏，或涂搽噻苯哒唑悬液（100mg/mL），再涂搽糖皮质激素类软膏，每天 2 次，连用 5 天，可收到较好疗效。

（2）物理治疗：线状损害的末端可用氯乙烷或液氮喷射冷冻疗法杀死幼虫。

（五）系统治疗

口服用药包括伊维菌素、阿苯达唑、噻苯达唑、甲苯达唑等。治疗的有效标准是症状减轻和线状皮损停止延伸。

三、谷痒症

（一）概　述

谷痒症又称螨虫皮炎，是一种由螨类叮咬所致的炎症性皮肤病。螨的种类很多，能引起皮肤炎症反应的螨主要有虱螨、粉螨等。

（二）中西医病名

（1）中医诊断：谷疮。

（2）西医诊断：螨虫皮炎。

（三）诊断要点

1.好发人群

常见于接触谷稻、棉籽的农民，以及搬运和磨制面粉的工人，在温暖潮湿的季节可集体发病。

< 171 >

2. 好发部位

皮损多见于颈部、胸背、腹股沟和四肢等暴露部位，严重者可泛发全身。

3. 典型损害

被叮咬处可出现水肿性红斑、丘疹、丘疱疹、水疱、脓疱、风团或丘疹性荨麻疹样等多形性皮损，中央常有瘀点，消退后留有暂时性色素沉着。可因搔抓出现抓痕、血痂、湿疹样变或继发感染，伴局部淋巴结肿大。个别患者可伴有蛋白尿、结膜充血和哮喘等。

4. 自觉症状

被叮咬处持续性剧痒，夜间尤甚。偶有发热、头痛、乏力、气喘、腹泻等全身症状，但均较轻微。

5. 病　程

一般 1 周左右皮损开始消退，瘙痒减轻。继发湿疹样变的皮损消退缓慢。

6. 实验室检查

皮损处取材镜检可查到螨虫。

（四）常用中西医外治方法

1. 中医特色外治疗法

发病初期可选用苍肤水洗剂或雄黄解毒散洗剂涂搽患处，每天 3 次。皮疹破溃后可选用一见喜 30g、黄连 10g，共研细末，植物油调敷患处，每天 2 次；或涂搽雄黄解毒膏，每天 3 次。

2. 西医局部治疗

患处可涂搽消炎止痒剂，如 1% 酚炉甘石洗剂 1% 薄荷炉甘石洗剂、5% 樟脑醑、20% 蛇床子酊、1% 硫黄炉甘石洗剂、75% 乙醇、10% 硫黄软膏或虫咬酊剂等，每天 3～5 次，可根据病情适当选用糖皮质激素治疗。继发细菌感染可外涂 1% 红霉素软膏、2% 莫匹罗星软膏、0.2% 盐酸环丙沙星软膏或 1% 诺氟沙星软膏等，每天 2 次。

病情较重者需系统使用抗过敏药物治疗。

（五）系统治疗

系统用药一般选用抗组胺药物治疗，病情严重者可短期系统应用糖皮质激素。

第六节

物理性皮肤病

一、痱 子

（一）概 述

痱子是高温环境下，大量汗液不易蒸发，使角质层浸渍，导致汗腺导管变窄或阻塞，汗液潴留，压力增高，汗管破裂，汗液外渗刺激周围组织而致病。

（二）中西医病名

（1）中医诊断：痱疮。

（2）西医诊断：痱子。

（三）诊断要点

1. 好发人群

多见于幼儿、高温作业者、长期卧床和体质虚弱的患者。

2. 好发部位

常发生于额、颈、躯干、腋窝、肘窝等处。

3. 典型损害

根据汗管损伤和汗液溢出部位不同，皮损表现也不同，但均为成批发生。

（1）白痱：主要为细小、透明、表浅、无红晕的水疱，似小水珠样，壁薄易破，消退后可有细小脱屑。

（2）红痱：为圆形尖顶针帽大密集的丘疹或丘疱疹，周围有红晕，数日

< 173 >

干涸、脱屑而退。

（3）脓痱：为红痱顶端出现无菌性或非致病球菌性非毛囊性浅表小脓疱。

（4）深痱：发生于严重、反复的红痱后，为正常肤色的深在性丘疹或水疱，表面无光泽，出汗刺激后可增大，刺破后有透明浆液流出。

4. 自觉症状

红痱和脓痱可有轻微瘙痒、灼热感。泛发性深痱可出现疲劳、食欲不振、嗜睡、头痛等热衰竭症状。

5. 病　　程

白痱常在 1 ~ 2 天内吸收消退，其他类型痱也常在 5 ~ 10 天内消退。

（四）常用中西医外治方法

1. 中医特色外治疗法

患处可用复方苦参汤、三黄洗剂、藿香正气水或马齿苋煎水涂搽或熏洗，每天 2 ~ 3 次。脓疱样损害选用玉露散或鹅黄散用植物油调成糊状外敷，每天 1 ~ 2 次。大黄 500g 加入 75% 乙醇 2000mL 中浸泡 1 周，过滤后加入樟脑 15g、冰片 3g，蒸馏水加至 5000mL，涂搽患处，每天 3 ~ 5 次，也可有较好疗效。

2. 西医局部治疗

患处清洗拭干后扑撒痱子粉或单纯扑粉，也可涂搽炉甘石洗剂、1% 樟脑炉甘石洗剂或 1% 薄荷炉甘石洗剂，每天 2 ~ 3 次。脓痱可涂搽 2% 鱼石脂炉甘石洗剂或 1% 氯霉素酊，每天 2 ~ 3 次。

（五）系统治疗

瘙痒明显者可口服抗组胺药物，脓痱感染严重时需口服抗生素。

二、冻疮

（一）概　述

冻疮是因寒冷所致的局限性皮肤炎性损害。外周血液循环不良、皮肤湿度大、自主神经功能紊乱、营养不良、贫血、鞋袜过紧、寒冷环境中长久不活动等均可发生和加重冻疮。

< 174 >

（二）中西医病名

（1）中医诊断：冻疮、冻风、冻瘃、冻烂疮、寒瘃等。

（2）西医诊断：冻疮。

（三）诊断要点

1. 好发年龄

多见于儿童和青年女性，但任何人持久暴露于寒冷环境中均可被冻伤。

2. 好发部位

成人多发生于手背、小腿和指（趾）；儿童多见于手指、手背、面部和耳廓。

3. 典型损害

为局限瘀血性暗紫红色隆起性斑块和结节，中央颜色青紫，边缘呈鲜红色，境界不清，表面紧张光亮，质柔软，压白返红时间延长。严重者损害表面可发生水疱和血疱，破裂后糜烂或形成溃疡，愈后留有暂时性色素沉着或萎缩性瘢痕。部分患者的皮损呈虹膜样或靶环状，主要见于寒冷性多形红斑，患者肢端皮肤常冰凉或发绀。

4. 自觉症状

常有不同程度的瘙痒、灼热和疼痛感，遇热后加重。

5. 病　程

冬春季发病，天暖后自愈。

（四）常用中西医外治方法

1. 中医特色外治疗法

（1）外治法：皮损未破溃时，可涂搽10%樟脑软膏、10%樟脑乙醇、冻疮软膏1号、辣椒酊或猪油蜂蜜软膏（70%蜂蜜，30%猪油）。皮损破溃时可涂搽10%硼酸软膏、10%鱼石脂软膏、云南白药膏、冻疮软膏Ⅰ号、化毒散软膏或20%马勃软膏（马勃20g，凡士林80g）。

（2）局部应用：当归四逆汤熏洗也有较好疗效，药用当归20g，桂枝15g，生姜、木通各10g，炙甘草、细辛各5g，大枣5枚，水煎熏蒸患处10分钟后，再用药液温浸患处15～20分钟，每天2次。

2. 西医局部治疗

（1）药物治疗：皮损未破溃时可涂搽肝素钠软膏或5%～10%硫酸阿托

< 175 >

品软膏。皮损已破溃，可先用 0.9% 氯化钠溶液反复冲洗后，再涂搽 2% 莫匹罗星软膏、1% 红霉素软膏、0.5% ~ 1% 盐酸金霉素软膏（溶液、乳剂）或 0.5% 四环素软膏，每天 3 ~ 5 次，直至皮损消退。

（2）物理治疗：可选用红外线照射、音频电疗、氦 – 氖激光照射、频谱仪照射、紫外线负氧离子喷雾、高分子驻极体敷贴，以及直流电、水浴、石蜡等疗法，均能收到较好的疗效。

（五）系统治疗

1. 抗感染药物

若出现局部感染，感染严重需配合抗感染药物。常用药物包括头孢哌酮钠和舒巴坦钠等。

2. 扩血管药物

帮助血管扩张和改善血液循环，从而改善冻疮的症状，常用药物包括硝苯地平、烟酰胺、双嘧达莫等。

三、日光性皮炎

（一）概　述

日光性皮炎又称急性日晒伤、晒斑，是皮肤接受强烈光线照射引起的一种急性损伤性皮肤反应，患处皮肤表现为红肿、灼热、疼痛，甚至出现水疱、灼痛、皮肤脱屑等症状，有的患者还会出现头痛、发热、恶心、呕吐等全身症状。

本病春末夏初多见，好发于儿童、妇女、滑雪及水面作业者，其症状程度与光线强弱、照射时间、肤色、体质等有关。（参考图：图 25）

（二）中西医病名

（1）中医诊断：日晒疮。

（2）西医诊断：日光性皮炎。

（三）诊断要点

1. 过度的日晒伤反应

在使用光毒性药物或局部光敏剂物质后可能出现过度的日晒伤反应，临

< 176 >

床表现与日光性皮炎相似，暴露部位出现刺痛感或灼烧感。可通过了解患者是否有使用光毒性药物，以及暴露部位是否有接触呋喃香豆素的植物进行鉴别。

光毒性药物，如四环素类药物（特别是强力霉素）、噻嗪类利尿剂、磺胺类药物、氟喹诺酮类药物、非甾体抗炎药、维甲酸类药物等会增加晒伤风险。

呋喃香豆素的植物，如芹菜、野香芹、牛防风、猪草、小茴香、茴香、大猪草、西芹、防风、葡萄柚、柠檬、桑科无花果等。

2. 非日晒伤反应

有很多特发性光照性皮肤病（光线性皮肤病）的临床表现与日晒伤相似。

（1）多形日光疹：临床表现与日晒伤相似，但多形日光疹在晒后数小时或数日后出现瘙痒性丘疹和水疱，呈对称分布，持续数日后消退，春季与初夏最严重，可能于次年复发。根据病史、临床表现是否有瘙痒性丘疹即可鉴别。

（2）日光性荨麻疹：临床表现与日晒伤相似，但日光性荨麻疹晒后即出现风团，在数小时内即可消退。可用光试验来鉴别和确诊。用自然阳光照射患者的小片皮肤，可引发红斑或风团，停止照射后迅速消退，即为日光性荨麻疹。

（3）系统性红斑狼疮：在日晒后也会出现红斑，主要累及日光暴露区域，以及手臂和手部，但关节处的皮肤往往不会受累，可用皮肤活检进行鉴别，需要医生进行专业判断。

（4）接触性皮炎：有接触刺激物的历史，皮损发生于接触部位，与日晒没有关系，根据有无日晒史和接触史即可鉴别。

（四）常用中西医外治方法

1. 中医特色外治疗法

以红斑、丘疹为主，无渗出的皮损，可搽洗三黄洗剂。有水疱和少量渗液者，可涂搽生肌白玉膏，每天 3 次。如意金黄散 30g、化毒散 1.5g、鲜马齿苋或鲜白菜适量洗净捣烂，调成泥糊状局部外用，也有较好疗效。

2. 西医局部治疗

皮肤红肿、丘疹、风团及未破的水疱，可外用炉甘石洗剂、1%樟脑炉甘石洗剂、1%薄荷炉甘石洗剂或苯西卤铵乳膏等，每天 2～3 次；破溃、糜烂、渗液的皮损，可用 3%硼酸溶液、1∶20 醋酸铝溶液或 0.1%依沙吖啶溶液湿

< 177 >

敷，每次 30 分钟，每天 4 次。

形成溃疡者可外用雷琐锌软膏、2%莫匹罗星软膏、0.5%新霉素溶液或乳剂、0.5%金霉素溶液或乳剂等，每天 1 ~ 2 次；苔藓化皮损可外用复方醋酸氟轻松酊、醋酸氟轻松乳膏或软膏、复方曲安奈德软膏、5%水杨酸软膏或冰黄肤乐软膏（大黄、姜黄、硫黄、黄芩、甘草、冰片、薄荷脑）等，每天 2 次。

其他如 1%氢化可的松软膏、0.1%丁酸氢化可的松软膏、肝素钠软膏、0.5% ~ 1%吲哚美辛霜、0.1%糠酸莫米松霜、0.025% ~ 0.1%曲安西龙软膏、0.03% ~ 0.1%他克莫司软膏、1%匹美克莫司软膏等，也可酌情选用。

（五）系统治疗

若瘙痒明显者，轻者可选择抗组胺药、羟氯喹，重者或疗效欠佳者可口服小剂量糖皮质激素、阿司匹林或吲哚美辛。可联合口服维生素 C 和维生素 E，可显著增加患者紫外线最小红斑量的值，降低对日晒伤的反应。

◆ 四、间擦疹

（一）概　述

间擦疹又称擦烂红斑、褶烂、擦烂等，是皱褶部位由于湿热、摩擦所致的皮肤急性炎症。

（二）中西医病名

（1）中医诊断：汗淅疮。

（2）西医诊断：间擦疹。

（三）诊断要点

1. 好发人群

多见于肥胖的婴儿、妇女及长久卧床者，也常发生于长途行军及在炎热季节进行剧烈活动者。

2. 好发部位

主要发生于乳房下、腹股沟、臀沟、腋窝、肘窝、脐窝、颈部和会阴等皱褶部位。

< 178 >

3. 典型损害

初为境界清楚的潮红色水肿性斑，范围与衣物摩擦接触面一致，表面浸渍，容易破溃形成糜烂面，可有少量渗出和皮肤裂隙，易继发细菌和念珠菌感染，炎症明显者可伴有浅表淋巴结肿大。（参考图：图26）

4. 自觉症状

常有瘙痒和灼痛感，衣物摩擦后加重。

5. 病 程

急性发病，一般去除诱因后 1 ~ 2 周自愈。

6. 实验室检查

继发细菌或念珠菌感染者，创面取材可培养出致病细菌或真菌。

（四）常用中西医外治方法

1. 中医特色外治疗法

红斑性损害可扑撒松花粉或新三妙散（黄柏粉 100g、寒水石粉 50g、青黛粉 10g 混匀而成），每天 3 ~ 5 次。糜烂渗液较多的创面，可用马齿苋、苦参各 10g，或五倍子、野菊花、甘草各 5g 煎水冷湿敷后，外涂紫草地榆油膏，每天 3 ~ 5 次。

2. 西医局部治疗

红斑性损害可扑撒硼酸滑石粉、爽身粉、痱子粉等，也可短期涂搽糖皮质激素或含有抗生素的糖皮质激素溶液或洗剂。糜烂面可先用 Burow 溶液、1∶8000 高锰酸钾溶液、3% 硼酸溶液或 0.1% 依沙吖啶溶液冲洗或湿敷后，涂搽 40% 氧化锌油或林可霉素利多卡因凝胶，患处干燥脱屑可外用炉甘石洗剂或 2% 冰片炉甘石洗剂，每天 3 次。

新生儿可涂搽鞣酸软膏（鞣酸 100g、甘油 200g、焦亚硫酸钠 2g、蒸馏水 20mL、单软膏 678g，加热混匀而成），每天 2 ~ 3 次。

继发细菌感染可外用 0.1% 依沙吖啶溶液、0.5% 新霉素溶液、0.1% 苯扎溴铵溶液或 0.5% 聚维酮碘溶液清洗后，涂搽 2% 夫西地酸霜、林可霉素利多卡因凝胶、2% 莫匹罗星软膏、0.5% 金霉素溶液或乳剂等，每天 2 次；继发念珠菌感染可扑撒含制霉菌素 10 万 ~ 20 万 U/g 的粉剂或涂搽 3% 克霉唑霜，每天 3 次。

< 179 >

（五）系统治疗

若伴有严重瘙痒可口服抗组胺药物；若感染较严重，根据致病菌必要时系统使用抗生素或抗真菌药物治疗。

五、压 疮

（一）概 述

压疮又称压力性溃疡、褥疮，是由于局部组织长期受压，发生持续缺血、缺氧、营养缺乏而致组织坏死。诱发和加重褥疮的因素较多，常见的因素为外伤或骨折使用石膏、夹板或绷带固定不当，昏迷、瘫痪或致残而长期卧床，大小便浸渍，慢性消耗性疾病或机体抵抗力低下，神经机能损伤、营养障碍、代谢障碍等。

（二）中西医病名

（1）中医诊断：褥疮、席疮。

（2）西医诊断：压疮。

（三）诊断要点

1. 好发年龄

主要见于长期卧床者，尤多见于老年人。

2. 好发部位

主要发生于骶尾、肩胛区、枕部、股骨粗隆、外踝、足跟等骨突出处。

3. 典型损害

初为受压处皮肤苍白、灰白或青紫色，境界清楚，中央颜色较深，继而水肿变硬呈木板样。继续发展患处呈紫黑色，表面可发生水疱，破溃后形成糜烂面和溃疡，溃疡深浅不一，严重者可深达皮下组织、肌肉、骨骼或关节，出现焦痂和坏疽。继发感染可发生败血症。（参考图：图27）

4. 自觉症状

局部有麻木感，可有触痛。形成溃疡和坏疽，患处疼痛剧烈。

5. 病 程

损害难以自愈和治愈，多呈进行性发展趋势，病程可长达数月至数年。

< 180 >

（四）常用中西医外治方法

1. 中医特色外治疗法

（1）紫色消肿膏：当归、白芷各 60g，升麻、赤芍各 30g，紫荆皮、草红花、紫草、防风、羌活、芥穗、荆芥、儿茶、神曲各 15g，贯众 6g，共研细末，取药粉 30g 加入血竭粉 3g，山柰粉 6g，乳没 12g，然后与白凡士林 120g 混匀而成。用时取少量涂于红肿而未形成溃疡的损害表面，每天 2 次。

（2）化毒散软膏：川黄连、乳香、没药、贝母各 60g，天花粉、大黄、赤芍各 120g，雄黄 60g，甘草 45g，冰片 15g，牛黄 12g，共研细末后取 30g 加入溶化的凡士林中混匀而成。用时将药膏涂于溃烂创面，每天 2 次。

（3）紫色疽疮膏：琥珀粉、乳香粉、轻粉、红粉、血竭各 9g，煅珍珠粉、冰片各 0.9g，蜂蜡 30g，麻油 120g，共调成糊状而成。用时涂于溃疡面，每天 1 ～ 2 次。

（4）生肌散：橡皮散、赤石脂、乳香、没药、血竭、龙骨、儿茶各 3g，冰片 0.3g，共研细末后取少量扑撒于有肉芽组织的创面，然后外涂甘乳膏（水飞甘石粉、赤石脂、海螵蛸、乳香、龙骨各 4g，研粉末后加入凡士林中混匀而成），每天 1 ～ 2 次。

（5）炉银散：炉甘石 940g，磺胺嘧啶银、硼砂、冰片各 20g，共研细末后高温灭菌备用。用时将药粉直接扑撒于红肿皮损表面，每 2 ～ 4 小时 1 次，或用 0.9% 氯化钠溶液调成糊状涂敷于溃疡面，隔 2 天换药 1 次。

2. 西医局部治疗

（1）药物治疗：

①初发损害：可涂搽 2% 碘酊、50% 红花乙醇、10% 樟脑乙醇或复方安息香酸酊，亦可用 50% 硫酸镁湿敷或涂搽万花油后按摩，局部青紫明显亦可贴敷毛果芸香碱贴膏。

②局部出现水疱：可在无菌操作下抽出疱液，患处涂搽 2% 碘酊，用无菌纱布覆盖，亦可外敷褥疮 I 号软膏（樟脑 5g、鱼石脂 10g、没药酊 2g，用凡士林混调至 100g 而成），每天 1 ～ 2 次。

③浅表溃疡面：可涂搽 1% 碘甘油或用凡士林纱布贴敷后用无菌纱布覆盖，或外敷褥疮 II 号软膏（硫酸锌 5g、醋酸铅 10g、没药酊 2g，用白凡士林调至 100g 而成），每天 1 ～ 2 次。

< 181 >

④深溃疡：可涂敷维生素 AD 软膏、2.5% ~ 5%过氧化苯甲酰乳膏或凝胶、聚维酮碘软膏或己烯雌酚软膏，表面覆盖碱性成纤维细胞生长因子或胰岛素溶液浸湿的纱布，也可涂搽甲硝唑凝胶、酮色林软膏、血小板生长因子凝胶（用于有肉芽组织生长的溃疡）、粒巨噬细胞集落刺激因子溶液等。溃疡面扑撒白糖可抑制多种细菌生长、促进溃疡愈合。

⑤焦痂或坏疽性损害：在清创消毒后，边缘可用 5% 5-氟尿嘧啶软膏封包，每 8 小时换药 1 次，直至焦痂分离并清除坏死组织，局部外涂蛋白水解酶软膏、硫酸镁软膏、右旋糖酐软膏等，均有较好疗效。

⑥患处继发细菌感染：外用抗生素，如涂搽 2%莫匹罗星软膏、1%诺氟沙星软膏、0.2%盐酸环丙沙星软膏、0.5% ~ 1%盐酸金霉素软膏或乳剂。

（2）封闭治疗：溃疡基底部可注射稀释后的粒巨噬细胞集落刺激因子注射液 3 ~ 5mL，每 3 天 1 次，连续 5 次为 1 疗程。

（3）外科治疗：溃疡顽固难愈时，可根据患者身体情况和溃疡的部位、深浅及范围，采用皮瓣、肌皮瓣或筋膜皮瓣，对其进行修复。溃疡面较大时可只切除坏死组织，保持引流通畅而不进行缝合。

如继发感染时，可根据细菌培养的结果选择敏感的抗生素进行治疗，有时溃疡处还可出现厌氧菌感染，可局部使用甲硝唑。

（4）物理治疗：创面照射红外线、紫外线或氦-氖激光，以及 TDP 疗法、高压氧或创面持续吹氧等，均有较好促进溃疡愈合的效果。

（五）系统治疗

1. 抗生素

目的：治疗继发感染引发的蜂窝织炎、骨髓炎、脓毒血症等并发症。常用药物：青霉素等。

2. 止痛药

目的：缓解疼痛。常用药物：布洛芬、萘普生钠等。

六、烫 伤

（一）概 述

烫伤（scald）是由无火焰的高温液体（沸水、热油、钢水）、高温固体

< 182 >

（烧热的金属等）或高温蒸气等所致的组织损伤。常见低热烫伤，又称低温烫伤，是因为皮肤长时间接触高于体温的低热物体而造成的烫伤。接触70℃的温度持续1分钟，皮肤可能就会被烫伤，而当皮肤接触近60℃的温度持续5分钟以上时，也有可能造成烫伤，这种烫伤就叫作低温烫伤。

（二）中西医病名

（1）中医诊断：水火烫伤、火烧疮。

（2）西医诊断：烫伤。

（三）诊断要点

烫伤的程度，一般分为三度。

1. Ⅰ度烫伤

烫伤只损伤皮肤表层，局部轻度红肿、无水疱、疼痛明显，表面干燥。

2. Ⅱ度烫伤

分为浅Ⅱ度烫伤、深Ⅱ度烫伤。浅Ⅱ度烫伤是日常最多见的，创面红肿、起水疱、疼痛剧烈，一般2周左右愈合；深Ⅱ度烫伤，皮肤表皮撕脱，基底红白相间、痛觉迟钝，需3周左右愈合，但留有瘢痕。

3. Ⅲ度烫伤

皮下、脂肪、肌肉、骨骼都有损伤，并呈灰色或红褐色。

鉴别诊断：主要予以鉴别引起烫伤的热源温度。（参考图：图28）

（四）常用中西医外治方法

1. 中医特色外治疗法

（1）地榆、白芷、黄连、黄柏、黄芩、紫草、红花、虎杖、米壳、蜂蜡、冰片各适量，先把麻油烧到八成热后把前八味药进行油炸，炸到黄柏为深褐色时入紫草，10分钟后即可灭火滤渣，加入蜂蜡、冰片，贮油备用，用时外涂烧伤、烫伤处即可。

（2）黄芩、川芎、黄柏、没药、冰片、香油各适量，取适量黄酒将黄芩片喷洒，拌匀，然后入锅内微火炒后研为粉末。黄柏用一定浓度的盐水喷洒后微炒，研为细末，川芎粉碎，没药粉碎后用文火炒到焦黑色，冷后研为细末，冰片也粉碎成细末。把这五味中药拌匀过细筛后装入瓷瓶密闭，用时用香油调成稀糊状，敷在烧、烫患处即可。

< 183 >

（3）黄连、黄柏、大黄、地榆、当归、马勃、紫草、血余炭、珍珠粉、冰片、甘草各适量，制成药膏外涂敷患部皮肤，可彻底隔离和杜绝细菌的外源性污染，还有止痛迅速、抗菌能力强的作用。

（4）乳香、没药、生地、黄芩、黄柏、大黄、黄连、红花、蜂蜡、冰片、三七各适量，制成药膏外涂患处。

2.西医局部治疗

（1）物理治疗：烫伤后应立即脱去被热液浸湿的衣物，并立即用冷水或冰水湿敷或浸泡烫伤区域 20 ~ 30 分钟，能够减轻烫伤部位的温度，避免热量继续破坏深层组织，还可降低局部温度，降低神经敏感性，进而减轻疼痛的症状。

（2）药物治疗：

①小面积轻度烫伤：一般可以在家中治疗，如在清洁创面后，遵医嘱外涂长春烫伤膏、烫伤油、烧烫伤膏等药物，可以起到消肿、止痛的作用。

②创面深且严重的低温烫伤：通过局部换药的方法很难治愈，须采用手术方法把坏死组织切除，依烫伤的程度而异，必要时接受外科治疗。

（五）系统治疗

大面积烧伤应按烧伤原则积极补液，必要时口服或注射抗生素预防创面感染，疼痛剧烈时可服用镇痛药。

< 184 >

第七节

角化性皮肤病

◆ 一、毛囊周角化病

（一）概　述

毛囊周角化病是一种常见的慢性毛囊角化异常性皮肤病。发病可能与不同外显率常染色体显性遗传、内分泌异常或代谢障碍等有关，部分患者可伴发掌跖角化症、毛囊性鱼鳞病、丘疹性无毛病、心－面－皮肤综合征、外胚叶发育不良伴螺旋发育和KID综合征等。

（二）中西医病名

（1）中医诊断：皮刺。

（2）西医诊断：毛囊周角化病。

（三）诊断要点

1. 好发年龄

多见于青少年，发病无明显性别差异。

2. 好发部位

皮损多发生于上臂外侧和股前外侧，也可见于前臂、肩胛和臀部，偶可泛发，常对称分布。

3. 典型损害

皮损为针尖至粟粒大尖顶的毛囊角化性丘疹，正常肤色或呈淡红色，丘疹顶端常有灰褐色或灰白色圆锥形由浓缩的皮脂分泌物和毛囊上皮细胞聚集

< 185 >

在毛干周围构成的角质棘刺，可有毛发贯穿或蜷曲其中。除去角栓后，其顶端留有小的杯状凹陷，不久即被新的角质物填充。

丘疹数量较多，散在互不融合，常簇集成群。外观类似"鸡皮"，触摸有锉手感，周围皮肤正常或有细小鳞屑。（参考图：图 29）

4. 自觉症状

一般无自觉症状，有时伴有轻微瘙痒。

5. 病　程

皮疹呈慢性经过，冬季加重，夏季减轻，可随年龄增长自然缓解。伴有鱼鳞病者的皮疹常倾向于持久存在。

6. 实验室检查

毛囊性丘疹活检组织病理显示：毛囊口扩大，内有角栓，可含有 1 根或多根扭曲的毛发。表皮角化过度，真皮可有轻度炎症细胞浸润。

（四）常用中西医外治方法

1. 中医特色外治疗法

（1）局部可选用地骨皮、皂角刺、石菖蒲、益母草、甘松、白及、漏芦、红花、赤芍、当归等各适量，水煎搽洗患处。亦可涂搽 10% 五倍子软膏或润肤甘草油，每天 2 次。

（2）以调和营阴，活血通络为主要治疗思路，辨证选取如曲池、血海、膈俞等穴位，施以毫针针刺，配合电针治疗，对毛囊周角化病具有一定疗效。

2. 西医局部治疗

（1）局部外用药物：可局部外用 0.1% 阿达帕林凝胶、0.005% 卡泊三醇软膏、6% 甘醇酸软膏、10% ~ 20% 尿素霜、2% ~ 3% 水杨酸软膏、0.025% ~ 0.1% 维 A 酸乳膏、维生素 D 霜等，每天 2 ~ 3 次，可有暂时疗效，但停药后易复发。

（2）化学换肤：四肢皮损可局部纱布揉搓或注射器挑破毛囊口聚集角质，面部可采用纳晶微针刺破表皮后，予 70% 甘醇酸或 30% 水杨酸行化学换肤治疗，1 月 1 次。

（3）点阵激光：局部予点阵激光治疗改善皮损，并可按患者严重程度联合化学换肤治疗。

< 186 >

（五）系统治疗

严重者口服维生素 A、维生素 E 可减轻症状。

二、汗孔角化病

（一）概　述

汗孔角化病是一种以表皮明显角化、鸡眼样板层结构为主要病理特征的慢性角化不全性皮肤病。多数患者有家族史，为常染色体显性遗传，部分可能与光损伤、感染、外伤、免疫抑制和药物等有关。

（二）中西医病名

（1）中医诊断：鸟啄疮。

（2）西医诊断：汗孔角化病。

（三）诊断要点

1. 好发年龄

多数患者自幼发病，少数成年发病，男性多于女性。

2. 好发部位

皮损多发生于面部及四肢暴露部位，少数可发生于头皮、躯干、外阴及黏膜等部位。

3. 典型损害

损害初为针尖至粟粒大褐色或棕褐色角化性丘疹，缓慢向四周扩展，并逐渐形成境界清楚、大小不一的环状或不规则形斑块，中央萎缩，灰黄色或淡褐色，四周呈暗褐色堤状隆起，可见线状沟槽及突起的角质薄片，表面干燥粗糙，可有少量鳞屑，毳毛消失。

损害数量多少不定，既可单发长久不变，亦可逐渐增多甚至泛发全身。多发者的皮损散在分布或相互融合成面积较大的多环状、条带状或地图状斑片和斑块，一般条带状皮损常单侧分布。掌跖合并播散型者可有黏膜损害。

临床根据皮损表现将其分为 Mibelli 型（即典型汗管角化症）、播散性表浅型（角化性皮损除掌跖外泛发周身）、播散性表浅光化型（皮损泛发于身体暴露部位）、掌跖合并播散型（皮损播散且累及掌跖）、线状型（汗孔角化性损害呈线状或带状分布）、掌跖点状型（汗孔角化性损害仅发生于掌

< 187 >

跖）、角化过度型（汗孔角化性损害角化过度）、增生炎症型（汗孔角化性损害发生炎性改变）等多种类型。病程较久者的损害偶可发展成鳞状细胞癌、Bowen病或基底细胞癌，尤以线状型损害癌变率最高，而播散性表浅光化型的损害几乎不发生恶变。（参考图：图30）

4. 自觉症状

一般无任何自觉症状，少数可有轻微瘙痒，尤其是发生于暴露部位的皮损。

5. 病　程

皮损可长期静止不变，亦可缓慢扩大或不断有新发损害，自行消退者少见。

6. 实验室检查

本病各型的组织病理表现基本相同。隆起处损害可见充满角蛋白的表皮凹陷，呈一定角度向下延伸，中央有角化不全柱，称为鸡眼样板层，为本病最显著的特征。角化不全柱的底部可见排列不规则的表皮细胞，胞核固缩伴核周水肿，在角化不全柱凸起处无颗粒层，而周围颗粒层则正常。

（四）常用中西医外治方法

1. 中医特色外治疗法

（1）中药清洗：通常患者可在医生指导下使用苦参、蛇床子、地肤子等药物熬水，再用棉纱或干净毛巾沾熬制的水清洗、擦拭得病部位，可有效缓解症状。

（2）熏蒸：患者可在医生指导下使用明矾、蛇床子、地肤子等药物熬水，待水沸之后，可用沸水冒出的蒸汽熏蒸得病部位，也可有效缓解症状。

（3）针刺：以疏肝健脾、活血祛风为主要治法，辨证选取如太冲、足三里、血海等穴位，施以毫针针刺，配合电针治疗，可有一定疗效。

2. 西医局部治疗

（1）药物治疗：表浅性皮损可涂搽5% 5-氟尿嘧啶软膏、0.005%卡泊三醇软膏或0.1%维A酸霜，每天2次，可有暂时疗效。伴有瘙痒者可外用0.1%糠酸莫米松乳膏或软膏、0.1%曲安奈德霜、0.1%哈西奈德乳膏或软膏、0.05%卤米松软膏或0.05%丙酸氯倍他索软膏，每天2次。

（2）封闭治疗：较大的斑块性损害内注射适量的醋酸泼尼松龙混悬液、

< 188 >

甲泼尼龙醋酸酯混悬液、曲安西龙双醋酸酯混悬液、复方倍他米松混悬液或曲安奈德混悬液等长效糖皮质激素，每周或每月 1 次，可有一定疗效。

（3）物理治疗：基于美容考虑的散在较小损害，可试用液氮冷冻、激光、微波、电灼或 585nm 脉冲激光治疗。有报告 PUVA （总量 $6J/cm^2$）治疗非光感泛发性损害有效，机制尚不清楚。

（4）外科治疗：顽固较小的肥厚性斑块或疑有恶变倾向者，可手术切除。皮肤磨削术可完全治愈局限性浅表性汗管角化病。

（五）系统治疗

口服阿维 A 酯、阿维 A 或异维 A 酸，在用药期间有效，但停药后往往复发。与日晒有关的患者可口服羟氯喹。

< 189 >

神经精神障碍皮肤病

一、慢性单纯性苔藓

（一）概　述

慢性单纯性苔藓又称神经性皮炎，是一种常见的以阵发性皮肤瘙痒和皮肤苔藓样改变为特征的慢性神经功能障碍性皮肤病。

本病病因尚不十分清楚，过度疲劳、精神紧张、胃肠功能障碍、内分泌功能紊乱、慢性感染灶、饮酒、日晒及物理和化学性刺激等，均可诱发和加重本病。

（二）中西医病名

（1）中医诊断：摄领疮或顽癣。

（2）西医诊断：慢性单纯性苔藓。

（三）诊断要点

1. 好发年龄

多见于中青年人，男女均可发病。儿童及老年人较为少见。

2. 好发部位

皮损局限者好发于颈项、眼睑、外耳道、耳后、肘、膝、踝、骶尾、会阴、阴囊等处；皮损泛发者广泛分布于眼睑、头皮、躯干、四肢等处。

3. 典型损害

起病初患处仅有皮肤瘙痒而无皮疹，经常搔抓、摩擦和机械性刺激后，

< 190 >

局部逐渐出现针尖至粟粒大圆形或多角形扁平丘疹，正常皮色或呈淡红至褐黄色，表面光滑或粗糙，覆少量鳞屑。

丘疹数量常逐渐增多，密集并融合成境界清楚、皮沟加深、皮嵴隆起的苔藓样斑块，钱币至掌心大小，圆形、类圆形或不规则形，周围皮肤常有少数孤立散在的扁平丘疹，可见抓痕、血痂及轻度色素沉着，可继发感染或呈湿疹样变。初始皮损常局限于身体某一处或几处，以后皮损数量可逐渐增多而泛发。（参考图：图31）

4. 自觉症状

阵发性剧烈瘙痒，尤以夜间或食用鱼腥海味、辛辣刺激性食物后为重。

5. 病　程

病情加重与缓解相互交替，一般夏季复发或加重，冬季痊愈或缓解。病程可达数十年之久。

6. 实验室检查

苔藓样损害处活检组织病理显示：表皮角化过度，间有灶状角化不全，颗粒层增厚，棘层不规则增厚，表皮突增宽、下延且不一定在同一水平上。真皮浅层血管管壁增厚，周围淋巴细胞浸润，间有噬黑素细胞，可见成纤维细胞增生及纤维化。

（四）常用中西医外治方法

1. 中医特色外治疗法

（1）药物治疗：可选用土槿皮90g、槟榔30g，共研细末，食醋调成糊状，包敷患处，每天1次；或密陀僧、轻粉各15g，冰片9g，共研细末，菜籽油调敷患处，每天1次；或木鳖子（去壳）30g研碎，放入陈醋250mL浸泡1周，涂搽患处，每天2次。

（2）烟熏法：具有祛风燥湿、杀虫止痒的作用，药用大枫子、白鲜皮各30g，五倍子15g，鹤虱草、松香各12g，黄柏、苍术、苦参、防风各9g，诸药共研细末，撒于燃烧的木炭上使之冒烟，将患处置于烟中熏烤，程度以皮肤能够耐受为宜，每次15～20分钟，每天2次。

（3）火针法：火针可用于治疗局限型皮损或分批治疗泛发型皮损，具有较好的缓解瘙痒作用，在增生肥厚性皮损中应用广泛。治疗时，2处最近针刺距离约 2mm，深度为 1～2mm，以轻度出血为度，每周 1 次。

（4）穴位埋线：取双侧风池、肺俞、肝俞、膈俞、相应夹脊穴及病变局部阿是穴。每月 1 次。

（5）自血疗法：取双侧曲池、血海、足三里穴。每穴注入自血 0.5～1mL，每周 1 次。

（6）针刺法：皮损泛发者可针刺风池、天柱、天突、委中、足三里等穴。皮损局限者可沿皮损周围皮下进针或梅花针弹刺。

近年来，采用在皮损表面涂搽丙酸睾酮，后用七星针弹刺皮损，边弹刺边搽药，力度以患者能承受为宜。弹刺后封包 0.05％卤米松霜或软膏、0.05％丙酸氯倍他索软膏、0.0125％～0.05％氟轻松霜或软膏等糖皮质激素制剂，可增强疗效。

（7）灸法：艾灸或隔鲜姜片灸治疗局限性神经性皮炎，也可收到较好疗效。

（8）中药药浴及中药熏蒸：对于皮损泛发的患者可取得较好疗效，中药药浴还可联合臭氧水疗，对于杀菌止痒有更佳疗效。

（9）刺络拔罐治疗：梅花针点刺皮损处，然后闪火罐法闪罐 3～4 次后留罐 5～10 分钟，使之吸出少量瘀血。背部膀胱经循经部位消毒，以梅花针沿背部膀胱经循经扣刺 2～3 遍，继而对肺俞、肝俞、脾俞等穴位进行叩刺，直至局部皮肤潮红，微微渗血，选用大号玻璃火罐，按在刺络部位，停留 5～10 分钟。

（10）耳穴压豆：取双耳肝、内分泌、神门、心、肾等穴，行耳穴压豆治疗，可起到润燥止痒功能。

（11）耳穴埋针：可取穴腮腺、肺、枕、肾上腺、内分泌、神门，并根据皮损部位取耳后的上背、中背、下背，即皮损以上肢为主取下背，以躯干为主取中背，以下肢为主取上背。每次选穴 3～5 个，双耳交替。

2. 西医局部治疗

（1）药物治疗：

①糖皮质激素制剂：苔藓样损害初始可选用强效糖皮质激素酊剂、贴膏或软膏制剂，如复方醋酸氟轻松酊、曲安西龙贴膏、0.05％卤米松软膏、0.05％丙酸氯倍他索软膏、0.05％氟轻松霜或软膏或 0.1％哈西奈德乳膏或软

< 192 >

膏等。皮损变薄后外用低效糖皮质激素霜剂或软膏，如1%醋酸氢化可的松软膏、0.1%丁酸氢化可的松霜、0.05%丁酸氯倍他松软膏、0.1%地塞米松霜、0.1%糠酸莫米松乳膏或软膏或0.1%曲安奈德霜等，每天2次。肥厚明显处皮损还可予复方倍他米松注射液或曲安奈德注射液+2%盐酸利多卡因注射液多点皮损内注射。

有继发感染征象者，可加用抗真菌和/或抗生素制剂外用。继发真菌感染者，可外用曲安奈德益康唑软膏、复方咪康唑软膏、复方酮康唑软膏；继发细菌感染者，可用糖皮质激素制剂与林可霉素利多卡因凝胶、2%莫匹罗星软膏、1%诺氟沙星软膏或0.2%盐酸环丙沙星软膏等抗生素制剂交替外用，每天2~3次。

②焦油类制剂：肥厚和干燥性皮损，可涂搽10%黑豆馏油糊或5%~10%松馏油、煤焦油、糠馏油软膏和酊剂，每天2~3次。

③皮肤麻醉剂：皮损瘙痒剧烈者，可外用1%达克罗宁乳膏、5%~10%苯唑卡因溶液、利多卡因与丙胺卡因的混合剂等，每天2~3次。

④止痒剂：局部可外用0.025%辣椒素霜、5%多塞平霜、0.125%~0.25%薄荷醇洗剂或霜剂、5%~10%色甘酸钠软膏、2%~5%樟脑溶液或1%麝香草酚溶液等，每天2次。

（2）物理治疗：非皱褶部位顽固局限性苔藓样皮损，可进行液氮冷冻、CO_2点阵激光、浅层X线放射治疗，亦可贴敷锶-90或磷-32。泛发者可进行PUVA、UVB、UVA与UVB混合照射。其他，矿泉浴、蜡疗、磁疗等均有一定疗效。

（五）系统治疗

（1）抗组胺药：抗组胺药治疗神经性皮炎的可能机制包括抗组胺、止痒、抗炎、免疫调节及镇静作用。适用于单纯应用外用糖皮质激素等抗炎药物治疗不能控制的患者，在外用药物基础上进行联合应用。

（2）镇静剂：紧张、焦虑、失眠等神经衰弱症状严重者可在睡前给予镇静催眠剂，如地西泮、多塞平等。该类药物可以缓解患者焦虑情绪，减少与神经精神相关的"不良情绪—加重瘙痒—进一步加重不良情绪"恶性循环。神经症状严重，上述药物不可控制者可联用精神类药物。

（3）三环类抗抑郁药（TCA）：多塞平每晚25mg起始，逐步增至

< 193 >

250mg，需注意与抗胆碱类药物或抗组胺药物合用时会产生阿托品样作用，如口干等；米氮平建议每晚 7.5 ~ 15mg，米氮平可加重乙醇对中枢的抑制作用，因此治疗期间禁止饮酒。

二、皮肤瘙痒症

（一）概　述

瘙痒症是一种仅有皮肤瘙痒而无原发皮肤损害的疾病，分为局限性和泛发性瘙痒症两种，病因和发病机制复杂。

泛发性瘙痒症多与某些系统性疾病有关，如糖尿病、肝胆疾病、肾脏疾病、内脏肿瘤、血液病、恶性淋巴瘤、甲状腺疾病、代谢性疾病、寄生虫病、习惯性便秘、神经系统疾病、核黄素缺乏等，其他如化学物质、物理刺激、食物、药物、精神紧张、妊娠、水等亦可引起全身瘙痒。

局限性瘙痒症可为系统性疾病的局部皮肤表现，也可为局部因素所诱发，如滴虫感染、真菌感染、分泌物刺激、内分泌失调、性激素水平下降、痔疮、外用药刺激、局部潮热、避孕用具等。

（二）中西医病名

（1）中医诊断：风瘙痒。

（2）西医诊断：皮肤瘙痒症。

（三）诊断要点

1. 好发年龄

多见于中老年人，无明显性别差异，偶见于儿童。

2. 好发部位

泛发者累及身体全部或大部分皮肤，局限性者多见于头皮、肛门、外阴、小腿、眼睑、外耳道等处。

3. 典型损害

无原发性损害，常因搔抓继发抓痕、血痂、鳞屑、色素沉着、苔藓样变、湿疹样变等损害，苔藓样损害内的毛发折断或毳毛粗长，可继发细菌感染引起毛囊炎、淋巴管炎、淋巴结炎、疖肿、脓疱病等。

临床常见瘙痒症主要有老年性瘙痒症、冬季瘙痒症、夏季瘙痒症、水源

< 194 >

性瘙痒症、精神神经性瘙痒症、肛门瘙痒症、阴囊瘙痒症、女阴瘙痒症、小腿瘙痒症、外耳道瘙痒症、掌跖瘙痒症、头皮瘙痒症、遗传性局限性瘙痒症等多种类型。

4. 自觉症状

有不同程度的阵发性瘙痒，尤以夜间为甚，有时瘙痒剧烈难以忍受。可伴有失眠、食欲不振、抑郁、头晕等神经衰弱症状。

5. 病　程

长短不一，由内脏疾病所致者在有效治疗后皮肤瘙痒可自行消失。某些特发性瘙痒常持续较长时间，甚至数年至数十年。

6. 实验室检查

伴有糖尿病、肝胆疾病、核黄素缺乏等全身或局部疾病者，进行相应的检查可能会发现阳性。接触某些物质所致者进行相应的斑贴试验多阳性。特发性者各种检查多无阳性结果。

（四）常用中西医外治方法

1. 中医特色外治疗法

（1）中药熏洗治疗：可选用艾叶 90g，防风 30g，雄黄、花椒各 6g；或野菊花、地榆、藿香、茵陈各 30g，荆芥 20g，薄荷、甘草各 15g，冰片 5g。水煎汁熏洗患处，每天 1 次，每次 15 分钟。

外阴及肛周瘙痒症，可选用蛇床子、白鲜皮、地肤子各 15g，枯矾 12g，黄柏 10g，秦皮、花椒各 6g，薄荷 3g，水煎外洗患处。

女阴瘙痒症，可选用荆芥、苦参、大黄、地榆各 30g，白鲜皮、黄柏各 20g，川椒、枯矾各 15g，水煎坐浴温洗患处，每次 20 ~ 30 分钟，每天 1 ~ 2 次。

（2）穴位埋线治疗：取双侧合谷、曲池、膈俞、血海穴。每月 1 次。

（3）刺络拔罐治疗：梅花针于患者皮肤瘙痒处进行局部叩刺，微渗血后拔火罐留罐 5 ~ 10 分钟。也可取血海、膈俞、风市及曲池穴进行刺络拔罐。

（4）针刺疗法：取风池、曲池、合谷、血海、足三里及三阴交穴进行针刺。

（5）其他：多种中医外治法，如灸法（血海穴）、耳穴压豆、耳穴埋针、自血疗法等亦可在瘙痒症中发挥较好疗效。

< 195 >

2.西医局部治疗

（1）药物治疗：

①弱效糖皮质激素制剂：可选用1%醋酸氢化可的松软膏、0.1%丁酸氢化可的松霜、0.05%丁酸氯倍他松软膏、0.1%地塞米松霜、0.1%糠酸莫米松乳膏或软膏或0.1%曲安奈德霜等，每天2次，但应避免长期、大面积使用。

②皮肤麻醉剂：可选用1%达克罗宁洗剂或乳膏、5%～10%苯唑卡因溶液、利多卡因与丙胺卡因的混合制剂等，每天2～3次。

③止痒剂：可选用0.025%辣椒素霜、5%多塞平霜、0.125%～0.25%薄荷醇洗剂或霜剂、2%～5%樟脑溶液、1%麝香草酚溶液、5%～10%松馏油、5%～10%色甘酸钠软膏、黑豆馏油或糠馏油等，局部外用或封包，每天1～2次。

（2）物理治疗：PUVA或照射UVA、UVB或UVA+UVB，对全身性瘙痒症有一定的疗效。顽固局限性瘙痒症可试用液氮喷雾冷冻、浅层X线放射、同位素治疗、境界线、高频电疗等。矿泉浴、淀粉浴、糠麸浴等，均有一定的止痒作用。

（五）系统治疗

（1）抗组胺药：如依巴斯汀、咪唑斯汀、氯雷他定、地氯雷他定、阿伐斯汀、西替利嗪、左西替利嗪、非索非那定。

（2）阿片受体拮抗剂：μ–阿片样受体拮抗剂，如纳曲酮、纳洛酮和纳美芬，能有效控制某些形式的瘙痒。

（3）阿片受体激动剂：中枢神经系统的κ–阿片样受体活化可抑制瘙痒，布托啡诺和纳呋拉啡已用于瘙痒症的治疗。

（4）抗惊厥药：加巴喷丁和普瑞巴林可抑制神经去极化，常用于治疗带状疱疹后遗神经痛、伴有疼痛和瘙痒的神经病、肱桡肌瘙痒症、慢性肾病相关性瘙痒症和不明原因的瘙痒症。

（5）选择性5–羟色胺再摄取抑制剂：如帕罗西汀或氟伏沙明，能改善重度、慢性皮肤瘙痒患者症状。

（6）三环类和四环类抗抑郁药：三环类抗抑郁药（如多塞平）和四环类抗抑郁药（如米氮平）可控制瘙痒。

（7）沙利度胺：沙利度胺可通过多种机制产生疗效，具有中枢抑制、抗

< 196 >

炎、调节免疫和神经的特点，从而能够有控制瘙痒。

◆ 三、结节性痒疹 ///////

（一）概 述

结节性痒疹是一种疣状角化性慢性瘙痒性皮肤病。病因尚不十分清楚，多认为因虫咬、药物及食物等引起的变态反应所致，部分可能与遗传、贫血、胃肠及内分泌功能紊乱等有关。

（二）中西医病名

（1）中医诊断：马疥。

（2）西医诊断：结节性痒疹。

（三）诊断要点

1. 好发年龄

多见于中年妇女，也可见于儿童和青年。

2. 好发部位

皮损好发于四肢，尤以小腿伸侧最为多见。

3. 典型损害

损害初为散在淡红色风团样丘疹和丘疱疹，数量多少不定，数个至数十个不等，逐渐形成半球形粟粒至豌豆大质硬的角化性丘疹和结节，肤色呈淡红色或红褐色，表面粗糙干燥，覆少量鳞屑或因搔抓出现表皮剥脱，严重时可呈湿疹样或苔藓样变，偶可继发感染形成脓皮病，罕见皮损泛发。愈后留有色素沉着或浅表性瘢痕。（参考图：图32）

4. 自觉症状

常有阵发性剧痒，尤以夜间和精神紧张时为重。不伴有全身症状。

5. 病 程

皮损呈慢性经过，常多年不消退。

6. 实验室检查

组织病理与神经性皮炎大致相同，只是皮损呈结节状隆起皮面，表皮突的增宽和下延更无规则。有时在表皮上层可见角质形成细胞坏死红染。

< 197 >

（四）常用中西医外治方法

1. 中医特色外治疗法

结节较小，浸润不深时，可用鲜芦荟断面蘸雄黄解毒散或化毒散涂搽，亦可用鲜黄瓜、鲜荸荠蘸黄粉涂搽。皮疹数量较多时，选用路路通洗剂或苍肤水洗剂搽洗患处。结节大且浸润较明显时，可选用黑色拔膏棍加温或康肤硬膏贴敷。其余中医特色外治如火针、穴位埋线、自血疗法、针刺治疗、中药药浴、中药熏蒸、刺络拔罐、灸法、耳穴压豆、耳穴埋针等可参见慢性单纯性苔藓。

2. 西医局部治疗

（1）药物治疗：可选用 0.1％哈西奈德软膏、0.05％卤米松软膏、0.05％丙酸氯倍他索软膏、曲安西龙贴膏、复方醋酸氟轻松酊、复方曲安奈德软膏、复方酮康唑软膏、10％硫黄煤焦油软膏、10％黑豆馏油糊或 20％糠馏油糊等，每天 2～3 次。

局部外涂 33％冰醋酸、浓硝酸或石炭酸，包敷高锰酸钾粉，或涂搽 0.025％～0.3％辣椒素软膏等，均有一定疗效，但应用腐蚀剂时应保护周围正常皮肤。

（2）封闭治疗：结节顽固难退或疼痛明显者，损害内可注射用 1％普鲁卡因或 1％利多卡因溶液稀释而成的 1％醋酸泼尼松龙混悬液、0.5％甲泼尼龙醋酸酯混悬液、1％曲安西龙双醋酸酯混悬液、0.2％复方倍他米松混悬液或 1％曲安奈德混悬液 0.5～1mL，每周或每月 1 次。此外，结节内注射 2％苯甲醇溶液也有一定疗效。

（3）物理治疗：可选用液氮冷冻、浅层 X 线放射治疗、锶 -90 或磷 -32 贴敷、微波、电凝、电灼、CO_2 激光、PUVA，或照射 UVB、UVA+UVB。糠麸浴、淀粉浴、焦油浴等均可减轻瘙痒。

（五）系统治疗

（1）抗组胺药：抗组胺药以及镇静安眠药物应用同慢性单纯性苔藓，根据瘙痒的严重程度可单用也可联合应用。

（2）沙利度胺：沙利度胺有明显致畸作用，育龄妇女禁用。神经降压肽 300mg，每天口服 3 次可能有效。

（3）免疫抑制剂：如环孢素 A 与硫唑嘌呤，对治疗顽固性结节性痒疹有一定疗效。

（4）维 A 酸类药：皮损增生明显、质硬者可口服维胺酯 25mg ，每天 3 次，或异维 A 酸 10mg ，每天 1 ~ 2 次。异维 A 酸胶囊联合窄谱中波紫外线治疗结节性痒疹，可用于顽固病例。

< 199 >

变态反应性皮肤病

一、湿　疹

（一）概　述

湿疹是由多种内、外因素引起的一种具有明显渗出倾向的炎症性皮肤病，瘙痒明显，容易复发，严重影响患者的生活质量。截至目前，湿疹的病因尚不明确，多认为是在免疫功能异常、皮肤屏障功能障碍等基础上，由多种内、外因素综合作用的结果。

（二）中西医病名

（1）中医诊断：湿疮病、浸淫疮、血风疮。

（2）西医诊断：湿疹。

（三）诊断要点

1. 临床表现

湿疹的临床表现可以分为急性、亚急性及慢性三期。皮疹一般对称分布、常反复发作，自觉症状为瘙痒，甚至剧痒。

①急性期：皮损表现为红斑、水肿基础上粟粒大丘疹、丘疱疹、水疱、糜烂及渗出，病变中心往往较重，而逐渐向周围蔓延，外围又有散在丘疹、丘疱疹，故境界不清。

②亚急性期：皮损表现为红肿和渗出减轻，糜烂面结痂、脱屑。（参考图：图33）

③慢性期：皮损主要表现为粗糙肥厚、苔藓样变，可伴有色素改变，手、足部湿疹可伴发甲改变。（参考图：图 34）

2. 好发部位

身体任何部位均可发生，但多见于身体暴露部位及四肢屈侧，常对称发生。有时皮损局限于身体某一部位，如耳部、手部、足部、乳房、脐窝、外生殖器、肛周等。

3. 实验室检查

主要用于鉴别诊断和筛查可能病因。血常规检查判断可有嗜酸粒细胞增多，可还有血清嗜酸性阳离子蛋白增高，部分患者有血清IgE增高；变应原检查有助于寻找可能的致敏原；斑贴试验有助于诊断接触性皮炎；真菌检查可鉴别浅部真菌病；疥虫检查可助排除疥疮；血清免疫球蛋白检查可帮助鉴别具有湿疹皮炎皮损的先天性疾病；皮损细菌培养可帮助诊断继发细菌感染等；必要时应行皮肤组织病理学检查。

4. 鉴别诊断

（1）与类似湿疹表现的疾病相鉴别，如浅部真菌病、疥疮、多形性日光疹、嗜酸性粒细胞增多综合征、培拉格病和皮肤淋巴瘤等。

（2）与少见的具有湿疹样皮损的先天性疾病相鉴别，如 Wiskott-Aldrich 综合征、选择性 IgA 缺乏症、高 IgE 复发感染综合征等。

（3）应与其他各类病因和临床表现特异的皮炎相鉴别，如特应性皮炎、接触性皮炎、脂溢性皮炎、瘀积性皮炎、神经性皮炎等。

湿疹诊疗流程见图 2-9-1。

（四）常用中西医外治方法

1. 中医特色外治疗法

（1）糜烂渗出较多者，可选用煅石膏 500g、枯矾 150g、硫黄 60g、青黛 30g、冰片 1.5g，共研细末，麻油调敷或干撒患处，每天 1 次；或马齿苋、龙葵等量的水煎剂湿敷患处 20 分钟，然后涂敷祛湿散油糊（大黄粉、黄芩粉、寒水石粉各 30g，青黛粉 3g，植物油适量）；或涂敷新三妙散油糊（黄柏粉 30g，青黛粉 3g，寒水石粉 15g，植物油适量），每天 3 次。

（2）渗液减少或结痂者，可选用青黛、薄荷各 150g，黄柏 120g，人中白 90g，硼砂 60g，黄连 45g，冰片 6g，共研细末，麻油调敷患处，每天或隔天 1 次。

< 201 >

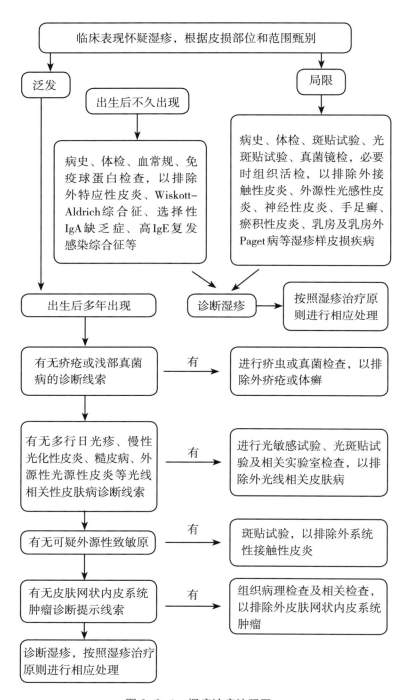

图 2-9-1 湿疹诊疗流程图

< 202 >

（3）皮损肥厚或呈苔藓样变，可选用连翘、苦参各 15g，白鲜皮、蛇床子、防风、艾叶、花椒、苍术、黄柏、红花、赤芍、荆芥各 10g，白矾、雄黄、樟脑各 6g，水煎洗或湿敷患处，每天 1 ～ 2 次；亦可涂搽普连膏（黄柏粉、黄芩粉各 10g，凡士林 80g）或大枫子油，每天 2 ～ 3 次。

（4）小儿湿疹，可选用生苍术、生黄柏、雄黄等量，共研细末，蛋清或麻油调敷患处，每天 2 次；或选用白鲜皮、地肤子、枯矾各 3g，青黛 1g，共研细末，放入单纯香霜 100g 中调匀，涂搽患处，每天 2 次。

2.西医局部治疗

（1）药物治疗：

①急性期：无水疱 、糜烂、渗出时 ，建议使用炉甘石洗剂 、糖皮质激素乳膏或凝胶；大量渗出时应选择冷湿敷，如 3%硼酸溶液 、0.1%盐酸小檗碱溶液 、0.1%依沙吖啶溶液等 ；有糜烂但渗出不多时可用氧化锌油剂。

②亚急性湿疹：可外用糊剂、糖皮质激素乳膏，如氧化锌糊、40%氧化锌油、0.5%新霉素氧化锌油、10%黑锌油、5%糠馏油糊，以及丁酸氢化可的松乳膏、地塞米松乳膏、卤米松乳膏、曲安奈德霜乳膏、丙酸氟替卡松软膏、氟芬那酸丁酯软膏等，每天 2 ～ 3 次。

③慢性湿疹：慢性期皮损建议外用糖皮质激素软膏 、硬膏、乳剂或酊剂等，可合用保湿剂及角质松解剂，如 20% ～ 40%尿素软膏、5% ～ 10%水杨酸软膏等。

④儿童患者、面部及皮肤皱褶部位皮损，一般弱效或中效糖皮质激素即有效。强效糖皮质激素连续应用一般不超过 2 周 ，以减少急性耐受及不良反应。钙调神经磷酸酶抑制剂，如他克莫司软膏、吡美莫司乳膏，对湿疹有治疗作用，且无糖皮质激素的副作用，尤其适合头面部及间擦部位湿疹的治疗。

（2）封闭治疗：顽固难退且较为局限的肥厚性皮损，局部可注射糖皮质激素，如用 1%利多卡因溶液加用曲安奈德注射液，每 2 周至 1 个月 1 次，局部皮损内注射（可予手工注射或无针注射）。

（3）物理治疗：紫外线疗法包括 UVA1（340 ～ 400nm）照射、UVA/UVB 照射及窄谱 UVB（310 ～ 315nm）照射 ，对慢性顽固性湿疹具有较好疗效。

（五）系统治疗

选用抗组胺类药物以止痒，必要时可 2 种配合或交替使用，或配服镇静药。对有广泛激发感染者，可配合使用有效抗生素，此外，维生素B、维生素C以及调整神经功能的药物亦有帮助。

二、特应性皮炎

（一）概　述

特应性皮炎（atopic dermatitis，AD）是一种慢性、复发性、炎症性皮肤病，最基本的特征是皮肤干燥、慢性湿疹样皮损和明显瘙痒，严重影响患者的生活质量。病因及发病机制复杂，目前尚未完全明确。研究认为，遗传易感性、环境因素及免疫因素相互作用导致AD的发病。

（二）中西医病名

（1）中医诊断：四弯风。

（2）西医诊断：特应性皮炎。

（三）诊断要点

1. 2016年张建中等提出中国AD诊断标准（推荐用于青少年／成人AD的诊断）

（1）病程超过6个月的对称性湿疹。

（2）特应性个人史和/或家族史（包括湿疹、过敏性鼻炎、哮喘、过敏性结膜炎等）。

（3）血清总IgE升高和/或外周血嗜酸性粒细胞升高和/或过敏原特异性IgE阳性（过敏原特异性IgE检测2级或2级以上阳性）。

符合第（1）条，外加第（2）条或第（3）条中的任何1条即可诊断为AD。

2. 2019年姚志荣等提出的中国儿童AD临床诊断标准（推荐用于儿童AD的诊断）

（1）瘙痒。

（2）典型的形态和部位（屈侧皮炎）或不典型的形态和部位同时伴发干皮症。

（3）慢性或慢性复发性病程。

同时具备以上3条即可诊断为AD。

< 204 >

典型的形态和部位（屈侧皮炎）包括：儿童面部、肢端受累。非典型的形态和部位包括：①典型的湿疹样皮疹：发生在非屈侧部位（头皮皮炎、眼睑湿疹、乳头湿疹、外阴湿疹、钱币状湿疹、指尖湿疹、非特异性手部或足部皮炎/特应性冬季足、甲或甲周湿疹和身体其他部位的湿疹样皮疹）。②非典型湿疹样皮疹：单纯糠疹、唇炎、耳下和耳后/鼻下裂隙、痒疹、汗疱疹、丘疹性苔藓样变异。

3. 实验室检查

外周血嗜酸性粒细胞常增高，血清总IgE及特异性IgE（花粉、屋尘螨等）水平增高。花粉、尘螨等变应原皮肤划痕试验常呈Ⅰ型变态反应。

4. 组织病理

急性期表皮可见细胞间水肿或海绵形成，在表皮和真皮浅层有多数淋巴细胞和嗜酸性粒细胞浸润，偶见个别棘层细胞松解，严重者可形成网状变性、水疱和水肿，表皮可有单核细胞侵入。慢性期表皮不同程度增生，角化过度伴以角化不全，可有轻度海绵形成，真皮乳头层增厚，伴中等量炎症细胞，尤其是淋巴细胞性浸润。

（四）常用中西医外治方法

1. 中医特色外治疗法

糜烂渗出者，可用地肤子、苍术、黄柏各12g，苦参、龙胆草各9g，或马齿苋、龙葵等量的水煎剂，湿敷患处，每次20分钟，每天3次，可配合红光治疗，效果更佳。无渗出的亚急性皮损，可涂敷祛湿散油糊或新三妙散油糊，每天2次。肥厚性皮损，可涂搽普连膏或大枫子油，每天2次，或配合以火针、走罐等治疗。

2. 西医局部治疗

（1）洗浴：合理的洗浴不仅可以去除皮肤表面污秽痂皮，还可以降低皮肤表面金黄色葡萄球菌定植数量。建议洗浴温度32～37℃，洗浴时间5～10分钟。推荐使用低敏无刺激的洁肤用品，其pH最好接近正常表皮pH（约为6）。可使用臭氧水+湿疹方药浴（木桶浴或熏蒸仓）治疗。

（2）局部药物治疗：外用糖皮质激素（topical corticosteroids，TCS）：TCS是AD的一线疗法。根据患者的年龄、皮损性质、部位及病情程度选择不同剂型和强度的糖皮质激素制剂，以快速有效控制炎症，减轻症状。TCS强

< 205 >

度一般可分为4级：①超强效：0.1%氟轻松乳膏、0.05%氯倍他索乳膏。②强效：0.05%卤米松乳膏、0.05%二丙酸倍他米松乳膏、0.1%戊酸倍他米松乳膏、0.25%去羟米松软膏剂及乳膏。③中效：0.05%丙酸氟替卡松乳膏、0.1%糠酸莫米松乳膏、0.1%丁酸氢化可的松乳膏、0.1%曲安奈德乳膏。④弱效：氢化可的松乳膏、0.05%地奈德乳膏/软膏。初治时应选用足够强度的制剂，以求在数日内迅速控制炎症，炎症控制后逐渐过渡到中、弱效TCS或钙调神经磷酸酶抑制剂（topical calcineurin inhibitors，TCI）。面颈部及皱褶部位推荐短期使用中、弱效TCS。肥厚性皮损可选用封包疗法。急性期泛发性严重或顽固皮损推荐短期（通常3天，时间不超过14天）湿包治疗，可快速有效控制症状。该疗法特别适用于不宜系统用药的儿童患者，但要注意长期大面积使用TCS可能导致皮肤和系统不良反应。

中、重度或易复发AD患者当皮损控制后，应过渡到长期"主动维持治疗"（proactive treatment），即在易复发的原有皮损区每周2次外用TCS或TCI，配合全身外用保湿润肤剂，能有效减少复发，减少外用糖皮质激素用量。

有不少患者过于担心外用糖皮质激素的不良反应，常常心存顾虑，甚至拒绝使用。医生要耐心解释正规使用药物的安全性、用药量、用药方法、用药频度、疗程、如何调整药物等，消除患者顾虑，提高治疗的依从性。

（3）封闭治疗：顽固难退且较为局限的肥厚性皮损，局部可注射糖皮质激素，如用1%利多卡因溶液加用曲安奈德注射液，每2周至1个月1次，局部皮损内注射（可予手工注射或无针注射）。

（4）物理治疗：紫外线是治疗AD的有效方法，适用于中、重度成人AD患者慢性期、苔藓化皮损，控制瘙痒症状及维持治疗。优先选择安全有效的窄谱中波紫外线（NB–UVB）和中、大剂量UVA1治疗，配合外用糖皮质激素及保湿剂。NB–UVB不推荐用于急性发作期治疗，而UVA1可用于急性期控制症状。

（五）系统治疗

系统治疗包括口服抗组胺药物、免疫抑制剂、糖皮质激素，以及生物制剂、Janus激酶抑制剂的应用。由于第一代抗组胺药物具有镇静的作用，可用于治疗AD剧烈瘙痒，减轻因瘙痒对皮损的激发作用。若瘙痒剧烈，可使用生物制剂，包括阿布希替尼、度普利尤单抗等。

< 206 >

三、荨麻疹

（一）概　述

荨麻疹是由于皮肤、黏膜小血管扩张及渗透性增加而出现的一种局限性水肿反应。临床表现为大小不等的风团伴瘙痒，约20%的患者伴有血管性水肿。慢性荨麻疹是指风团每天发作或间歇发作，持续时间＞6周。病因和发病机制复杂，可能是某些食物、药物、感染、微生物、生物制剂等引起的变态反应（主要为Ⅰ型，少数为Ⅱ型和Ⅲ型），以及运动、寒冷、某些毒素等引起的非免疫性肥大细胞脱颗粒所致，但绝大多数荨麻疹患者属于特发性。

（二）中西医病名

（1）中医诊断：瘾疹、鬼饭疙瘩。

（2）西医诊断：荨麻疹。

（三）诊断要点

1. 好发年龄

任何年龄、性别均可发病。

2. 好发部位

全身各处均可发生，既可泛发，也可局限于身体某一部位。

3. 典型损害

皮损为大小不等、形状各异、境界清楚的淡红色、正常肤色、鲜红色或苍白色风团，表面轻微隆起。部分风团可相互融合成形状不规则大片地图状，发生于结缔组织疏松部位者水肿明显且弥散，少数可伴发喉头水肿和皮肤划痕。（参考图：图35）

4. 临床类型

风团突然发生，消退后不再复发或反复发作且病程不超过6周者为急性荨麻疹，若反复发作且病程超过6周者称之为慢性荨麻疹。临床还可见到接触性荨麻疹、皮肤划痕症、延迟性皮肤划痕症、延迟性压力性荨麻疹、冷性荨麻疹、获得性冷性荨麻疹、家族性冷性荨麻疹、胆碱能性荨麻疹、局限性热性荨麻疹、延迟性家族性局限性热性荨麻疹、日光性荨麻疹、遗传性家族性荨麻疹综合征等多种类型。

5.自觉症状

可有不同程度的瘙痒感和灼热感，极少数患者也可不痒。少数急性荨麻疹患者可伴有头痛、发热、乏力、恶心、腹痛、腹泻、胸闷、呼吸困难、心悸等全身症状。

6.病　程

风团持续几分钟至数小时消退，很少超过 24 小时，但可反复发作，病程可达数月、数年甚至数十年。

7.实验室检查

急性荨麻疹通常有自限性，除需根据病史和相关临床表现针对性寻找诱因或病因（如可通过检查血常规初步了解发病是否与感染相关）以外，一般不推荐采用实验室检查诊断。若急性荨麻疹发作期间合并腹痛、腹泻、胸闷气促、休克等消化、呼吸、循环系统症状时，或在其他必要情况下，可根据临床实际，对症酌情选择实验室检测指标，如血常规、C 反应蛋白、降钙素原、粪隐血、血/尿淀粉酶、D-二聚体等，必要时可进一步完善影像学检查，监测患者生命体征等，以避免出现漏诊、误诊及其他不良后果。

（四）常用中西医外治方法

1.中医特色外治疗法

（1）针灸，针刺曲池、血海、足三里等穴位可以治疗荨麻疹，但需要对穴位有充分明确的了解。

（2）按摩、拔罐、刺络放血、红光等治疗方法对不同的荨麻疹也有一定的治疗效果。

（3）耳穴埋针治疗。

（4）穴位注射治疗，如穴位自血疗法、穴位注射人胎盘组织液等。

（5）穴位埋线疗法，每月 1 次，3～4 次 1 疗程。

（6）中药浴（木桶浴或熏蒸仓）治疗。

2.西医局部治疗

（1）可外用炉甘石洗剂，止痒，促进红斑、风团消退。

（2）糖皮质激素药膏，可快速止痒。

（五）系统治疗

系统治疗包括抗组胺药物，为防止抗组胺药物长期使用发生耐药性，在

< 208 >

应用某种药物无效的情况下，可更换不同种类的药物。急性发作时，可紧急使用肌注肾上腺素或异丙嗪，也可使用糖皮质激素、免疫抑制剂及生物制剂等。

◆ 四、接触性皮炎 ////////

（一）概 述

接触性皮炎是皮肤、黏膜接触外界物质后发生的炎症性皮肤病，分为刺激性接触性皮炎和变应性接触性皮炎两种。引起皮肤炎症的物质主要有动物性、植物性和化学性三大类，其中以化学性物质最为多见，如强酸、强碱、芥子气、斑蝥、有机溶媒、肥皂、洗衣粉、浴液、护肤品、化妆品、油彩、染发水、杀虫剂、除臭剂、外用药、金属和塑料制品等。

近年由芒果果汁或其植物茎汁所致的皮肤黏膜接触性皮炎明显增多，致敏物质主要为成熟芒果所含的单羟基苯、二羟基苯和不完全成熟芒果所含的乙醛酸等成分，皮肤沾染后发生接触性皮炎。

（二）中西医病名

（1）中医诊断：膏药风、漆疮。

（2）西医诊断：接触性皮炎。

（三）诊断要点

1. 好发年龄

刺激性接触性皮炎可发生于任何年龄、性别的人。

2. 好发部位

皮损可发生于与任何刺激物接触的部位。

3. 典型损害

引起刺激性接触性皮炎的刺激物主要为强酸、强碱、芥子气、斑蝥、有机溶剂、芒果等，多表现为皮肤、黏膜急性损伤；引起变应性接触性皮炎的刺激物主要有肥皂、浴液、洗发液、塑料制品、化妆品、动物皮毛、荨麻、生漆等，可表现为急性或慢性皮肤、黏膜损伤。

急性损伤为接触部位很快出现与接触物形状、范围一致且境界清楚的水肿性红斑、丘疹、水疱、大疱、糜烂，甚至坏死和溃疡等；慢性损伤主要为接触部位脱屑性红斑，可有少数丘疹、小水疱和皲裂，境界不清，多呈亚急

< 209 >

性或慢性湿疹样变。损伤程度与该物质的性质、浓度、接触时间及范围等有关。（参考图：图36）

4. 自觉症状

接触部位有瘙痒、疼痛和灼热感，程度与接触物的性质有关，大面积损伤可出现全身症状。

5. 实验室检查

变应性接触性皮炎患者接触物斑贴试验常为阳性。

（四）常用中西医外治方法

1. 中医特色外治疗法

急性接触性皮炎无糜烂渗液者，可选用金银花、野菊花、地榆、苦参、荆芥、大黄各30g，枯矾15g，水煎汁凉洗患处；有糜烂渗液者可选用大飞扬、黄柏、苦参、大黄各30g，枯矾、芒硝、荆芥各20g，水煎汁冷湿敷患处，亦可湿敷后涂搽青黛油、黄连油或氧化锌油，并配合臭氧水局部冲洗、红光治疗。慢性接触性皮炎可选用大枫子、白鲜皮、紫草、大黄、丹参各30g，川椒20g，水煎汁温洗患处，温洗后涂搽青黛膏。

2. 西医局部治疗

（1）药物治疗：急性损伤糜烂有渗液的皮损，可选用3%硼酸溶液、0.9%氯化钠溶液或0.5%依沙吖啶溶液反复冲洗后湿敷，每次15～20分钟，每天2～4次。

渗液较少或无糜烂急性损伤的皮损，可涂搽40%氧化锌油、炉甘石洗剂、1%樟脑炉甘石洗剂、1%薄荷炉甘石洗剂、丁酸氢化可的松乳膏、糠酸莫米松乳膏、曲安奈德乳膏、地塞米松乳膏、丙酸氟替卡松乳膏或丙酸氟替卡松软膏，每天2次，直至皮损消退。

慢性损伤，可外用氧化锌软膏、10%黑锌油、10%黑豆馏油软膏、10%～20%糠馏油软膏、曲安西龙贴膏、复方曲安奈德软膏、复方益康唑软膏、5%～10%色甘酸钠软膏、3%水杨酸软膏、倍他米松乳膏、氟芬那酸丁酯软膏、复方醋酸氟轻松酊或丙酸氯倍他松软膏等，每天2～3次。

（2）物理治疗：手部及前臂的慢性变应性皮损，反复发作或避光后症状缓解者，可进行光化学脱敏疗法或局部照射UVB。

< 210 >

（五）系统治疗

系统治疗以止痒、脱敏为主。可内服抗组胺药物、维生素C。对重症泛发的患者，可短期应用糖皮质激素口服或静脉滴注，有并发感染者则加用抗生素。

五、糖皮质激素依赖性皮炎

（一）概　述

糖皮质激素依赖性皮炎是指突然停止长期外用含糖皮质激素的制剂和化妆品所致的局部炎症性皮肤病。外用糖皮质激素具有较强的降低毛细血管通透性、减少渗出和细胞浸润、抑制表皮细胞增殖与分化、抗炎和抗过敏的作用，长期反复应用导致角质层细胞减少和功能异常，破坏了表皮通透屏障，降低了角质层含水量，诱发多种炎症细胞因子释放，导致真皮组织炎症。

（二）中西医病名

（1）中医诊断：红脸疮。

（2）西医诊断：糖皮质激素依赖性皮炎。

（三）诊断要点

1. 好发年龄

任何人长期外用糖皮质激素制剂或含糖皮质激素的化妆品均会发病。

2. 好发部位

多见于面部和颈部，其他部位长期外用糖皮质激素也可发生，尤其是组织疏松部位，如阴囊、女阴、腋下、股内侧等处。

3. 典型损害

①皮肤变薄、潮红伴毛细血管扩张。②痤疮样皮疹，粉刺、丘疹及脓疱。③色素沉着。④皮肤老化、干燥、脱屑、粗糙，甚至萎缩。⑤毳毛增粗变长。⑥自觉有灼热、瘙痒、疼痛及紧绷感。

4. 临床分型

根据皮损发生部位分为：①口周型皮损：主要分布于口周离唇 3～5mm 的区域。②面部中央型皮损：主要分布于双面颊、下眼睑、鼻部及额部，通常口唇周围皮肤正常。③弥散性皮损：分布于整个面部、额部和口周皮肤。

< 211 >

（四）常用中西医外治方法

1. 中医特色外治疗法

可选用生地、玄参、海浮石、枸杞各30g，夏枯草、金银花、蒲公英、槐花、黄芩各15g，瘙痒重者加白鲜皮，水肿明显者加泽泻；或野菊花、蒲公英、蛇床子、白鲜皮、地肤子、葛根、白芷、花椒、明矾各适量，每天1剂，水煎取汁湿敷或外洗患处，每天2~4次。

2. 西医局部治疗

（1）药物治疗：①糖皮质激素递减疗法。对病程长、停药后反应剧烈者采用糖皮质激素递减法，直至停用。由强效制剂改用弱效制剂，由高浓度制剂改为低浓度制剂，逐渐减少用药次数，延长使用间隔时间。对病程及用药时间较短，停药后反跳较轻者可停止使用糖皮质激素制剂。②糖皮质激素替代治疗钙调神经酶抑制剂，如他克莫司软膏。③对伴痤疮样皮炎者的治疗，待皮肤屏障功能恢复后加用硫磺乳剂、过氧苯甲酰凝胶、甲硝唑乳剂等。④对伴色素沉着者的治疗，待皮肤屏障功能恢复后用氢醌、熊果苷、壬二酸等脱色剂。

（2）物理治疗：①局部照射红光或黄光15~20分钟，可收到较好疗效。②臭氧水冲洗患处。③无针水光联合硼酸溶液湿敷患处。④水氧导入。⑤合并痤疮样皮炎者，可使用粉刺针清理联合红蓝光治疗。⑥皮肤屏障受损者，可联合中胚层疗法，如水光针、PRP注射。⑦色素沉着者，可使用激光治疗，如BBL、CC光、M22、红宝石激光等。

（五）系统治疗

停用糖皮质激素制剂，如有皮肤瘙痒者，可加用抗组胺药物。合并感染者，可配合使用抗生素。

< 212 >

红斑丘疹鳞屑性皮肤病

一、银屑病

（一）概　述

银屑病是一种慢性复发性炎症性红斑丘疹鳞屑性皮肤病。病因不明，可能与遗传、感染、代谢障碍、内分泌异常、免疫异常、心理应激、外界环境等综合因素有关。自然人群患病率约为2%，但不同地域和人群其患病率差异较大，如丹麦约为2.9%、北欧平均患病率为2%、美国患病率为2.2%~2.6%，我国在1984年进行的大样本抽样调查后统计，总患病率为0.123%，而印第安人则几乎不患银屑病。近年来，在我国多地区抽样调查中，其发病率有逐年升高趋势，防治任务艰巨，其是皮肤科目前重点研究和防治的疾病之一。

（二）中西医病名

（1）中医诊断：白疕。

（2）西医诊断：银屑病。

（三）诊断要点

根据皮损特点及临床表现，将其分为寻常性、脓疱性、红皮病性、关节病性银屑病。

1. 寻常性银屑病

寻常性银屑病是临床上最为常见的一种类型，约占银屑病患病总人数的

< 213 >

95％以上，发病机制复杂，可能是在银屑病易患体质的基础上，通过外界易感因素干扰刺激下综合而发病。

（1）好发年龄：任何年龄均可发病，但多见于青壮年。一般儿童起病者多见于女性，而成年起病者则以男性为多。

（2）好发部位：多见于头皮、四肢伸侧、背部及臀部，但任何部位均可发生。皮损既可泛发全身，也可长期局限于身体某一处，但常呈对称性散在分布。偶可发生于口腔、龟头等处黏膜及腋窝、腹股沟等皮肤皱褶处，指（趾）甲及掌跖亦可被累及。

（3）典型损害：基本损害初起为炎性红色丘疹，粟粒至黄豆大或更大，以后逐渐增大或融合成形状各异、大小不等、境界清楚的斑块，颜色鲜红或暗红，高出皮面，基底浸润明显，周围有炎性红晕，表面覆多层干燥灰白色或银白色鳞屑，轻轻刮除鳞屑后，则渐露出一层淡红色发亮的半透明薄膜（即表皮棘细胞层），称为薄膜现象；若再用力刮除薄膜即达真皮乳头层的顶部，则可使其扩张的毛细血管显露并破损，出现筛样的点状出血，称之为点状出血现象（Auspitz 征）。临床将银白色鳞屑、薄膜现象和点状出血称为寻常性银屑病皮损的三大特征，尤其是 Auspitz 征为临床诊断寻常性银屑病的主要依据之一。

在其发展过程中，临床根据皮损形态可分为滴状银屑病、钱币状银屑病、地图状银屑病、环状银屑病、带状银屑病、蛎壳状银屑病、扁平苔藓样银屑病、疣状银屑病、慢性肥厚性银屑病等；根据皮损发生及分布的部位可分为头皮银屑病、颜面银屑病、皱襞部银屑病、掌跖银屑病、黏膜银屑病、指（趾）甲银屑病、毛囊性银屑病、脂溢性皮炎样银屑病等。

（4）寻常性银屑病的特殊类型：

①滴状银屑病：也称发疹性银屑病，占银屑病患者总数的 14％ ~ 17％，常见于儿童，多与咽部链球菌感染相伴，在患急性扁桃体炎或上呼吸道感染 2 ~ 3 周时，全身突然出现数量较多粟粒至蚕豆大小的红色丘疹，Auspitz 征阳性。部分患者应用抗生素及对症治疗数周后皮疹可完全消退。

②尿布银屑病：因皮疹首先发生于婴儿臀部及腹股沟等尿布覆盖处，故而称之为尿布银屑病，可能是患儿具有银屑病体质，尿素分解产生的氨刺激皮肤引起变态反应所致，多见于出生后数日至 9 个月的婴儿，以 2 个月左右

< 214 >

发病者最为多见。

　　损害为暗红色或红褐色大小不等、边界清楚的斑块，呈圆形、卵圆形或融合成地图状，表面覆较厚的银白色细薄鳞屑，周围可见粟粒至绿豆大炎性鳞屑性丘疹，似卫星状分布。主要分布于臀、股、外生殖器及下腹部等接触尿布区域，亦可蔓延至躯干及四肢近端等非尿布接触处，头皮可出现散在性浅红色斑片，表面覆干燥性痂屑。少数患儿指（趾）甲出现点状凹陷或嵴状隆起，极少数患儿伴有地图舌。多数患儿无瘙痒或疼痛，全身健康不受影响。

　　此外，多数寻常性银屑病患者的病情在冬季加重或复发，夏季减轻或消退，临床称之为冬季型银屑病；少数患者的病情在夏季加重或复发，冬季减轻或消失，临床称之为夏季型银屑病。但部分患者因多种药物干预或病程较久，其发病和症状改善的季节性往往不甚明显。

　　（5）寻常性银屑病的病程分期：

　　①进行期：是指银屑病病势逐渐加重，新皮损不断出现，原有皮损面积不断扩大或相互融合，鳞屑厚积，基底炎症明显，周围有炎性红晕，痒感较明显。在此期间，患者的皮肤敏感性增高，如外伤、摩擦、注射或针刺正常皮肤后，可在该处发生类似损害，称为银屑病的同形反应，一般在皮肤受损伤后 3 ~ 18 天发生，处于此期的银屑病患者该反应发生率约为 47%，应引起临床重视。

　　②静止期：是指银屑病病情相对稳定，皮损处于静止状态，炎症逐渐减轻，无新发皮疹或虽有个别新发皮疹，但初发皮损既不消退也无明显扩展。

　　③消退期：是指皮损的炎症及浸润明显减轻，颜色渐淡，面积逐渐缩小，鳞屑厚度变薄或明显减少，周围出现浅色晕，最后皮损消退留暂时性色素减退斑或色素沉着斑，达临床痊愈。一般皮损减轻和消退先从躯干和上肢开始，头部及小腿皮损消退缓慢。

　　（6）自觉症状：患者常有不同程度的瘙痒，尤其是病情进展期，可伴有剧痒。急性起病皮损泛发者可伴有低热、咽痛、疲乏等全身症状。

　　（7）病程：皮损呈慢性经过，常反复发作，迁延数年甚至数十年。

　　（8）实验室检查：多数患者系统检查无明显异常。少数尤其是婴幼儿及急性点滴型银屑病患者，可伴有白细胞数量增多、血沉增快，极少数患者可有血糖、血脂增高和肝功能异常。

< 215 >

组织病理主要表现为：表皮角化不全及角化过度，颗粒层变薄或缺失，棘层肥厚；钉突向下延伸，末端增宽，相应的乳头顶部表皮明显变薄，有时仅有 2 ～ 3 层细胞，可见明显表皮细胞核分裂相；角质层下尤其在角化不全处可见聚集的中性粒细胞，即 Munro 微脓肿；真皮乳头层毛细血管扩张、迂曲，血管周围有中性粒细胞或淋巴细胞浸润。

2.脓疱性银屑病

脓疱性银屑病是一种较为少见而严重的银屑病，约占银屑病患病总人数的 1%。急性泛发型脓疱性银屑病发病机制不清，可能与遗传背景、免疫异常、链球菌或葡萄球菌感染、过度劳累等因素有关，亦可因外用刺激性较大的药物或长期大量应用糖皮质激素、免疫抑制剂等治疗寻常性银屑病的过程中突然停药或减量过快引起的反跳所致。掌跖型脓疱性银屑病可能与金属镶牙材料等因素有关。

（1）好发年龄：任何年龄均可发病，男性患者略多于女性。小儿泛发型脓疱性银屑病发病年龄以 1 岁以内者为多，症状较成人轻，常有银屑病家族史。

（2）好发部位：皮损可发生于身体任何部位皮肤，既可局限也可泛发，可累及口腔黏膜、舌及甲床。

（3）典型损害：脓疱性银屑病分为急性泛发型、环形型、幼年型、妊娠型、局限型（掌跖型和非指端型）五个类型，其中，急性泛发型及掌跖型脓疱性银屑病较其他脓疱性银屑病多见。

①急性泛发型脓疱性银屑病：发病突然，在银屑病基本损害基础上出现密集的针帽至粟粒大灰白色或黄色浅表无菌性脓疱，以后脓疱迅速增多呈回旋形或波浪形并融合成大片脓湖，边缘常有较多的小脓疱，疱壁较薄，抓破后流少量脓液，可在数周内泛发全身，并伴有程度不同的水肿，以四肢屈侧及皱襞处最为严重，可发展成红皮病性银屑病。病情减轻或脓疱消退后，可复现寻常性银屑病的皮损。

口腔黏膜及甲床也可出现小脓疱，脓疱破裂形成小的糜烂面、浅表性溃疡、少量渗液、结痂或形成脓痂，常伴有沟状和／或地图舌。指（趾）甲可出现萎缩、碎裂或溶解，甲板可肥厚、浑浊，甲板下有堆积成层的角蛋白鳞屑。可并发肝肾损害、电解质紊乱、继发感染致败血症等系统损害。

②掌跖型脓疱性银屑病：皮损常局限于掌跖，常对称发生。损害为红斑

< 216 >

基础上较多针帽至粟粒大无菌性脓疱，疱壁不易破裂，经 1～2 周后可自行干涸，结褐色质较硬的痂皮。痂皮脱落后，可出现小片鳞屑，剥除鳞屑后可出现点状出血，以后会在鳞屑下出现成群的脓疱和结痂，如此反复，掌跖受累面积可逐渐扩大。可伴有关节病变，主要累及远端指（趾）关节。

指（趾）甲常受累，引起甲变形、肥厚、浑浊及甲下积脓，甚至甲板脱落。少数患者伴有沟状舌。患者一般情况较好，偶伴低热、头痛等全身症状。

（4）自觉症状：急性泛发型脓疱性银屑病常伴有高热，关节疼痛、肿胀，全身不适等症状。局部可有不同程度瘙痒或疼痛，尤其急性泛发型脓疱性患者可有剧痛。

（5）病程：数月或数年不等，尤其是掌跖型脓疱性的脓疱常反复发作，病程较长，难以彻底治愈。小儿泛发型脓疱性银屑病常随年龄增长，复发次数趋于减少，可能与患儿抵抗力逐渐增强有关。

（6）实验室检查：急性泛发型脓疱性银屑病患者可有白细胞增高、血沉加快等。

①非掌跖型脓疱性银屑病组织学特点：表皮角化过度和角化不全，表皮突向下延伸不显著；棘层水肿，棘细胞增生，由于中性粒细胞在海绵状网中聚集而形成 Kogoj 海绵状脓疱；真皮上部有单一核细胞浸润，从毛细血管渗出的中性粒细胞自乳头层进入表皮。沟状舌的组织病理改变与皮肤损害基本相同，但在增生的棘细胞层可见海绵状脓疱。

②掌跖型脓疱性银屑病的组织学特点：角质层明显增厚，表皮内有大的单房性脓疱，两侧钝圆，微隆起于表皮，脓疱内有大量中性粒细胞，脓疱周围表皮轻度棘层增厚，脓疱下方有炎细胞浸润，在脓疱两侧常见小而典型的海绵状脓疱。早期损害为真皮乳头层上方的表皮下部有海绵形成及单一核细胞浸润，以后发展成含单一粒细胞的表皮内水疱。当水疱向外扩展时，大量中性粒细胞在水疱周围聚集。若中性粒细胞进入水疱内，则形成海绵状脓疱。

3. 红皮病性银屑病

红皮病性银屑病又称银屑病性剥脱性皮炎，是银屑病中一种较为少见的严重类型，约占银屑病患病总人数的 0.64%。发病常与寻常性银屑病在急性发疹期受某些外界刺激或不恰当治疗有关，如经常用力擦洗皮损，用盐水、花椒水或温度较高的水清洗，或外用刺激性较大的药物等，亦可因在长期或

< 217 >

大量应用糖皮质激素或免疫抑制剂过程中突然停药或减量过快引起的反跳所致，部分可因服用含砷、汞等重金属的中药诱发。但少数病例可由寻常性银屑病自行演变而来，有时脓疱性银屑病在脓疱消退过程中，也可暂时表现为红皮病性银屑病。

（1）好发年龄：多见于中老年人，男女均可发病，儿童尤其是幼儿少见。

（2）好发部位：原有皮损部分出现潮红，迅速扩大，全身泛发。

（3）典型损害：临床表现为原有寻常性银屑病皮损部位出现红色斑片，迅速扩展并蔓延至全身，最后呈弥漫性潮红色或暗红色斑，炎症浸润明显伴轻度水肿，表面覆大量糠秕样鳞屑，并不断脱落，少数湿润结痂。原有寻常性银屑病的特征，如白色鳞屑及点状出血往往消失，但病情控制后又可见小片寻常性银屑病的损害。

病程较长的皮损可浸润肥厚，头面部皮损因皮脂较多或继发细菌感染而有较厚的鳞屑堆积，呈蛎壳状，头发被皮损收束呈束状，可有毛发脱落。掌跖因角质层较厚，脱落的皮屑常呈大片状，甚至呈破手套、袜套样。可伴有指（趾）甲混浊或变形，甲板增厚，表面凹凸不平，严重时可引起甲脱落。鼻腔、口腔、咽、阴道及尿道也可受累而发红，甚至引起黏膜上皮脱落，常伴有浅表淋巴结肿大。

（4）自觉症状：红皮病性银屑病急性发疹期常有发热、头痛、寒战、乏力等全身症状，部分患者有不同程度瘙痒。

（5）病程：皮损常持续数周、数月甚至数年不退，且常反复发作。部分病势危重的病例可并发败血症或引起肝、肾损伤，甚至危及生命。

（6）实验室检查：病情严重或病程较久患者，可因鳞屑大量脱落导致继发性低蛋白血症和缺铁性贫血。急性发疹期白细胞计数常增高、血沉加快。

红皮病性银屑病的组织病理主要表现为：表皮角化不全和角化过度，颗粒层变薄或消失，棘层肥厚，表皮突下延呈棒槌状，细胞内或细胞间水肿，有时可见表皮内微脓肿；真皮乳头层上方表皮变薄，乳头层水肿，毛细血管扩张、迂曲；真皮浅层血管周围有少量炎细胞浸润，早期以中性粒细胞和淋巴细胞为主，晚期则以淋巴细胞和组织细胞为主，偶见嗜酸性粒细胞和浆细胞。

4.关节病性银屑病

关节病性银屑病又称银屑病性关节炎或银屑病性关节病，是一种伴有严

< 218 >

重的炎症性、侵蚀性关节疾病的银屑病，约占银屑病患病总人数的 1%，寒冷地区患者数相对多于温热地区。关节炎约 81.67% 的患者是发生在寻常性银屑病的急性发疹期，部分寻常性银屑病患者在穴位注射曲安奈德混悬液后转变为关节病性银屑病。

（1）好发年龄：寻常性银屑病的皮损可发生于任何年龄，关节炎症状多见于 30～50 岁成年人，男性患者略多于女性。

（2）好发部位：关节病性银屑病可同时发生于身体任何大、小关节，亦可累及脊柱，但以手、腕、足等小关节较为常见，尤以指（趾）末端关节受累者最为多见。皮肤损害与寻常性银屑病好发部位相同。

（3）典型损害：

①皮肤损害：皮肤损害表现为寻常性银屑病者约占 96.7%，表现为脓疱性者约占 3.3%。一般皮肤损害有较为明显的渗出倾向，加之鳞屑层层堆积，容易形成蛎壳状损害。银屑病皮损多先于关节症状出现，后于关节症状者少见，两者同时出现者罕见。

②关节症状：主要表现为关节炎症状，其程度随关节炎是否处于活动期而有所不同，活动期关节红、肿、热、痛和活动受限，可伴有乏力、发热、体重减轻及关节僵硬、晨僵等全身症状；缓解期关节无疼痛或仅在受压时有轻微疼痛，一般肿胀不明显，活动亦不受限。

③指（趾）甲损害：可出现甲板点状凹陷、横沟纵嵴、条状纵形色素沉着、甲增厚、甲变形、甲脆裂等，还可引起甲板与甲床分离甚至脱落。关节病性银屑病的指（趾）甲改变常与关节症状相关联，关节症状愈明显则指（趾）甲改变愈显著。

（4）自觉症状：除有寻常性或脓疱性银屑病的皮肤损害症状外，还有类风湿性关节炎的症状，出现受累关节疼痛、红肿及活动受限，有时疼痛剧烈，可伴有发热等全身症状。关节炎症状可与皮肤症状同时缓解或加重。

（5）病程：皮肤损害经治疗可完全消退，但可反复发生。关节损害难以彻底治愈，症状加重与缓解相互交替，致使病程迁延。

（6）实验室检查：大多数关节病性银屑病患者类风湿因子阴性，血尿酸及尿酸水平常升高，血沉可增快。久病者 X 线检查表现为受累关节骨质疏松、骨囊肿形成、关节间隙变狭窄、关节面侵蚀、关节强直等。

< 219 >

（四）常用中西医外治方法

1. 中医特色外治疗法

寻常性银屑病宜用温和药物，如使用黄连膏外擦，每天1次；寻常性银屑病消退期可使用内服煎剂的药渣水外洗；脓疱性银屑病使用紫草油外擦进行治疗。可结合针灸疗法，适用于退行期进行针灸，并可结合耳针、拔罐等治疗方案。

2. 西医局部治疗

（1）寻常性银屑病：

①局部治疗：局部用药可缓解表皮角化过程，使皮屑松软，易于脱落，尤其是皮损较少的仅外用药即能控制病情。治疗银屑病以还原剂、角质剥脱剂及细胞抑制剂为主，温水沐浴后涂搽外用药可增强疗效，但应注意用药浓度、剂型、方法、剂量、涂搽面积等，避免使用不当激发红皮病、药物经皮吸收中毒或达不到预期疗效。治疗银屑病的药物类型见表2-10-1。

表2-10-1　治疗银屑病的药物类型

焦油制剂	常用的有煤焦油、松馏油、糠馏油及黑豆馏油，小儿使用浓度一般为1%～5%，成人局部使用浓度可达20%
蒽林	对斑块性银屑病有较好疗效，且与水杨酸制剂、糖皮质激素制剂、焦油类制剂等联合使用可提高疗效，降低其刺激性。临床一般用1%蒽林软膏短期治疗获得疗效后，用0.5%蒽林维持治疗。不用于面部、四肢屈侧及腹股沟等处皮肤
糖皮质激素	糖皮质激素外用制剂是临床应用最为广泛治疗银屑病的药物，虽也有较多不良反应，但根据应用部位、范围、疗程、方法及药效强度的不同，合理规范使用不但可产生显著治疗效果，而且可减轻其不良反应。按糖皮质激素药效强弱将其外用制剂分为4类　最强效类：如0.05%丙酸氯倍他索霜或软膏（特美肤）、0.05%双醋酸二氟松霜（索康）、0.05%卤米松霜或软膏（适确得）、0.1%哈西缩松霜或溶液（喜乐、氯氟舒松、乐肤液）、0.025%丙酸倍氯美松软膏、0.2%醋酸氟轻松霜或软膏（肤轻松、仙乃乐）等

< 220 >

续表 2-10-1

糖皮质激素	一般来说，药效强度愈高，疗效愈显著，不良反应愈明显，同一药物相同浓度的软膏相对于霜剂、硬膏效果要好，应用局部封包较单纯涂搽疗效要好，但强效糖皮质激素禁用于面部、腋下、腹股沟及其他皱褶部位	强效类：如 0.05％丁氯倍他松软膏、0.1％倍他米松戊酸酯霜或软膏、0.1％糠酸莫米松软膏（艾洛松）、0.025％～0.1％曲安缩松霜或软膏、0.1％氢化可的松丁酸酯（尤卓尔）等
		中效类：如 0.05％氯倍他松丁酸酯霜或软膏、0.1％地塞米松乳膏或软膏、0.01％曲安缩松霜（康纳乐）等
		弱效类：如 0.1％～2.5％氢化可的松碱基或醋酸盐霜、0.25％甲泼尼松龙霜或软膏等
维A酸类	主要为第三代维A酸受体选择剂他扎罗汀凝胶，局部外用治疗斑块性银屑病有很好疗效，与糖皮质激素外用制剂联合应用，可提高疗效和减轻其刺激性	
维生素D₃类似物	主要有钙泊三醇、他骨化醇，具有抑制角质形成细胞增殖及诱导其分化的作用，并有直接抗炎作用。钙泊三醇软膏（每克含钙泊三醇 50mg），1～2次/天，涂搽面积不超过体表面积的 30％，每周用量不超过 100g；他骨化醇软膏（每克含他骨化醇 2mg），2次/天，涂搽面积不超过体表面积的 35％，病情改善后逐渐减少用量维持数月，可用于皮肤皱褶处和面部	
钙调神经磷酸酶抑制剂	主要有吡美莫司软膏和他克莫司软膏，可用于头面、皱褶、肛周和外阴等部位，但使用浓度应从 0.03％逐渐增加至 0.1％，薄涂于皮损表面，每天 2 次，并避免日晒和与光疗联用	
盐酸氮芥及芥子气	两者均具有较强的细胞毒性及弱的免疫抑制作用，外用治疗银屑病，一般配成 0.0025％～0.0005％氮芥酊、（1∶20000）～（1∶10000）的芥子气软膏，每周 1～2 次薄涂或局部封包，直至皮损消退。应注意药物的刺激性和毒性，颜面、外阴、肛周、腋窝、乳房下及黏膜等部位禁用	
其他	如 3％～5％水杨酸软膏或乙醇溶液、5％硫黄软膏、5％～10％水杨酸软膏、0.05％～0.1％维A酸乳膏、1％ 5-氟尿嘧啶凝胶或霜剂、0.1％～0.5％甲氨蝶呤霜、10％～15％喜树碱二甲基亚砜溶液、10％羟基脲霜、抗人白介素 8 单克隆抗体乳膏及中草药制剂等，均可酌情选用	

< 221 >

②物理治疗：利用某些物质的物理特性对疾病进行治疗的方法。用于治疗银屑病的物理疗法主要有紫外线疗法、光化学疗法、水疗、药浴及电疗等。a. 紫外线疗法：利用紫外线对皮肤角质层的穿透性及其生物作用治疗银屑病，可以单独照射中波紫外线，亦可与药物或药浴配合应用。如在外涂 2% ~ 5% 煤焦油软膏后，次日沐浴后照射中波紫外线，可取得较好疗效。b. 光化学疗法（PUVA）：服用或外用光敏剂后，全身照射长波紫外线。如口服 8-甲氧补骨脂素 0.7mg/kg 或 5-甲氧补骨脂素 2 小时后，病损区或全身照射长波紫外线；或在皮损表面涂 0.1% 8-甲氧补骨脂素软膏数分钟至 1 小时后，照射长波紫外线。c. 沐浴疗法：治疗银屑病常用的沐浴方法主要有矿泉浴、焦油浴、硫黄浴、中草药浴等，尤以焦油浴和中草药浴应用较多，临床可根据病情适宜选用。d. 电疗法：利用脉冲静电将臭氧和负离子导至皮下组织，以促进局部血液循环，加强新陈代谢，提高机体免疫力。一般每周 3 次，1 个月为 1 疗程。

（2）脓疱性银屑病：

①局部治疗：治疗脓疱性银屑病的外用制剂需选择无刺激性的润肤剂或弱效糖皮质激素软膏外搽，以减轻皮肤不适感和防止水、电解质经皮肤丢失。避免热水烫洗和外用高浓度强效糖皮质激素及刺激性较大的外用药物。

红斑及细小脓疱性皮疹可外用炉甘石洗剂，大片脓疱或糜烂性皮损外用氯霉素氧化锌油，干燥脱屑性皮损外用甘草油，根据病情决定用药次数。也可选用甲紫糊剂包敷患处。

近年采用 0.005% 卡泊三醇霜联合 0.05% 氯倍他索霜外用的方法，治疗脓疱性银屑病取得了较好疗效，方法可为两药混合外用或早晚各涂药 1 次。临床可根据病情适宜使用。

②物理疗法：a. PUVA：在应用阿维 A 酯或阿维 A 酸控制病情发展和脓疱消退 1 周后，开始进行 PUVA，并逐渐减少阿维 A 酯或阿维 A 酸用量，疗程 3 ~ 6 个月或更久。治疗中应掌握紫外线照射剂量，逐渐增加照射时间，谨防光毒反应加重病势。b. 蒽林联合窄谱 UVB：治疗泛发性脓疱性银屑病有较好疗效，方法为患者在应用 5% ~ 10% 煤焦油沐浴后穿 1 小时涂有蒽林（开始浓度为 0.025%，逐渐增加至 1% ~ 2%）的棉质内衣，根据皮肤类型照射窄谱 UVB（开始剂量为 0.1 ~ 0.2J/m^2，以后每天增加 0.1J/m^2，直至出现皮肤微

< 222 >

红斑才可维持治疗）。

（3）红皮病性银屑病：

①局部治疗：急性期外涂氧化锌油、鱼肝油软膏、三黄霜（黄连、黄芩、大黄）、10%硼酸软膏或弱效糖皮质激素制剂（如0.05%丁氯倍他松软膏、0.1%倍他米松戊酸酯霜或软膏、0.1%糠酸莫米松软膏、0.1%氢化可的松丁酸酯、0.05%氯倍他松丁酸酯霜或软膏、0.1%地塞米松乳膏或软膏、0.01%曲安缩松霜等），皮损炎症减轻开始消退时外用5%复方松馏油软膏。

临床可根据患者病情选用中草药浴，如白花蛇舌草、土茯苓、地肤子、刺蒺藜、白鲜皮、大青叶、蜂房、蝉衣等各适量水煎成1000mL，放入40℃半浴缸中全身浸泡，同时用精制淀粉500g熬成糊状装入纱布袋中轻轻揉擦皮肤；或选用紫花地丁、蒲公英、白鲜皮各50g，土茯苓、金银花、防风各30g，水煎成2000mL放入40℃半浴缸中全身浸泡。每次30分钟，每天1次。

②物理治疗：a. 改良Goeckerman法：即局部外涂糖皮质激素后照射中波紫外线，对急性发疹期的患者疗效较好，但应严格控制紫外线照射剂量和照射时间，防止光毒反应加重病势。b. PUVA：在急性期禁用，宜在应用其他疗法或口服糖皮质激素待病情控制并改善后方可进行，开始时0.5J/cm^2，以后缓慢增加剂量，并维持治疗数周至数月。

（五）系统治疗

（1）传统药物：甲氨蝶呤、环孢素、维A酸类、糖皮质激素、其他（硫唑嘌呤、来氟米特、吗替麦考酚酯、抗生素、氨苯砜等）。

（2）生物制剂：国内外已获批用于治疗银屑病的生物制剂包括TNF-α抑制剂（依那西普、英夫利西单抗、阿达木单抗、培塞利珠单抗）、IL-12/23抑制剂（乌司奴单抗）、IL-23抑制剂（古塞奇尤单抗、替拉珠单抗、risankizumab）、IL-17A抑制剂（司库奇尤单抗、依奇珠单抗、布罗利尤单抗、bimekizumab）、IL-17RA抑制剂、IL-17A/F双靶点抑制剂、IL-36R抑制剂（佩索利单抗）等多种。值得注意的是，中国银屑病生物制剂的临床应用时间尚短，其长期疗效及安全性仍需进一步观察。生物制剂治疗前要对患者的健康状况进行充分评估，重点关注有无感染、恶性肿瘤等疾病，还要注意特殊人群中生物制剂的应用。

（3）小分子靶向药物：目前研发中的药物主要靶点集中于PDE4、

< 223 >

JAK1 ~ 3 以及 TYK2 等分子，部分产品已经或接近上市，如 PDE4 抑制剂（阿普米司特）、JAK1 ~ 3 抑制剂（托法替布、乌帕替尼）、TYK2 抑制剂（deucravacitinib）。小分子靶向药物靶点和作用机制不同，治疗银屑病的疗效和安全性有较大的差异，也存在发生不良反应甚至严重不良反应的风险。因此，用药前应仔细阅读产品说明书，了解需要进行的筛查项目及可能发生的不良反应与应对办法。

◆ 二、玫瑰糠疹

（一）概　述
玫瑰糠疹是一种急性炎症性自限性红斑鳞屑性皮肤病。病因不明，可能与细菌、真菌、病毒和寄生虫感染或其所致的过敏反应、自身免疫等有关，且发病有一定季节性，好发于春秋季节。有报告金、银、砷等重金属可引起玫瑰糠疹样损害。

（二）中西医病名
（1）中医诊断：风热疮。
（2）西医诊断：玫瑰糠疹。

（三）诊断要点

1. 好发年龄
好发于青壮年，无明显性别差异，幼儿及 40 岁以上成人少见。

2. 好发部位
皮疹多对称发生于躯干和四肢近心端，偶可累及头面或局限于身体某一部位。多不累及黏膜。

3. 典型损害
皮损最初常为发生于胸前和/或颈肩部单一或少数几个淡红色丘疹，逐渐向四周扩大，形成圆形或类圆形境界清楚略微隆起的淡红色至橙红色指盖至钱币或更大的斑片，中央有消退倾向，表面覆细小鳞屑，称之为"母斑"。

一般 1 ~ 2 周后躯干部陆续出现多数较小椭圆形的淡红色斑，称之为"子斑"，并向四肢扩展。红斑中心略带黄色，表面覆灰白色糠秕样鳞屑，边缘稍翘起，其长轴常与皮纹走向一致，胸背部皮损的长轴可与肋骨平行。皮

< 224 >

损消退后留有暂时性色素沉着。

临床上尚可见到如手掌或更大的母斑，以及红斑中间杂有丘疹、风团、水疱和紫癜样等皮损。

4. 自觉症状

母斑通常无自觉症状，子斑常有不同程度瘙痒。偶伴低热和轻微头痛、周身不适、咽痛、关节痛、淋巴结肿大等全身症状。

5. 病　程

皮损一般 4～8 周自行消退，少数持久不退可达 6 个月以上，致使病程迁延，愈后极少复发。

6. 实验室检查

少数患者 lgD 和 lgM 标志的 B 淋巴细胞总数增多，T 淋巴细胞总数减少。

（四）常用中西医外治方法

1. 中医特色外治疗法

（1）药物治疗：可选用土茯苓30g，土大黄、黄柏、黄芩各20g，白鲜皮、苦参各15g，花椒3g，水煎外洗患处，每次 20 分钟，每天 1 次。亦可进行全身糠麸浴、矿泉浴或硫黄浴，适用于伴瘙痒脱屑期的患者，但水温不宜过热。

（2）针灸治疗：取合谷、曲池、肩井、三阴交、足三里等穴，针刺得气后留针 10 分钟，每天 1 次，连续 10～15 次为 1 疗程。

2. 西医局部治疗

（1）药物治疗：局部可外用1%薄荷炉甘石洗剂、1%冰片炉甘石洗剂、炉甘石洗剂、5%硫黄洗剂、3%～5%硫黄霜、肝素钠软膏，或薄涂1%氢化可的松霜、0.1%丁酸氢化可的松霜、0.1%糠酸莫米松霜等糖皮质激素制剂，每天 2 次。

（2）物理治疗：皮损炎症较轻者可照射亚红斑量或红斑量UVA和/或UVB，每周 2～3 次，一般 5～7 次皮疹可明显消退。炎症明显或有渗出的皮损可照射氦-氖激光，功率8～25mW，每区照射 10 分钟，每天 1 次，连续 10 次为 1 疗程。

肩胛下区皮下注射氧气也有较好疗效，首次 100mL，以后每次增加50mL，最大注射量为 400mL，每 3 天 1 次，连续 10 次为 1 疗程。

< 225 >

（五）系统治疗

（1）抗组胺药：依巴斯汀、氯雷他定等。

（2）维生素C：维生素C片、注射用维生素C。

（3）葡萄糖酸钙：葡萄糖酸钙注射液。

（4）抗生素：红霉素等。

（5）雷公藤：雷公藤多苷。

（6）氨苯砜对严重水疱型玫瑰糠疹有效。

（7）糖皮质激素类药物：严重全身泛发性玫瑰糠疹可短期使用泼尼松。

（8）抗病毒药：更昔洛韦、万乃洛韦等。

三、扁平苔藓

（一）概　述

扁平苔藓是一种以紫红色多角形扁平丘疹为主要临床表现的亚急性或慢性炎症性皮肤病。可能与感染、某些药物、自身免疫、内分泌紊乱、精神紧张、遗传及某些系统性疾病和酶的代谢异常等有关，但确切病因及发病机制不清。

（二）中西医病名

（1）中医诊断：紫癜风。

（2）西医诊断：扁平苔藓。

（三）诊断要点

1. 好发年龄

主要见于30～60岁成年人，男女均可发病，但口腔扁平苔藓多见于女性。

2. 好发部位

皮损多见于四肢屈侧、踝部、股内侧和腰部，面部及掌跖也可受累。黏膜损害多发生于口腔和龟头，偶可发生于喉、眼结膜、阴道、胃、膀胱和直肠。少数患者可伴有秃发和甲损害。

3. 典型损害

皮肤损害为散在或密集成群的红色至紫红色有光泽的多角形扁平丘疹，针帽至粟粒大或更大，表面覆细小灰白色鳞屑和蜡样薄膜，可见小的中央凹陷和纤细的白色条纹（Wickham纹，涂搽植物油后观察更为清晰），部分丘疹可相互融合成大小不等的肥厚性斑块，表面覆不等量的鳞屑，似银屑病样，但周围散在一定数量的紫红色多角形丘疹。

龟头或女阴等处皮损可形成中央消退而边缘浸润发展的环形损害，在四肢、躯干可见毛囊角化性棘刺状损害及同形反应所致的线状损害，偶见水疱、紫癜和红斑。皮损消退后留有暂时性色素沉着或萎缩性凹陷，发生于头皮可造成永久性秃发，发生于足跖可形成顽固性溃疡。

部分患者在皮损发生的同时或先后出现黏膜损害，如口腔损害为淡白色丘疹、斑块及糜烂面，唇部损害常有黏着性鳞痂。少数患者伴有甲损害，如甲板干燥粗糙和甲纵嵴等，严重时甲板变薄、裂隙、点状凹陷、甲变色、匙状甲、甲胬肉、甲床萎缩、甲板脱落或发生甲下角化过度等，极少数病例的损害仅发生于甲板，而无皮肤、黏膜损害。

4. 自觉症状

常有不同程度瘙痒，甚至剧痒，但也可无任何自觉症状。口腔黏膜损害可在进食时有疼痛和灼热感。

5. 病　程

大部分患者的皮损在1~2年内消退，肥厚性斑块及黏膜损害消退相对缓慢。

6. 实验室检查

典型皮损处活检组织病理显示：表皮角化过度、颗粒层楔形增厚、棘层锯齿状增厚、基底细胞液化变性、表皮和真皮乳头层有角化不良细胞；真皮乳头层胶原增生、血管周围致密的淋巴组织浸润、真皮浅层可有噬黑素细胞等。

（四）常用中西医外治方法

1. 中医特色外治疗法

口腔黏膜损害可先用双花、菊花冲水含漱后，外涂鹅口散、锡类散（牛黄、冰片、珍珠、人指甲、象牙各1g，青黛2g）、西瓜霜或青黛散，亦可口含金莲花片。肥厚性皮损可外涂黄柏霜或一扫光，每天2次。皮损泛发，瘙痒剧烈者，可外用1%薄荷三黄洗剂，每天3次。

< 227 >

2. 西医局部治疗

（1）药物治疗：

①皮肤损害：患处可选用 0.05％丙酸氯倍他索霜、0.1％氯氟舒松软膏、0.05％氟轻松醋酸酯、0.1％倍他米松霜、0.05％卤米他松霜、复方醋酸氟轻松酊等强效糖皮质激素，涂搽或封包，每天 2 次。亦可选用 0.1％维 A 酸乳膏或软膏、5％水杨酸软膏、10％水杨酸火棉胶、0.1％他克莫司软膏、10％黑豆馏油软膏、10％ ~ 20％糠馏油软膏等，涂搽或封包患处，每天 2 次。

②黏膜损害：口腔黏膜损害可选用 0.2％苯海拉明糖浆、3％四环素溶液、10％环孢素口服液、0.05％地塞米松溶液、3％过氧化氢溶液、2％ ~ 4％碳酸氢钠溶液、复方氯己定溶液或多贝尔漱口液等，每天交替含漱 3 ~ 5 次或更多，疼痛明显者进食前可用 0.5％利多卡因溶液含漱。a. 阴道黏膜损害：可先用 0.1％依沙吖啶溶液或 1％黄连素溶液冲洗后，外涂 1％氢化可的松霜，并定期用阴道扩张器扩张以防粘连，继发感染者可涂搽 2％莫匹罗星软膏、1％新霉素软膏、0.2％盐酸环丙沙星软膏、0.5％聚维酮碘溶液、复方氯己定溶液，每天 2 ~ 3 次，或用 1％ ~ 2％咪康唑溶液、1％奥昔康唑洗剂等抗真菌剂冲洗阴道。b. 龟头损害：外涂 0.1％维生素 A 酸软膏有效，每天 2 次，但应注意对周围正常组织的保护，避免药物刺激。

（2）物理治疗：PUVA 适用于泛发性或糜烂性皮损；液氮冷冻适用于局限肥厚性和口腔糜烂性损害；小剂量准分子激光和扩束 CO_2 激光适用于口腔顽固性损害；浅层 X 线适用于光化性扁平苔藓及足跖顽固溃疡性损害。

（3）外科治疗：顽固性口腔糜烂性损害或疑有恶变者，可行外科手术切除。

（五）系统治疗

（1）止痒药物：氯雷他定、西替利嗪等。

（2）镇静类药物：地西泮等。

（3）维生素：复合维生素 B、维生素 C 等。

（4）糖皮质激素：泼尼松等。

（5）维 A 酸制剂：阿维 A 酯、阿维 A、异维 A 酸等。

（6）免疫抑制剂：环孢素、硫唑嘌呤、氨苯砜、沙利度胺等。

（7）抗疟药：氯喹、羟氯喹等。

（8）抗真菌药：灰黄霉素、伊曲康唑、两性霉素等。

< 228 >

（9）抗生素：多西环素、米诺环素、氨苯砜等。

（10）生物制剂及小分子靶向药物：巴利昔单抗、阿达木单抗、利妥昔单抗、托法替尼、阿普米司特。

四、多形红斑

（一）概　述

多形红斑是一种以水肿性红斑、丘疹、丘疱疹、水疱等多形性损害为主要临床表现的急性炎症性皮肤病。病因及发病机制复杂，可能是机体对某些变应原产生的一种变态反应。机体的生理性和病理性、病原体感染、饮食及气候变化等均可成为其诱发因素，某些药物也可诱发本病，但常诊为药疹，故临床上将病因不明者称特发性多形红斑，有明确病因者称症状性多形红斑。

（二）中西医病名

（1）中医诊断：猫眼疮。

（2）西医诊断：多形红斑。

（三）诊断要点

1. 好发年龄

主要见于儿童和青年人，男女均可发病，好发于春、秋季节。

2. 好发部位

多发生于面、颈、手（足）背、前臂及小腿伸面，严重者可累及口腔、鼻腔、眼、尿道、肛门、外生殖器等处黏膜。

3. 典型损害

常起病突然，重症者发疹前可有高热、头痛、咽痛、肌痛和关节痛等前驱症状。多数损害最初为水肿性红色斑疹或风团样损害，并在此基础上出现丘疹、丘疱疹、紫癜、水疱、大疱、血疱或坏死，呈多形性。

水肿性红斑呈圆形或类圆形，可缓慢向四周扩展，中央水肿吸收凹陷且颜色变为暗紫红色，外观似靶环或虹膜状，为本病最具特征性的损害。黏膜处损害可破溃形成糜烂面或溃疡，症状严重者可造成角膜溃疡。

损害数量一般较多，散在分布或群集，常对称分布，愈后留有暂时性色素沉着，偶可形成瘢痕。严重者皮损泛发甚至发展成中毒性表皮坏死松解症，极少数患者可伴发支气管肺炎、败血症、睾丸炎、膀胱炎、尿道炎、消化道溃疡，甚至坏死性胰腺炎、肾功能衰竭等。

4. 自觉症状

患处常有不同程度的瘙痒和灼热感，黏膜损害可有疼痛甚至剧痛。重症者可伴有发热、乏力、头痛等全身症状。

5. 病　程

本病轻症者 1 ~ 2 周、重症者 3 ~ 6 周自愈，但可反复发作。重症者治疗不及时可危及生命。

6. 实验室检查

重症病例外周血白细胞增多或减少，嗜酸粒细胞增加，轻度贫血，血沉增快，尿中可有蛋白和红细胞。

（四）常用中西医外治方法

1. 中医特色外治疗法

寒凝血瘀型者可选用干姜、甘草各 9g，水煎熏洗患处，每次 20 分钟，每天 1 次，亦可涂搽辣椒素酊或软膏及樟脑酊。湿热证者可选用黄柏、地榆各 30g，水煎外洗患处，每次 15 ~ 20 分钟，每天 2 次。伴有糜烂渗出者，可外涂湿疹散油膏剂，每天 1 次。

2. 西医局部治疗

（1）药物治疗：

①皮肤损害：a. 红斑、丘疹性损害：可外用炉甘石洗剂、1%薄荷炉甘石洗剂、1%樟脑炉甘石洗剂，或 0.05%卤米松霜或软膏、0.05%丙酸氯倍他索软膏、复方曲安奈德软膏等糖皮质激素制剂，每天 2 ~ 3 次。b. 糜烂有渗液的损害：可选用 3%硼酸溶液、0.5%新霉素溶液、1% ~ 3%醋酸铝溶液、0.9%氯化钠溶液或 1：8000 高锰酸钾溶液（外阴损害可选用 0.1%依沙吖啶溶液或 1‰黄连素溶液）湿敷，每天 3 ~ 5 次，每次 10 ~ 15 分钟，待渗液减少后涂搽 40%氧化锌油或 20%糠馏油鱼石脂糊剂，每天 2 次。c. 大疱性损害：可用无菌注射器抽吸后，外涂炉甘石洗剂或单纯扑粉，每天 3 ~ 5 次。继发细菌感染的损害，可涂搽 2%莫匹罗星软膏、1%新霉素软膏、3%磷霉素软膏或 0.2%盐酸环丙沙星软膏，每天 2 ~ 3 次。

②口腔损害：可选用 3%过氧化氢溶液、4%碳酸氢钠溶液、复方氯己定

溶液、复方硼砂溶液或多贝尔液含漱，每天 3 ~ 5 次。进食前可用 0.5% 利多卡因液含漱，糜烂处点涂 1% 地卡因、甲紫溶液或利多卡因溶液，每天数次。

伴真菌感染者可口含制霉菌素 50 万 U／次，每天 4 次，必要时给予伊曲康唑每天 200mg 或特比萘芬每天 250mg，1 次口服。

③眼睛损害：用 0.9% 氯化钠溶液、0.1% 洗必泰溶液或 2% 硼酸溶液清除眼部分泌物后，点涂 0.25% ~ 0.5% 可的松混悬液、0.25% ~ 0.5% 四环素可的松眼膏、0.5% 金霉素眼膏、0.5% ~ 1% 庆大霉素眼药水、0.3% 诺氟沙星眼药水或 1% 红霉素眼膏，每天 3 ~ 5 次。糖皮质激素与抗生素应交替使用，白天应用眼药水，夜间应用眼药膏，以预防球结膜粘连和角膜穿孔。

（2）物理治疗：寒冷性多形红斑可照射氦–氖激光、紫外线或微波，每天 1 次，连续 5 ~ 7 次。

（五）系统治疗

（1）糖皮质激素：泼尼松、地塞米松等。

（2）抗组胺药物：氯雷他定、西替利嗪、依巴斯汀等。

（3）抗病毒：阿昔洛韦、泛昔洛韦等。

（4）抗生素：继发感染、败血症时，常根据药物敏感情况选择敏感抗生素治疗。

（5）免疫抑制剂：环孢素、环磷酰胺等。

< 231 >

色素性皮肤病

一、白癜风

（一）概　述

白癜风是一种黑素细胞减少或缺失引起的皮肤、黏膜和毛发色素脱失性疾病。现代医学对白癜风的病因、发病机制、临床表现等多个方面进行了深入的研究和探讨后，发现其病因涉及遗传、自身免疫、黑素细胞自身破坏、神经精神、氧化应激、细胞因子、微量元素、内分泌、生化、代谢等诸多方面，发病机制比较复杂，多倾向于在遗传基础上多因素综合作用所致。

（二）中西医病名

（1）中医诊断：白驳风。

（2）西医诊断：白癜风。

（三）诊断要点

1. 好发年龄

白癜风在世界各地均有发生，不同肤色、年龄、性别的人均可发病，我国患病率为 0.56%。其中 9.8% 的患者有家族史。国内外多数报告显示，约 25% 白癜风患者于 10 岁前发病，约 50% 患者于 30 岁前发病，约 95% 患者于 40 岁之前发病，平均发病年龄约为 30 岁。

2. 好发部位

白癜风可发生于身体任何部位皮肤、黏膜和毛发，尤多见于颜面、手背、

< 232 >

腋下、乳晕、腹股沟、骶尾、眼睑等部位皮肤，口唇、阴唇、龟头等处黏膜亦常受累。有时白斑也发生于易受摩擦和外伤的部位，如骨突出处、前臂伸侧、指（趾）、腰腹部等。

3.典型损害 （参考图：图37）

（1）皮损颜色：皮损颜色可为灰白色、瓷白色或乳白色，在疾病的不同时期，白斑颜色略有不同。发病初期，皮损可为较淡的色素减退斑。稳定期皮损可为乳白色斑，边缘有色素沉着。进展期部分白斑边缘有炎性红晕，紫外线照射后白斑可发红，压迫褪色，与周围色素沉着的皮肤相比，颜色反差更大，白斑境界更加清晰。

有时白斑内可见正常肤色、褐色、深棕色、黑色的斑点或斑片，或在白斑与正常皮肤之间有褐色中间带，以及白斑区发生炎症后呈现暂时性蓝色等。

（2）皮损形态：白斑可呈圆形、卵圆形、扇形、线状、条带状、不规则形等多种形状，边缘可表现为锯齿状，似花斑癣，与周围正常皮肤分界清楚，但在发病初期，有时白斑边界不清。部分白斑边缘在病情进展期发红，略微隆起。

（3）皮损范围：白斑数目多少不定，面积大小不等，可为单发或多发、直径数毫米至数厘米的点片状白斑，亦可为数片白斑相互融合或单片白斑逐渐发展成较大面积的斑片，甚至泛发周身。

（4）皮损分布：白癜风皮损可呈对称性、节段性、局限性、散发性和泛发性分布。

①对称性分布：白斑对称发生于2个或2个以上部位，但一般发病初期白斑并不对称，在病情发展过程中白斑逐渐呈现出对称性，有时类似镜像模式呈绝对性对称分布。

②节段性分布：白癜风按皮肤节段或某一神经支配区域呈单侧条带状分布，如四肢、躯干或颜面的一侧，一般不超过身体正中线。

③局限性分布：白癜风（未定类型白癜风）局限于身体某一部位的较小区域或多片较小的白斑群集某一部位，但不呈皮节分布，也非对称性分布。

④散发性分布：白癜风可发生于身体多个部位，数目多少不定，既非对称性分布，也非节段性分布。

⑤泛发性分布：白斑总面积超过体表面积的50%，对称或不对称地分布

< 233 >

于身体各处，甚至累及全身皮肤和黏膜，常由局限性或散发性白斑发展而来。

（5）毛发损害：9%～45%患者的白斑内可见脱色毛发，尤多见于眉毛和头发，但同一患者并非所有白斑内均有脱色的毛发，也并非单片白斑内的毛发全部脱色，如头皮受累，常表现为散在集簇样白发或数根头发脱色，很少全部头发完全性脱色。除白发外，约37%的患者尚可见早熟白发。

（6）黏膜损害：白斑可发生于龟头、阴道、口唇、齿龈、肛门等处黏膜，可单独发生，但更多见于与皮肤白斑同时存在，有时脱色斑初发于黏膜，经过一段时间以后，皮肤开始出现色素脱失斑，或由皮肤白斑逐渐扩大累及黏膜所致。黏膜损害主要表现为色素脱失斑，但有时黏膜色素脱失斑不如皮肤色素脱失斑明显，甚至难以发现，需仔细观察。

（7）同形反应：同形反应即正常皮肤在受到非特异性损伤后，诱发与已存在的皮肤病相同损害的一种现象。白癜风患者外观正常皮肤在受到切割伤、晒伤、摩擦、擦伤、烫伤等创伤后，出现受损伤处皮肤色素脱失，即白癜风的同形反应，其发生率为12%～68%，是判断白癜风病情处于进展期的重要依据。

（8）伴发疾病：白癜风的发病与机体自身免疫和遗传密切相关，患者可伴发多种自身免疫性疾病，如甲状腺功能亢进、慢性淋巴细胞性甲状腺炎、原发性特发性甲状腺机能减退、糖尿病、自身免疫性多腺体综合征、Schmidt综合征、唐氏综合征、恶性贫血、类风湿性关节炎、银屑病、斑秃、皮肤划痕症、Bazex综合征、甲营养不良、持久性色素异常性红斑等。

4. 小儿白癜风发病特点

白癜风在任何年龄均可发病，其中婴幼儿及儿童是构成白癜风的特殊群体，其患病情况、发病原因、病情进展、预后等都各具特点。了解和掌握小儿白癜风的发病特点，有助于白癜风的防治和对其发病机制进行更深入的研究。

（1）患病情况：小儿白癜风约占白癜风患病总人数的30%，发病最早为出生时，10岁以前发病者约占白癜风患病总人数的25%，男女比例差异不大。

（2）诱发因素：患儿家族史阳性率较成人高，而且其家族中常有早产史，说明遗传因素在小儿白癜风发病中的重要作用。部分患儿的始发皮损在膝、肘、前臂、手、足等容易受外伤的部位，提示外伤可能是小儿白癜风发病的

< 234 >

重要诱发因素。

（3）皮损部位：小儿白癜风的皮损分布位于头颈部者约为 50%、双下肢者约为 28%、躯干部者约为 18%、会阴部者约为 6%，最先发现的部位常为外生殖器、肛周等处。始发皮损多位于膝、肘、前臂、手、足跟等易受外伤处。

（4）皮损分布：皮损泛发者占儿童患病总人数的 33% ~ 42%、呈皮肤节段分布者占 17% ~ 29%、局限和散发者占 30% ~ 50%。约 41.3% 节段型白癜风患者的发病年龄小于 10 岁。

（5）病情变化：皮损始发年龄的大小对白癜风的病情影响较小。由于小儿白癜风多为节段型，病情处于稳定状态者较成人患者多，多数节段型白癜风患儿发病后 1 ~ 2 年，病情即可相对稳定。

（6）伴发疾病：儿童白癜风常伴发过敏性疾病和特应性皮炎。患儿伴有自身免疫性疾病的人数明显少于成人白癜风患者，但特异性和非特异性自身抗体检出率却较高，如抗核抗体、甲状腺抗体、甲状腺微粒体抗体等阳性率明显高于正常同龄组儿童。而且患儿的一级和二级亲属中，自身免疫性疾病的患病率和发育前灰发的发生率均较正常对照组高，提示小儿白癜风患者发生自身免疫性疾病的风险较正常儿童增大。

（7）心理状况：学龄前患儿的主要生活环境为家庭，而且常常以自我为中心，白癜风常不会造成对患儿心理的影响。但学龄期患儿对周围人群的冷落、嘲弄较为敏感，自尊心较强，以及受各种治疗的影响等，自尊心容易受到伤害，造成心理压力，导致心情郁闷、性格孤僻、睡眠障碍等，甚至产生自卑感，影响病情稳定和治疗效果。

5. 临床分型

目前，国际医学界对白癜风尚无统一的临床分型标准。我国中西医结合学会皮肤性病专业委员会色素病学组委会，于 2003 年 12 月将白癜风分为二型、二类、二期。

（1）二型：即寻常型和节段型。寻常型包括局限性（白斑单发或多发，局限于身体某一部位）、散发性（白斑散发或多发，常对称分布）、泛发性（白斑散布周身，可相互融合成弥漫性斑片，有时仅残留小片岛屿状正常皮肤）、肢端性［白斑发生于颜面、手、足、指（趾）等处］；节段型即白斑

< 235 >

单发或多发，沿某一皮神经支配区域单侧分布。

（2）二类：即完全性白斑和不完全性白斑。完全性白斑即白斑为纯白色或瓷白色，白斑中没有色素再生斑点，白斑组织内黑素细胞消失或功能完全丧失，对二羟苯丙氨酸反应阴性；不完全性白斑即白斑脱色不完全，白斑内可见色素性斑点，白斑组织内黑素细胞数量减少或功能损伤，对二羟苯丙氨酸反应阳性。

（3）二期：即进展期和稳定期。进展期表现为白斑数目逐渐或短期内增多，原有白斑逐渐向正常皮肤移行、扩大，境界模糊不清，易发生同形反应；稳定期表现为白斑停止发展，境界清晰，边缘色素加深，无新发白斑。

6. 自觉症状

白癜风的皮肤损害一般无自觉症状，但约有10％患者在色素脱失前、2％～5％患者在病情进展期部分皮损发生炎症反应，出现皮炎样改变，并伴有不同程度瘙痒。

7. 病　　程

白癜风的病情发展受多种因素影响，既可突然加剧，数周或数月内白斑泛发全身，也可相对稳定，白斑数年甚至数十年无明显变化。国内外多项调查结果显示，约70％白癜风患者的病情处于进展期，10％～20％患者的白斑自行或日光照射后复色，少数患者的白斑在数年后可完全消退。

一般来说，白癜风的病情和病程与遗传、皮损分布、好发部位等有关，有家族史、皮损始发于躯干背部或手、足、黏膜受累或皮损散发者，病情常呈进行性发展趋势、病程长；而无家族史、皮损呈节段性分布、始发部位为面部或四肢，病情进展常较缓慢，多在发病后1～2年内停止发展。其他如精神紧张、情绪低落、心情抑郁、日光晒伤、妊娠等可使病情加剧。

8. 实验室检查

伍德灯下，色素脱失斑或减退斑呈瓷白色。部分患者血清铜、锌、硒、钴、铁、锰、镓、铬、镍等微量元素含量下降，免疫球蛋白水平增高，抗黑素细胞抗体阳性。

脱色区活检组织病理显示：黑素细胞破坏或缺失，脱色斑边缘和外观正常，皮肤有不同程度的表皮灶性单一核细胞浸润，主要为淋巴细胞。

（四）常用中西医外治方法

1. 中医特色外治疗法

（1）药物治疗：

①散剂：

a. 雄黄祛白散：药用密陀僧10g，白芷、白附子各6g，雄黄3.5g，共研细末，用鲜黄瓜切面蘸药粉涂搽白斑，搽至白斑微红为宜，每次10～15分钟。

b. 轻粉散：药用密陀僧60g、硫黄30g、轻粉5g、枯矾10g，共研细末，用0.1%地塞米松霜调匀涂搽患处。

c. 消斑散：药用密陀僧、煅硼砂、樟脑、硫黄、枯矾、轻粉各15g，冰片3g，共研细末，用鲜姜切面蘸药粉涂搽患处，每天1次，每次5～10分钟。

d. 黄白散：药用白及15g，雄黄、硫黄、雌黄、朱砂、密陀僧各10g，白附子5g，麝香、冰片各1.5g，共研细末，用茄蒂或茄皮蘸药粉涂搽患处。每天1次，每次10～15分钟。

②酊剂：

a. 密陀硫黄酊：药用密陀僧、补骨脂、生姜各40g，雄黄、硫黄各10g，白降汞5g，斑蝥3只，先将密陀僧、补骨脂、生姜、斑蝥研细末，用75%乙醇400mL浸泡1周后过滤去渣，并浓缩至原液量的1/3，将雄黄、硫黄、白降汞研细末后放入浓缩乙醇药液中而成，用棉签蘸药液涂搽患处，每天3～5次。

b. 白癜酊：药用墨旱莲80g，熟地黄60g，黄芪50g，补骨脂、苍耳子、刺蒺藜、当归、首乌、川芎、甘草各30g，桂枝、红花、洋金花粉各20g，用55度白酒2500mL浸泡1周后取上清液涂搽患处，每天3～5次。

c. 祛白酊：药用人参9g，制首乌4g，白鲜皮、女贞子、黄芪各3g，熟地黄、千年健各2g，用75%乙醇100mL浸泡1周后，取药液涂搽患处，每天3次。

d. 消白酊：药用当归、乌梅各30g，刺蒺藜、菟丝子、补骨脂、红花各10g，川乌、草乌、蝉蜕、雄黄、蛇蜕各5g，轻粉4.5g，共研末后用75%乙醇500mL浸泡1周后，过滤去渣取药液涂搽患处，每天2次。

e. 消斑酊：何首乌、女贞子、当归、熟地黄、黄芪、血竭各10g，补骨脂、刺蒺藜、旱莲草各15g，鸡血藤、升麻、红花、川芎、赤芍各5g，苍术、

< 237 >

降香各 3g，共研末加温水浸泡 2 小时后煎煮 15 分钟，2 次去渣后加入白酒适量，取上清液涂搽患处，每天 3 次，局部外用也有较好疗效。

f. 复方卡力孜然酊：驱虫斑鸠菊、补骨脂、蛇床子、白芥子、何首乌、丁香、当归、防风、乌梅等，用适量适度乙醇或白酒浸泡而成，涂搽患处，每天 2 次，局部外用也有较好疗效。

③醋剂：

a. 生地黄、土茯苓各 30g，连翘、滑石各 20g，牡丹皮、生栀子、赤芍、黄芩各 15g，防风、蝉蜕各 12g，甘草 10g，用陈醋 1000mL 浸泡 1 周后，取药液涂搽患处，每天 2 次。

b. 蛇床子 9g，密陀僧、硫黄、雄黄、苦参、白芷各 6g，轻粉 4.5g，共研末醋调敷患处，每天 2 次。

c. 白附子、川楝皮、石脑、雌黄、雄黄、硫黄各等份，研末后醋调敷患处，每天 2 次。

d. 楮实子、绿豆粉各 15g，皂角、甘松、白芷各 10g，密陀僧、白附子、冰片各 5g，共研细末，醋调敷患处，每天 2 次。

④溶液：

a. 鲜马齿苋捣烂取汁，每 100mL 加硼酸 2g，涂搽患处，每天 2 次。

b. 何首乌、白鲜皮、黄芪各 30g，自然铜、补骨脂、姜黄、丹参各 15g，刺蒺藜、防风各 10g，水煎浓汁搽洗患处，每天 3 ~ 5 次。

⑤软膏剂：

a. 补骨脂、刺蒺藜各 10g，大枫子、蓖麻子、大苏打各 1g，轻粉、樟脑、冰片各 0.5g，共研细末后放入 16g 凡士林中混匀，外涂患处，每天 2 次。

b. 密陀僧、蛇床子、硫黄、枯矾、雄黄各 6g，梅片 3g，共研细末，凡士林调匀外涂患处，每天 1 次。

c. 补骨脂、桃仁、玉竹各等份，共研粗粉 1kg，用 70% 乙醇浸泡后，将提取物制成乳膏，外涂患处，每天 2 次。

⑥油剂：

a. 黑芝麻、黑草子、白芥子、丁香各 100g，研末后用鸡蛋黄 20 个、羊油 1000g，调匀外涂患处。

b. 活鳗 1500 ~ 2500g，将鱼肉切成小块，文火炼制，使油慢慢煎出，鱼

< 238 >

肉渐成焦黑后停火，取油脂涂搽患处，每天2次。

（2）光敏中药：补骨脂、蛇床子、北沙参、决明子、茜草根、马齿苋、无花果、白芷、独活、羌活、前胡、茴香、防风、虎杖、麦冬、姜黄等，口服和外用均具有较强的光敏作用，可作为PUVA的光敏剂。

（3）针灸疗法：

①针法：

a. 根据病因取穴：气血不和证取三阴交、足三里、血海、曲池、风池等穴，施平补平泻法；肝肾不足证取肝俞、肾俞、命门、太冲、太溪、三阴交等穴，施补法；瘀血阻滞证取三阴交、血海、行间、风市、膈俞等穴，施泻法。针刺得气后留针15～30分钟，每天或隔天1次。

b. 根据白斑位置取穴：白斑在头面部者取合谷、风池穴；在腹部取中脘穴；在胸部取膻中穴；在上肢取曲池穴；在下肢取血海、三阴交穴。针刺得气后留针30分钟，每天1次。

②灸法：取侠白穴（肱二头肌外侧缘中1/3与下1/3交界处稍上方陷中）、癜风穴（掌侧中指末节横纹稍上方陷中）。方法为先用三棱针点刺局部皮肤出血，然后单侧癜风穴灸艾炷3壮，每天1次，注意勿灼伤皮肤。艾条中若加用一些中草药可增强其作用，如将石菖蒲、白芥子各30g，五倍子、威灵仙、白蔻仁、桑叶、当归、川芎各10g，全蝎10g，共研末放入艾炷底部或制成药饼隔药饼灸。

③耳针法：

a. 常选肺、枕、内分泌、肾上腺等穴或与皮损相应区域，取其中2～3穴，用耳针刺入后埋针，两耳交替，每周轮换1次。

b. 主穴取肺、神门、肝、肾、枕的敏感点，配穴取内分泌、皮质下，每次选3～5穴，单耳埋针或用王不留行籽贴压，双耳交替，每周轮换1次。

c. 使用消毒的碎瓷片在耳轮下方划长2～3mm的小口，深度以刚出血为宜，用无菌棉球压敷，每周1次。

④梅花针法：用梅花针或5～7根毫针集束固定后，叩击消毒麻醉后的白斑，深度以有点状出血为宜，创面用无菌纱布包扎，5～7天治疗1次。适用于病情处于稳定期的白癜风患者。

⑤火针法：即用酒精灯将不锈钢针尖烧红后，迅速点刺消毒麻醉后的患

处皮肤，深度 1 ~ 2mm，每平方厘米白斑点刺 8 ~ 10 针，患处用无菌纱布包扎。7 ~ 10 天局部痂皮脱落后行下一次治疗。每次针刺处均应尽量避免以前针刺过的点，严禁针刺已有色素再生的区域。

⑥拔罐法：适用于临床有血瘀证的白癜风患者。

a. 火罐疗法：白斑区消毒后，用三棱针在拔罐中心区点刺，程度以刚刚出血为宜，然后将火罐吸附其上，每次 5 ~ 10 分钟，每周治疗 1 次。

b. 药罐疗法：将药液（如灵磁石 30g，鸡血藤 20g，牡丹皮、刺蒺藜、丹参、当归、赤芍各 15g，川芎、木香、荆芥各 10g，共放入 95% 乙醇 500mL 中浸泡 10 天）浸湿的脱脂棉球贴附于火罐壁中段，点燃后吸附于掌侧孔最、足三里、三阴交等穴或皮损处，每次 10 ~ 15 分钟，每天或隔天 1 次。

若拔罐后局部外涂活血化瘀、增强紫外线致光敏作用的中草药制剂，可增强白斑复色效果。

2. 西医局部治疗

（1）药物治疗：

①糖皮质激素制剂：可选用各类糖皮质激素制剂，每天 2 次，薄涂患处，可交替选用不同种类和剂型。适用于白斑数量较少、面积较小者，皮肤薄嫩部位选用弱效、中弱效糖皮质激素制剂，皮肤较厚的部位可选用中强效，关节部位可使用强效糖皮质激素。面部应避免外用含氟糖皮质激素。

②氮芥酊：可抑制白癜风皮损的免疫应答，消除异常免疫反应对黑素细胞的影响，而且其所致的炎症性光敏反应可增强酪氨酸酶活性，促进黑素细胞产生黑素。临床常使用 0.05% ~ 0.1% 的盐酸氮芥乙醇，宜用高浓度或无水乙醇配制，新鲜配制并低温保存。

一般配制 1 周内盐酸氮芥乙醇的药效不会明显下降，超过 1 周则药效渐减。若在氮芥酊中加入糖皮质激素，可减轻皮肤刺激症状和避免发生过敏反应。

③活性维生素 D_3 制剂：活性维生素 D_3 衍生物制剂主要有他卡西醇和卡泊三醇软膏，两者对治疗白癜风均有较好疗效，若同时照射紫外线其疗效可增强。每周使用量不宜超过软膏剂 100g，孕妇慎用，外生殖器部位禁用。

④钙调磷酸酶抑制剂：适用于成人及儿童，尤其面部、黏膜及薄嫩部位，可选择 0.03% ~ 0.1% 他克莫司或 1% 吡美莫司乳膏。

< 240 >

（2）局部注射：

①阿托品：可抑制白癜风皮损内增强的胆碱能活性，从而提高酪氨酸酶活性，对自主神经功能紊乱和临床有血瘀证的白癜风患者疗效较好。可选用0.1%硫酸阿托品注射液1mL加注射用水12.5mL，混匀后注射于白斑表皮内，每周1次，10次为1疗程。

②糖皮质激素：白斑皮下放射状注射用1%普鲁卡因或1%利多卡因溶液稀释而成的1%醋酸泼尼松龙混悬液、0.5%甲泼尼龙醋酸酯混悬液、1%曲安西龙双醋酸酯混悬液、0.2%复方倍他米松混悬液或1%曲安奈德混悬液，根据白斑面积注射0.5～1mL，每周或每月1次，每次总用量不超过该糖皮质激素的1次最大用量。

③硫代硫酸金钠：治疗机制为重金属可与巯基结合，消除对酪氨酸酶的抑制作用，促进黑素合成。方法为在白斑处皮内多点注射，每次1mL，每周1次，10次为1疗程，无效则停止治疗。

（3）物理治疗：

①PUVA：口服或外用光敏剂后照射长波紫外线（UVA）治疗白癜风的一种光化学疗法。光敏剂主要为8-甲氧补骨脂素和4,5,8-三甲氧补骨脂素，光源为长波紫外线灯，方法有口服PUVA和外用PUVA法。

口服PUVA法为照射UVA前每次口服8-甲氧补骨脂素0.3～0.6mg/kg或4,5,8-三甲氧补骨脂素10～50mg/次；外用PUVA法为白斑区涂搽1%8-甲氧补骨脂素溶液或0.1%8-甲氧补骨脂素软膏30～60分钟后照射UVA。首次照射剂量为每平方厘米白斑1J或照射最小红斑量的80%，以后根据皮肤反应情况逐渐增大剂量，每周照射2～3次。

②窄谱UVB：局部或全身照射波长311nm的窄谱中波紫外线（NB-UVB），具有诱导T细胞凋亡、抑制朗格汉斯细胞递呈功能、减少表皮朗格汉斯细胞数量、降低表皮多种炎症细胞因子含量、促进外毛根鞘多巴胺阴性的黑素细胞增殖分化并向表皮细胞移行等多种生物学效应。

初始照射剂量为0.075J/cm²，每次增加照射剂量约为初始剂量的20%，直至皮肤产生轻度红斑反应，每周照射2次。

③准分子激光：近年来，采用氯化氙准分子激光器产生的波长308nm紫外线激光脉冲治疗白癜风取得了较好疗效。方法为白斑处照射308nm准分子

激光，每次照射剂量为红斑量，每周 3 次。

④CO_2 激光：功率为 15W，光斑直径 0.2 ～ 0.4mm，根据表皮厚度点灼白斑 0.6 ～ 3 秒，深度以刚达真皮浅层为宜，每 2 个灼点间距 0.5cm。术后创面照射散焦激光（30mW/cm^2），每次 15 分钟，连续 5 天。此外，CO_2 激光点灼可作为白癜风表皮移植术前受皮区的表皮去除方法之一。

⑤皮肤磨削术：方法为白斑区常规消毒局麻后，使用皮肤磨削机祛除表皮，深度以见到点状出血为宜，创面用 0.9% 氯化钠溶液湿敷后，涂包 0.5% ～ 10% 5-氟尿嘧啶软膏，每天 1 次，一般 7 ～ 10 天后，改为外用 5% 磺胺嘧啶钠-聚乙烯醇，每天 1 次，直至上皮完全恢复。适用于病情处于静止期的白癜风患者，但白癜风进展期、瘢痕体质者禁用。

（4）外科治疗：是通过外科手术将自体的正常皮肤组织、毛囊或体外培养的自体黑素细胞移植至白斑处，使白斑复色的治疗方法，适用于病情处于静止期的白癜风患者。方法主要有自体表皮移植、全厚层钻孔移植、刃厚皮片移植、单株毛囊移植等；黑素细胞移植法主要有自体黑素细胞纯培养移植、表皮细胞悬液移植、培养表皮片移植等。

（5）遮盖疗法：是用含有染料的化妆品遮盖白斑，使其颜色接近周围正常肤色的一种美容术。遮盖剂可选用 0.2% ～ 5% 二羟基丙酮乙醇或含有人工色素的化妆品，使用时根据白斑周围正常肤色进行调配，然后薄涂于白斑表面。黄肤色的白癜风患者也可外涂青核桃皮乙醇或直接外搽青核桃皮汁，局部注射 1% 黄色素也可达到遮盖白斑的效果。

（6）纹色疗法：是一种将带有色素的非致敏源性物质通过物理方法植入白斑处，从而达到与正常肤色一致效果的美容术。染料一般选择不同深度颜色的氧化铁染料，使用针式纹色机，根据不同部位皮肤的厚度调整进针深度，使与正常皮肤颜色相近的染料带入真皮浅层，从而使部分顽固难治的暴露部位白斑得以遮盖。

（7）脱色疗法：是指使用脱色剂或物理方法，使久治不愈白斑周围着色过深的皮肤颜色变淡而缩小与白斑色觉的反差，或祛除泛发性白癜风皮损中残留的正常皮肤色素，从而达到肤色一致效果的方法。

可选用 3% ～ 20% 氢醌单苯醚软膏或 4-对甲氧酚脱色，或选用液氮冷冻、Q 开关红宝石激光脱色。适用于白斑面积超过体表面积 50%，在应用现有复

< 242 >

色疗法均失败，个人要求达到肤色一致的情况。

（五）系统治疗

1. 糖皮质激素

对于 VIDA > 3 分的进展期白癜风患者，尽早使用激素可使病情趋于稳定。成人进展期白癜风，可小剂量口服泼尼松每天 0.3mg/kg，连服 1 ~ 3 个月，无效中止；见效后每 2 ~ 4 周递减 5mg，至隔天 5mg，维持 3 个月。或复方倍他米松注射液 1mL 肌内注射，每 20 ~ 30 天 1 次，可用 1 ~ 4 次或根据病情酌情使用，或每周 5 天间歇疗法。如上述常规系统使用激素仍不能控制白斑进展，可口服地塞米松（每天 2.5mg）、甲泼尼龙（每天 0.5mg/kg），每周连服 2 天停用 5 天，疗程 3 ~ 6 个月。对于系统应用激素禁忌证患者，可考虑酌情使用其他免疫抑制剂。

2. 中医中药

临床需根据患者的白斑变化，结合患者体质、伴随症状及舌脉进行辨证论治，也可选择中成药，如白灵片、白蚀丸、驱白巴布斯、白癜风丸等。

3. 辅助治疗

重视健康教育，避免不良的心理应激，避免疲劳熬夜，避免局部压迫和摩擦，避免日光曝晒，避免接触酚类化合物，可以食用富含维生素C的蔬菜、水果，保持饮食和营养均衡。补充维生素B、维生素E、叶酸、钙剂、硒及抗氧化剂等可能有一定帮助。

二、黄褐斑

（一）概　述

黄褐斑是一种以面部对称性黄褐色斑点、斑片为特征的色素性皮肤病。发病可能与遗传、内分泌代谢失调、慢性肝病、结核病、慢性乙醇中毒、药物、日光照射、某些化妆品等有关。

（二）中西医病名

（1）中医诊断：肝斑、黧黑斑。

（2）西医诊断：黄褐斑。

< 243 >

（三）诊断要点

1.好发年龄

常见于中青年女性，尤其是妊娠妇女。

2.好发部位

好发于眼眶附近、额部、颧弓、鼻部、两颊，唇及口周等处，多对称性分布。

3.典型损害

皮损为淡褐色、黄褐色或暗褐色斑点、斑片，同一患者颜色多较均匀，境界清楚或模糊，压迫不褪色，面积大小和形状不一，常在面颊和鼻背部呈蝶形分布，具有特征性。日晒后颜色及面积可加深和扩大，偶有月经前颜色加深者。（参考图：图 38）

4.自觉症状

无自觉症状，日晒后偶有轻微瘙痒。

5.病程

色斑呈慢性经过，冬轻夏重。

6.实验室检查

色斑处活检组织病理显示：表皮型黑素颗粒主要沉积于基底层和棘层；真皮型除表皮色素颗粒增多外，真皮浅层和深层噬黑素细胞数量也增多。

（四）常用中西医外治方法

1.中医特色外治疗法

中药祛斑倒膜散（冬瓜仁、益母草各 20g，僵蚕、当归各 15g，白附子、白芷各 10g，珍珠粉 2g）或面膜膏（白附子、葛根粉、天花粉、山慈菇、白芷、山药、茯苓、丹皮、白芨各等份研末，用时取药末 50g，与石膏粉 30g、奶粉 20g、蛋清 10mL，适量温水调成糊状），倒膜或外敷，每天 1 次。也可选用白芷 25g、白附子 20g、僵蚕 15g、密陀僧 6g，研细过筛，加以凡士林 60g 调敷患处，每天 1 次。

2.西医局部治疗

（1）药物治疗：

①脱色剂：可选用壬二酸霜、5%氢醌霜、0.05%～0.1%维A酸霜、5%维生素E霜、熊果苷、超氧化物歧化酶（SOD）等，外涂患处，每天 2 次。

< 244 >

②化学剥脱剂：可选用 25% 果酸、30% 柠檬酸或 35% 水杨酸溶液，涂于色斑表面，黑素颗粒随之脱落。但涂药应由有一定经验的医护人员操作，并加强患处护理。

（2）物理治疗：可选用 Q 开关红宝石激光、Q 开关 Nd:YAG 激光、点阵激光或波长 510nm 的脉冲染料激光治疗，其中红宝石激光对表皮型黄褐斑效果较好。面膜疗法可增加面部血液循环，增强药物脱色效果。

（五）系统治疗

1. 口服西药

可口服氨甲环酸、甘草酸苷、谷胱甘肽、维生素 C 和维生素 E 治疗。

2. 中医中药

临床需根据黄褐斑部位和颜色，结合患者体质、伴随症状及舌脉进行辨证论治，也可选择中成药，如逍遥丸、六味地黄丸、舒肝颗粒等。

三、黑变病

（一）概 述

黑变病是一种主要发生于面颈部弥漫性色素斑的色素异常性皮肤病。病因不明，可能与营养代谢失调、维生素缺乏、内分泌功能紊乱、光毒反应、应用劣质化妆品等有关。

（二）中西医病名

（1）中医诊断：黧黑斑、面尘。

（2）西医诊断：黑变病。

（三）诊断要点

1. 好发年龄

多见于中青年人，女性多于男性。

2. 好发部位

主要发生于面、颈等暴露部位，尤多见于额、颞、颊及耳后等处。少数发生于上胸部、前臂及手背，口周及黏膜不受累。

3. 典型损害

皮损为灰黑色至紫褐色斑点、斑片，可相互融合成大片，形状不规则，

< 245 >

有时可呈网状，常伴有粉尘样斑点，境界不甚清楚，压迫不褪色，表面可有少量糠秕样细小鳞屑。病较久者可伴轻度毛细血管扩张、毛囊角化性丘疹及表皮萎缩等。（参考图：图39）

4. 自觉症状

多无自觉症状，少数有轻微瘙痒和灼热感，偶伴头晕、乏力、纳差和消瘦等全身症状。

5. 病程

色素斑呈慢性经过，发展至一定程度面积即不再扩大，日晒后颜色可加深。

6. 实验室检查

色斑处活检组织病理显示：表皮轻度角化过度，棘层细胞间水肿，基底细胞液化变性；真皮乳头层黑色素增加，血管周围炎症细胞浸润，可见多数噬黑素细胞。

（四）常用中西医外治方法

1. 中医特色外治疗法

可选用白扁豆15g，白僵蚕、白附子、白鲜皮、白薇、白芷、白蔹各10g，水煎浓汁，热敷于患处，每天1次。或生白术40g放入250mL陈醋中浸泡5～7天，取药液涂搽患处，每天2次。

2. 西医局部治疗

（1）药物治疗：患处可外用3%～5%熊果苷霜、1%曲酸霜、10%～20%壬二酸霜、10%尿素霜、5%氢醌霜、0.05%～0.1%维A酸霜、0.05%维A酸溶液、5%维生素E霜等，每天2次。

（2）物理治疗：可试用Q开关Nd:YAG激光、波长510nm的脉冲染料激光或Quantum强脉冲激光治疗，对部分患者有效。

（五）系统治疗

可口服甘草酸苷、维生素C治疗，也可根据患者皮损部位和颜色，结合患者体质、伴随症状及舌脉进行中医辨证论治。

< 246 >

毛发类疾病

一、斑 秃

（一）概 述

斑秃（AA）是一种常见的炎症性非瘢痕性脱发。本病临床表现为头皮突然发生的边界清晰的圆形斑状脱发，轻症患者大部分可自愈，约半数患者反复发作，可迁延数年或数十年。少数患者病情严重，脱发可累及整个头皮，甚至全身的被毛。本病可发生于任何年龄，中青年多见，无明显性别差异。流行病学研究显示，我国斑秃的患病率为0.27%。国外研究显示，人群终生患病率约2%。本病影响美观，可对患者的心理健康和生活质量产生负面影响。斑秃的病因尚不完全清楚，目前认为，斑秃是由遗传因素与环境因素共同作用所致的毛囊特异性自身免疫性疾病。遗传因素在本病发病中具有重要作用，部分斑秃 患者可并发自身免疫性疾病，如自身免疫性甲状腺疾病及红斑狼疮等。斑秃还可并发特应性皮炎和过敏性鼻炎等过敏（炎症）性疾病，有学者认为，特应性素质可能与斑秃的发生和预后相关。此外，精神应激也可能与斑秃发病有关。

（二）中西医病名

（1）中医诊断：油风、鬼剃头。

（2）西医诊断：斑秃。

< 247 >

（三）诊断要点

1. 临床表现

斑秃可分进展期（活动期）、稳定期（静止期）和恢复期。

（1）进展期：脱发斑扩大或数量增加，可有断发，脱发区边缘拉发试验（pull test）阳性，弥漫性斑秃患者整个头部均可出现拉发试验阳性。

（2）稳定期：毛发脱落停止，拉发试验阴性，大多局限性斑秃患者在3～4个月后进入恢复期。

（3）恢复期：脱发区有新生毛发长出，最初出现纤细、柔软及色浅的细发，逐渐转变为黑色毛发。

2. 实验室检查

（1）拉发试验：嘱患者3天内不洗发，以拇指和食指拉起一束毛发，大约五六十根，轻轻向外拉，计数拉下的毛发数，＞6根为阳性，表明有活动性脱发。

（2）皮肤镜检查（dermoscopy）：斑秃的脱发区域毛囊开口完好存在，脱发区域可见感叹号样发（毛发近端逐渐变细）、黑点征、黄点征、断发、毛干粗细不均、毳毛增多以及猪尾状发等。感叹号样发是进展期斑秃的特异性皮肤镜表现。

（3）皮损组织病理检查：毛球部周围炎性细胞浸润，可呈"蜂拥状"；浸润细胞以淋巴细胞为主，可伴有少量嗜酸性粒细胞和肥大细胞。

3. 鉴别诊断

（1）拔毛癖：常表现为斑片状脱发，但脱发区形状往往不规则，边缘不整齐，脱发区毛发并不完全脱落，可见大量牢固的断发。多见于儿童，可存在拔毛行为史。皮肤镜下可见到黑点征、长短不一的断发及断发的断端卷曲或分叉，皮损组织病理亦具有特征性表现。

（2）头癣：好发于儿童，除斑片状脱发外，头皮有程度不等的红斑、鳞屑及结痂等炎症改变，断发中可检出真菌。

（3）瘢痕性秃发：可由多种原因引起，常表现为局限性永久性的秃发，如盘状红斑狼疮、毛发扁平苔藓、局限性硬皮病及秃发性毛囊炎等；头皮的物理或化学性损伤、感染等也可以引起瘢痕性秃发。

（四）常用中西医外治方法

1. 中医特色外治疗法

（1）将中药制成酊剂、霜剂、溶液剂等，用于外搽、外洗、熏蒸、湿敷。其中，酊剂是将药材用一定浓度乙醇提取或溶解而成的澄清液体制剂，是斑秃中药外治最为常用的剂型，常用的有斑蝥酊、补骨脂酊、川椒酊等。

（2）鲜毛姜（或生姜）切片，烤热后涂搽脱发区，每天数次。

（3）梅花针、微针、滚针疗法等治疗手段可用于治疗斑秃，是因为其具有调节气血、通经活络的作用。梅花针治疗分为局部叩刺和循经叩刺两种：局部叩刺一般是叩刺脱发的部位，调节脏腑功能。循经叩刺一般是叩刺颈部、背部等区域的经络，起到疏通经络、调节气血的作用。

（4）局部进行火针可起到引热外泻、养发生发的作用。

2. 西医局部治疗

（1）药物治疗：

①米诺地尔：5%米诺地尔，每天涂1~2次，不良反应主要是局部刺激和多毛，停药后可自行恢复，偶见过敏反应。

②接触致敏剂：二苯环丙烯酮（DCP），该接触致敏剂目前尚未获得美国食品和药物管理局（FDA）批准，也未获中国国家食品与药品监督管理局批准。若要应用，应取得医院伦理委员会同意及患者签署书面知情同意书后谨慎应用。

③糖皮质激素：常用药物包括卤米松、糠酸莫米松及丙酸氯倍他索等强效或超强效外用糖皮质激素，剂型以搽剂较好，乳膏、凝胶及泡沫剂也可选用，用于脱发部位及活动性区域，每天1~2次。对于面积较大的重度斑秃患者可使用强效糖皮质激素乳膏封包治疗。

（2）局部注射法：脱发面积较小的稳定期成人患者，首选皮损内注射糖皮质激素。常用的药物有复方倍他米松注射液和曲安奈德注射液。注射时需适当稀释药物（复方倍他米松浓度稀释至2.33~3.5g/L或更低，曲安奈德浓度稀释至2.5~10g/L或更低），皮损内多点注射，每点间隔约1cm，注射深度为真皮深层至皮下脂肪浅层，每点注射量约0.1mL。

（3）其他：红光治疗、窄谱中波紫外线（UVB）、308nm准分子激光、低能量激光、局部冷冻治疗及纹饰等。

（五）系统治疗

（1）避免精神紧张，缓解精神压力，保持健康的生活方式和充足的睡眠，均衡饮食，积极治疗并发的炎症或免疫性疾病，如阿尔茨海默病、白癜风、银屑病。

（2）系统性用药：口服复方甘草酸苷、皮质类固醇激素和抗组胺药物。皮质类固醇激素是最常用的抗炎药物，对进展期、病程短的重症患者有较好的治疗作用，但是长期使用副作用大，而且疗效渐减，故不建议长期使用。系统用药途径有肌注、口服、静脉注射等，肌肉注射长效糖皮质激素（如复方倍他米松）效果较好，每3周1次，可根据病情连续注射3～4次。其他包括传统免疫抑制剂，如环孢素、甲氨蝶呤等，近几年小分子靶向药物JAK抑制剂亦应用于斑秃的治疗，疗效较好。它通过阻断Jak-STAT信号传送途径，抑制T细胞诱导的免疫反应和干扰素（IFNs）、白介素（ILs）等细胞因子的产生，可作为重症斑秃治疗的二线措施。

二、雄激素性脱发

（一）概　述

雄激素性脱发（androgenetic alopecia，AGA）是一种最常见的脱发类型，是起始于青春期或青春后期的一种进行性毛囊微小化的脱发疾病。男女均可罹患，但表现为不同的脱发模式和患病率。雄激素性脱发属于常染色体显性遗传的多基因疾病。患者局部头皮毛囊对雄激素（主要是二氢睾酮）的敏感性增加，导致毛囊微型化，毛干变细，临床表现为头发稀疏、变薄。

本病可有家族史。男性型脱发主要见于20～30岁男性，从前额两侧开始，头发密度下降，头发纤细、稀疏，逐渐向头顶延伸，额部发际向后退缩，前额变高，前额发际线呈"M"形。或从头顶部头发开始脱落。也有头顶部和前额同时脱落。脱发呈渐进性发展，额部与头顶部脱发可互相融合，严重时仅枕部及两颞残留头发。脱发区皮肤光滑，可见纤细的毳毛，皮肤无萎缩。可伴有头皮油脂分泌增加。一般无自觉症状。

女性型脱发一般较轻，多表现为头顶部头发逐渐稀疏，一般不累及颞额部。顶部脱发呈弥漫性，如"圣诞树"样。脱发的进程一般缓慢，程度因人

< 250 >

而异，但极少发生顶部全秃。（参考图：图 40）

（二）中西医病名

（1）中医诊断：虫蛀脱发、蛀发癣。

（2）西医诊断：雄激素性脱发。

（三）诊断要点

根据典型临床表现即可做出诊断。需要与其他原因引起的继发性脱发相鉴别，如营养不良、药物、内分泌疾病及缺铁性贫血等。

（四）常用中西医外治方法

1. 中医特色外治疗法

（1）中药制成酊剂、霜剂、溶液剂等，用于外搽、外洗、熏蒸、湿敷，对雄激素性脱发疗效较好。常用的有斑蝥酊、补骨脂酊、川椒酊等。

（2）鲜毛姜（或生姜）切片，烤热后涂搽脱发区，每天数次。

（3）梅花针、微针、滚针疗法等治疗手段可用于治疗雄激素性脱发，是因为其具有调节气血、通经活络的作用。梅花针治疗分为局部叩刺和循经叩刺 2 种：局部叩刺一般是叩刺脱发的部位，调节脏腑功能；循经叩刺一般是叩刺颈部、背部等区域的经络，起到疏通经络、调节气血的作用。

（4）局部进行火针可起到引热外泻、养发生发的作用。

（5）按摩以下穴位：百会、四神聪、头维、生发穴（风池和风府连线的中点），也可以起到疏通经络，养发、生发的作用。

2. 西医局部治疗

由于 AGA 是一个进行性加重直至秃发的过程，因此应强调早期治疗和长期治疗的重要性。一般而言，治疗越早疗效越好。治疗方法包括系统用药、局部用药、毛发移植术、中胚层疗法和低能量激光治疗等，为达到最佳疗效，通常推荐联合治疗。对于非手术治疗，其效果判断包括脱发量的减少、毛发直径的增加或毛发色素的加深及毛发数量的增加等。

（1）米诺地尔：米诺地尔是能够促进毛发生长的有效外用药物，具体机制不明。临床上有 2% 和 5% 两种浓度剂量，一般男性推荐使用 5% 浓度，女性推荐使用 2% 浓度。用法为每天 2 次，每次 1mL，涂抹于脱发区域头皮。在使用最初 1 ~ 2 个月会出现休止期毛发脱落增加的现象，之后再使用则脱

< 251 >

发不明显，坚持使用6个月后观察治疗效果。若治疗效果好，应继续使用以维持疗效；如疗效不佳，建议停药。平均见效时间为6~9个月，有效率可达50%~85%。该药耐受性较好，不良反应发生率低且症状较轻。个别用药患者可能出现多毛症、刺激性和过敏性皮炎等，停药后即可消退。如果出现局部反复瘙痒和皮肤发红的过敏症状时，可以尝试更换使用不含丙二醇的米诺地尔，即国际上推荐的泡沫制剂，以减少或杜绝过敏不良反应。

（2）毛发移植：毛发移植是将非脱发区域（如后枕部、胡须、腋窝等）的毛囊提取并处理后再移植至脱发或秃发区域，以达到外形美观的方法。根据毛囊获取方式的不同，又将其分为毛囊单位头皮条切取技术和毛囊单位抽取技术。患者可根据自己实际情况和医师建议选择适合自己的术式。一般情况下，移植的毛发在术后2~4周会出现不同程度的脱落，术后2个月左右会出现较明显脱落，术后4~6个月重新长出。因此，需要在术后6~9个月才可看到明显效果。毛发移植后建议继续使用上述防脱发药物，以维持秃发区域非移植毛发的生长及生存状态。

（3）自体富血小板血浆：自体富血小板血浆（platelet-rich plasma，PRP）指自体全血经离心后得到血小板浓度相当于全血血小板浓度4~6倍的浓缩物。PRP一经激活，血小板将会释放大量的生长因子，包括血小板衍生生长因子、转化生长因子–β、类胰岛素生长因子、表皮生长因子和血管内皮生长因子等，具有改善毛囊微环境、促进毛囊生长的作用，但具体作用机制尚不完全明确。用法是将PRP局部注射至脱发区域头皮的真皮层，1次/月，连续注射3~6次可见一定疗效。国内外各项临床研究虽初步证实PRP对AGA具有一定效果，但由于PRP的制备方法并无统一标准，因此PRP治疗的有效率尚不统一，现阶段可以作为AGA治疗的辅助手段。PRP的不良反应主要是注射过程及注射后一段时间内的轻微疼痛。

（4）低能量激光治疗：2007年，美国食品药品监督管理局（FDA）将波长为655nm的低能量激光治疗（low level laser therapy，LLLT）设备批准用于AGA的治疗，之后又分别批准了678nm和650nm波长的LLLT设备用于治疗AGA。该波段范围的激光可穿透表皮层，发挥其"光生物学调节作用"，进而改善毛囊周围微环境，但其作用机制尚不完全明确。用法是隔天照射1次，每次照射15~30分钟，连续使用3个月以上才可见到一定疗效，可以作为

< 252 >

AGA治疗的辅助手段。LLLT治疗的不良反应较少，个别患者在照射期间可出现头晕、头皮瘙痒，以及机器重量导致的头皮压迫感。

（五）系统治疗

（1）非那雄胺：仅适用于男性患者，该药通过特异性抑制 II 型 5α-还原酶，进而减少双氢睾酮（dihydrotestosterone，DHT）的生成和对毛囊的破坏。推荐剂量为每天 1mg，每天 1 次。一般在服药 3 个月后头发脱落减少，使用 6 个月后观察治疗效果。若治疗效果好，应继续使用以维持疗效；如使用 12 个月后治疗效果不佳，建议停药。通常而言，非那雄胺用药 1 年后的有效率可达 65%～90%。该药耐受性较好，不良反应发生率低且症状较轻。个别服药患者可出现前列腺特异性抗原减少、男性乳房发育、睾丸疼痛、过敏反应、性功能受损（勃起功能障碍、射精功能障碍、射精量减少或性欲减退等）。

（2）螺内酯：仅适用于部分女性AGA患者，可减少肾上腺产生睾酮，同时对DHT与雄激素受体的结合有轻微的竞争作用。用法为每天 40～200mg，至少服用1年才会有效果。主要不良反应为月经紊乱、性欲降低、乳房胀痛。治疗中需注意检查血钾浓度。

< 253 >

附属器疾病

一、寻常痤疮

（一）概　述

寻常痤疮（acne vulgaris）又称"青春痘"，是一种累及毛囊皮脂腺的慢性炎症性皮肤病，好发于面部及前胸、后背，临床上主要表现为粉刺、丘疹、脓疱、囊肿或结节，常伴有毛孔粗大和皮脂溢出。

目前认为，寻常痤疮发病主要与雄激素诱导皮脂腺肥大、过度分泌皮脂、毛囊导管口异常角化、痤疮丙酸杆菌等微生物增殖及免疫炎症反应有关。

雄激素是皮脂腺增生和皮脂大量分泌的启动因素，雄激素诱导毛囊口过度角化变窄，过量的皮脂及脱落的角质细胞淤积在毛囊口内，形成白头粉刺；皮脂被氧化，混合皮肤表面的污垢，则形成黑头粉刺。皮脂大量聚集，为毛囊皮脂腺的微生物（如痤疮丙酸杆菌、金黄色葡萄球菌、马拉色菌等）提供了丰富营养，促进微生物繁殖，细菌产生的酶将甘油三酯分解成大量游离脂肪酸，进一步刺激真皮浅层毛囊产生炎症，形成丘疹、脓疱。不断加重的炎症会诱发毛囊壁破裂，脂质、微生物等进入真皮深层，引起毛囊及毛囊周围炎症，形成深在的囊肿、结节。遗传因素在重度痤疮的发生中起到重要作用。肥胖、高糖、高脂或乳制品饮食、不正确皮肤护理、彩妆、日晒、不良情绪、熬夜等均是寻常痤疮的诱发因素。高糖饮食诱发或加重痤疮的机制与机体产生胰岛素抵抗后刺激游离胰岛素样生长因子-1分泌增加有关。

< 254 >

痤疮属中医肺风粉刺范畴。初发者多由肺经风热、湿热内蕴，肺、胃热邪上熏头面而致，久者痰瘀互结而出现结节、囊肿甚至瘢痕。近年来，由于生活节奏加快，压力增大，肝郁在本病的发病中起到了越来越多的作用。

（二）中西医病名

（1）中医诊断：粉刺。

（2）西医诊断：痤疮。

（三）诊断要点

1. 好发年龄

寻常痤疮多发生于 15 ～ 30 岁青年男女，男女患病率无显著差异。

2. 好发部位

皮损好发于面颊、额部及下颌，其次是胸、背部，多呈对称性分布，鼻部一般不受累，常伴有毛孔粗大和皮脂溢出。

3. 典型损害

主要表现为粉刺、丘疹、脓疱、囊肿或结节，常伴有毛孔粗大和皮脂溢出。本病一般自觉症状轻微，炎症明显时可有疼痛。病程呈慢性、易反复，常继发敏感性皮肤，愈后遗留炎症性红斑、色素沉着和瘢痕。依据皮损性质将寻常痤疮分为 4 级、3 度（强调皮损性质，不考虑皮损数量），分别为轻度Ⅰ级：仅有粉刺；中度Ⅱ级：有粉刺及炎症性丘疹；中度Ⅲ级：有粉刺、炎症性丘疹、脓疱；重度Ⅳ级：除上述外，还出现结节、囊肿、聚合性损害或溃疡。（参考图：图 41）

4. 自觉症状

一般无自觉症状，炎症明显者可有疼痛。

5. 病　程

病情时轻时重，皮损此起彼伏，常持续多年。

6. 实验室检查

皮损活检组织病理显示：毛囊皮脂腺慢性炎症。其中，粉刺性损害可见毛囊漏斗部扩张或微囊肿，内含角质栓；丘疹性损害可见毛囊周围以淋巴细胞为主的炎细胞浸润，部分毛囊壁破裂；脓疱性损害为毛囊性脓肿，周围有大量炎性渗出物，含有淋巴细胞和多形核白细胞；囊肿性损害可见部分毛囊壁破裂；脓肿性损害可见皮脂腺部分或全部破坏，中央液化坏死。皮损在愈

< 255 >

合过程中炎症浸润被纤维组织逐渐取代。

（四）常用中西医外治方法

1. 中医特色外治疗法

（1）火针疗法：

①功效：散结排脓。适应证：炎性丘疹、脓疱、结节、脓肿和大的粉刺。

②方法：常规消毒后，用烧红的火针快速点刺皮疹，稍加挤压，将皮损中脓栓、脓血清除干净。一般 1 周治疗 1 次。术后 24 小时保持皮损处干燥。

（2）中药面膜疗法：

①功效：清热解毒、化瘀消斑。适应证：粉刺、炎性丘疹、脓疱、结节。

②方法：以炎性皮疹及粉刺为主者皮损选择黄芩、大黄、黄连、连翘等清热解毒类。以暗红斑为主选用桃仁、赤芍、冬瓜仁等凉血化瘀类研末，用蜂蜜调配，涂于面部，待药膜干燥后取下；或在中药上敷医用石膏，待石膏冷却后取下面膜，清洗面部，一般 1 周治疗 1 次。治疗后可出现一过性面部红斑及灼热感。此外，可将白附子、轻粉、黄芩、白芷、防风各 3g，共研细末，取少量涂擦患处。也可选用苦参 60g、菖蒲 30g 的水煎剂熏洗患处，每次 30 分钟，每天 1 ~ 2 次；或大黄 25g，明矾 20g，杏仁 15g，连翘、甘草各 10g，水煎汁湿敷患处，每次 30 分钟，每天 3 次。

（3）刺络拔罐：

①功效：清热泻火。适应证：胸背部痤疮和面部重症患者，可较好的促进炎性皮疹和结节囊肿的消退。

②方法：取背俞穴、大椎、委中等穴位，点刺放血后留罐 5 ~ 10 分钟。一般 1 周治疗 1 次。术后 24 小时保持皮损处干燥。

2. 西医局部治疗

药物治疗Ⅰ、Ⅱ级寻常痤疮以外用药物治疗为主，Ⅲ、Ⅳ级寻常痤疮在系统治疗的同时辅以外用药物治疗。

（1）外用药物：

①维A酸类药物：可作为Ⅰ级寻常痤疮的单独一线用药，具有改善毛囊导管口角化的作用，达到溶解粉刺的效果。目前，临床常用药物为第三代的阿达帕林、他扎罗汀及第四代的曲法罗汀。阿达帕林耐受性好，可作为首选，睡前点涂于皮损处。但需注意该类药物的皮肤刺激反应，皮肤敏感及皮损数

< 256 >

量极多者应慎用。使用前先全面部涂擦保湿剂可减少使用后出现的局部红斑、脱屑、瘙痒、烧灼感等刺激性反应。

②抗氧化剂（过氧化苯甲酰）：可作为Ⅱ级、Ⅲ级寻常痤疮首选外用药物。目前痤疮丙酸杆菌对该药尚无耐药性，可单独使用，也可联合外用抗菌药物使用，局部点涂于皮损处。该药物对衣物或毛发具有氧化漂白作用，应尽量避免接触。

③抗菌药物：具有抗痤疮丙酸杆菌和抗炎作用的抗菌药物均可用于寻常痤疮的治疗。包括林可霉素、红霉素及其衍生物克林霉素和夫西地酸等。该类药物长期单独使用易诱导痤疮丙酸杆菌耐药，建议与过氧化苯甲酰、外用维A酸类等联合应用。

（2）物理与化学治疗：主要包括红蓝光、光动力、化学换肤治疗、强脉冲光、CO_2点阵激光、射频微针等，可作为寻常痤疮辅助或替代治疗及后遗症治疗的选择。

①红蓝光：具有杀灭痤疮丙酸杆菌、抗炎及组织修复的作用，可用于各个时期痤疮皮损。

②光动力：通过外用5-氨基酮戊酸富集于毛囊皮脂腺单位，加用红光使其代谢生成原卟啉Ⅸ，具有抑制皮脂分泌、杀灭痤疮丙酸杆菌、抗炎、改善毛囊导管角化及预防或减少痤疮瘢痕生成的作用，可用于Ⅳ级痤疮的一线治疗。

③化学换肤：可纠正毛囊导管口角化、溶解粉刺，有减少色素沉着、促进色素脱落、提亮肤色及抗炎的作用。临床上常用的化学剥脱剂包括果酸、水杨酸等。果酸可用于轻度及中度Ⅱ级痤疮皮损，水杨酸可应用于中度Ⅲ及重度Ⅳ级痤疮。

④强脉冲光：有助于抑制皮脂腺分泌皮脂及达到抗炎作用，可用于改善轻中度痤疮皮损及痤疮后红斑及色素沉着。

⑤CO_2点阵激光及射频微针：可用于个别囊肿或脓肿开孔引流以及改善痤疮后遗凹陷性或增生性瘢痕。

（五）系统治疗

1. 抗菌药

首选米诺环素和多西环素，米诺环素在毛囊皮脂腺单位中药物浓度高，

< 257 >

耐药发生率低。常用剂量：米诺环素每天 50 ～ 100mg，不超过 8 周。避免使用外用和口服抗生素为单一疗法。

2. 维 A 酸类

异维 A 酸具有显著抑制皮脂腺分泌皮脂、纠正毛囊导管口异常角化、改善毛囊厌氧环境、减少痤疮丙酸杆菌繁殖及一定的抗炎和预防瘢痕等作用，是目前针对寻常痤疮 4 个发病关键机制的口服药物。通常剂量为每天 0.25 ～ 0.5mg/kg。

3. 抗雄激素

可采用避孕药：目前，临床常用药为达英 –35、优思悦、优思明、螺内酯、丹参酮等。避孕药起效时间需 2 ～ 3 个月，疗程建议在 6 个月以上。螺内酯，推荐剂量为每天 60 ～ 200mg，疗程 3 ～ 6 个月。

4. 糖皮质激素

针对单个特别严重的结节或囊肿，可选用曲安奈德混悬液或泼尼松龙混悬液，加利多卡因注入结节、囊肿损害内，疗程不超过 4 周，泼尼松剂量为 20 ～ 30mg。

二、脂溢性皮炎

（一）概　述

脂溢性皮炎（seborrheic dermatitis，SD）是一种常见于婴儿、青春期及成人的慢性、复发性、炎症性皮肤病。目前病因不明，一般认为是内在因素和外在因素共同作用的结果，可能与马拉色菌感染、脂质分泌异常、免疫因素、遗传因素、皮肤屏障受损等多种内、外源因素共同作用有关。

（二）中西医病名

（1）中医诊断：白屑风。

（2）西医诊断：脂溢性皮炎。

（三）诊断要点

1. 好发年龄

好发于 3 个月以内的婴儿、青少年和中年人，男性多见。

2. 好发部位

好发于头皮、眉弓、眼睑、鼻背、鼻翼、耳后、颈、前胸、肩胛间区、腋窝、腹股沟、脐窝等皮脂腺分布较丰富部位。

3. 典型损害

皮损最初多为毛囊性红色丘疹，逐渐扩大并融合成大小不等的黄红色浸润性斑片，境界较清楚，表面覆油腻性鳞屑和痂皮，头皮鳞屑可层层堆积，搔刮头皮常有较多皮屑飘落，严重时可有渗液和继发红皮病。头发干燥或油腻，可伴有程度不同的脱发。

婴儿脂溢性皮炎轻度油腻性鳞屑附着于头顶及前囟区，可以扩散到整个头皮，严重者伴有糜烂渗出，最终可形成覆盖大部分头皮的白色、黄色或棕色鳞屑及黏着性厚痂，这种表现被称为"摇篮帽"。（参考图：图42）

4. 自觉症状

可有不同程度的瘙痒，日晒和食用刺激性食物后加重。

5. 病　程

成人脂溢性皮炎呈慢性经过，可急性发作。婴儿脂溢性皮炎常于1周左右出现，1个月左右自愈。

6. 实验室检查

真菌检查可见卵圆形糠秕孢子菌。

（四）常用中西医外治方法

1. 中医特色外治疗法

头皮鳞屑较多者外用30%百部酊，面部鳞屑较多者外用甘草油（甘草100g，75%乙醇200mL，甘油200mL），糜烂渗液者可外用青黛油膏后扑撒三石散，亦可用脂溢洗方（王不留行50g、苍耳子30g、苦参20g、明矾9g的水煎剂）洗头。皮损发生较为广泛者，可选用白鲜皮、土茯苓、龙胆草、大黄、苦参、硫黄各30g；或地榆、黄芩、艾叶、丹皮、连翘、甘草各20g的水煎剂搽洗患处，每次15～20分钟，每天1次。如中药涂抹类的冰黄肤乐软膏、姜黄消痤搽剂可起到清热、止痒、消炎的作用。中药药浴可选择颠倒散、脂溢洗方、复方黄柏液涂剂进行治疗。其次还有中药塌渍、非药物外治法（梅花针、针刺、耳穴压豆）等。以中药药浴中复方黄柏液为例，用于在进行治疗之前，依然需要使用清水将患者的头发进行清洗，再将剂量为20mL的复方黄柏溶液剂与温水进行混合，使用该混合液对患者头皮进行冲洗，可用或不用清水冲洗，每周 2 次。

伴有较为明显的脱发者，可外涂侧柏酊（鲜侧柏叶、闹羊花、骨碎补各适量，放入 85% 乙醇 100mL 中，浸泡 2 周），或脱发处扑撒保发粉（何首乌 30g，白鲜皮、当归、白芷各 20g，王不留行 15g，共研粉末），每天 2 次。

2. 西医局部治疗

（1）药物治疗：

①硫黄或水杨酸制剂：可选用 1%～5% 硫黄乳膏或霜、1%～2% 雷锁辛溶液、2%～5% 硫黄煤焦油糊剂、5% 硫黄洗剂或 2% 水杨酸氯霉素酊，外搽或沐浴。婴儿可外用 3%～5% 水杨酸油涂搽患处，有清除痂皮和抑菌的作用。

②硫化硒洗剂：可减少皮脂分泌及皮肤脂肪酸含量，具有轻微杀真菌和抑制细菌生长的作用，一般选用 1%～2.5% 二硫化硒洗剂清洗头皮，每周 2 次。

③抗生素制剂：有糜烂渗液者可选用 3% 硼酸溶液、1∶2000 氯己定溶液或 0.1% 依沙吖啶溶液湿敷，每次 15～20 分钟，每天 2～4 次。亦可涂搽 1% 氯霉素、0.1% 地塞米松霜、2% 红霉素软膏或凝胶、3% 甲硝唑乳膏或 1% 克林霉素软膏、溶液、凝胶等，每天 2～3 次。

④糖皮质激素制剂：炎症明显或有糜烂渗液者，可外用 1% 醋酸氢化可的松软膏或 0.1% 丁酸氢化可的松霜，每天 2 次，症状缓解后减少用量或次数，直至停药。

⑤抗真菌制剂：以咪唑类抗真菌剂疗效较好，可选用 2% 酮康唑霜或洗剂、2% 咪康唑软膏或洗剂、1% 益康唑霜或洗剂、1% 联苯苄唑凝胶或乳膏、1%～3% 克霉唑软膏或 1% 肟康唑霜等，外搽患处或沐浴。

⑥其他：如 1%～2% 巯氧吡啶锌洗剂、3%～5% 间苯二酚软膏、3% 间苯二酚洗剂、0.2%～0.5% 氯碘羟喹锌油、8% 琥珀酸锂软膏或霜、1% 环吡司胺霜、2.5% 过氧化苯甲酰、3%～5% 新霉素糠馏油糊剂等，均可酌情选用。

（2）物理治疗：臭氧水冲洗面部、面部无针水光或照射红-蓝光，均可起到抑菌、抗炎的作用。

（3）化学换肤：30% 水杨酸具有抗炎、抑菌作用，可改善脂溢性皮炎患

< 260 >

者面部红斑及炎症反应，可作为辅助治疗手段。

（五）系统治疗

瘙痒剧烈时可予以止痒镇静剂；可补充维生素B_6、B_2、复合维生素B或锌剂；有真菌感染或泛发性损害可用伊曲康唑每天100mg，连服2 ~ 3周。有细菌感染时用四环素或红霉素250mg，每天3 ~ 4次；范围较大，炎症明显，甚至有红皮病倾向且无禁忌证时，可短期小剂量使用泼尼松每天15mg于每晨顿服，并可短期加用雷公藤多苷20mg，每天3次。

< 261 >

::: {.section}
第十四节
:::

血管炎性皮肤病

一、过敏性紫癜

（一）概　述

过敏性紫癜是一种累及皮肤毛细血管及细小动脉的白细胞碎裂性血管炎。病因不明，细菌感染、病毒感染、某些食物（如牛奶、鱼虾、鸡蛋等）及药物（如抗生素类、水杨酸盐类、巴比妥类等）、寒冷、寄生虫等均可诱发。机制可能是免疫复合物沉积在血管壁后刺激补体，导致毛细血管和小血管壁及其周围组织发生炎症，引起血管壁通透性增强而出现皮肤损害及全身症状。

（二）中西医病名

（1）中医诊断：葡萄疫。

（2）西医诊断：过敏性紫癜。

（三）诊断要点

1. 好发年龄

本病多见于儿童，男性多于女性，发病高峰年龄为 4 ~ 8 岁。

2. 好发部位

皮损多见于双下肢伸侧和臀部，尤其是小腿伸侧，少数可累及上肢和躯干，常对称分布。患者 74% ~ 84% 有关节受累、61% ~ 76% 有胃肠道受累、44% ~ 47% 有肾脏受累。

< 262 >

3. 典型损害

发疹前常有上呼吸道感染、周身不适、头痛、低热等症状。皮损最初表现为瘀点、瘀斑或稍隆起呈出血性的斑丘疹，散在分布或部分融合成片，压迫不褪色，偶可出现水疱、血疱、坏死性紫斑和血管瘤样损害。一般2～3周后，颜色由暗红色转变为黄褐色而逐渐消退，不留痕迹，但皮疹可成批反复出现。（参考图：图43）

临床中对仅有皮肤损害而无全身症状者称单纯型过敏性紫癜；伴有关节酸痛、肿胀、活动受限者称关节型过敏性紫癜；伴有腹痛或恶心、呕吐、便血，甚至发生麻痹性肠梗阻、肠套叠或肠穿孔等消化道症状者称腹型过敏性紫癜；伴有蛋白尿、血尿、管型尿者称肾型过敏性紫癜；部分病例可同时伴有几种紫癜的症状，称为混合型过敏性紫癜。

4. 自觉症状

皮肤损害无自觉症状或有不同程度瘙痒，伴有内脏损害者可有关节痛、腹痛、腰痛、便血、血尿等症状。

5. 病　程

皮疹通常1周左右消退，但常成批反复发生，致使病程延长，甚至达2年或更长。内脏损害较皮疹恢复缓慢。

6. 实验室检查

外周血白细胞总数轻度增高，血小板计数、出凝血时间、凝血因子等均在正常范围，少数患者血沉增快。毛细血管脆性试验阳性；约半数患者有蛋白尿、血尿或管型尿。

皮损处活检组织病理显示：真皮浅层毛细血管和细小血管内皮细胞肿胀，管腔闭塞，管壁有纤维蛋白沉积、变性和坏死，血管周围有中性粒细胞浸润，伴有核尘及红细胞外渗。

（四）常用中西医外治方法

1. 中医特色外治疗法

患处可选用紫草根水煎剂外洗。可选神阙、中脘、关元穴位行艾灸疗法。实证可用三棱针点刺合谷、曲池、血海、委中、尺泽、少商穴；虚证可用毫针浅刺脾俞、肾俞、足三里、阴陵泉、太溪、三阴交穴。此外，耳穴压豆、穴位贴敷等中医疗法对过敏性紫癜皮损的消退也有良好作用。

2.西医局部治疗

患处瘙痒或有水疱者，可外用炉甘石洗剂、1%樟脑炉甘石洗剂、1%薄荷炉甘石洗剂、肝素钠软膏、1%丁酸氢化可的松软膏、0.1%糠酸莫米松乳膏或软膏等。微波照射、红光照射、紫外线照射、氦-氖激光照射等物理治疗也有消炎、抑制免疫反应、止痛等作用。

（五）系统治疗

（1）一般治疗：出现胃肠道损害的患者需注意控制饮食，以免加重胃肠道症状。腹痛患儿若进食可能会加剧症状，但是大部分轻症患儿可以进食少量少渣易消化食物，严重腹痛或呕吐者需要营养要素饮食或暂时禁食并给予胃肠外营养支持治疗。

（2）抗感染治疗：急性期呼吸道及胃肠道等感染可适当给予抗感染治疗。

（3）关节症状治疗：关节痛患者可使用非甾体类抗炎药进行止痛治疗。

（4）如胃肠道症状、关节炎、血管神经性水肿、肾损害较重及表现为其他器官的过敏性紫癜患者需尽早使用糖皮质激素。

◆ 二、变应性皮肤血管炎

（一）概　述

变应性皮肤血管炎是一种主要累及真皮浅层小血管及毛细血管的坏死性血管炎。病因主要有感染（溶血性链球菌、流感病毒、寄生虫、真菌等）、药物（阿司匹林、青霉素、磺胺类、血清制品等）、恶性肿瘤（白血病、淋巴瘤等）、自身免疫性疾病（类风湿性关节炎、干燥综合征、系统性红斑狼疮等）和先天性补体C2缺乏等。

（二）中西医病名

（1）中医诊断：梅核火丹。

（2）西医诊断：变应性皮肤血管炎。

（三）诊断要点

1.好发年龄

多见于青、中年人，儿童发病者也不少见，无明显性别差异。

< 264 >

2.好发部位

皮损多对称发生于踝部和小腿等下垂及受压部位。

3.典型损害

损害呈多形性，可为红斑、丘疹、斑丘疹、风团、紫癜、瘀点、瘀斑、水疱、血疱、结节、坏死、溃疡等，但以紫癜、结节、坏死和溃疡为主。一般皮损数量较多，针帽至直径数厘米不等，散在分布或群集成片，患处尤其是踝部常伴有水肿。（参考图：图44）

初发皮损多为红色丘疹和紫癜，可在紫癜及丘疹基础上发生血疱、坏死和溃疡，少数可发展成为结节，溃疡愈合后留有萎缩性瘢痕。部分患者可并发关节炎、消化道出血、肾炎、肺炎、复视、感觉或运动障碍、肝脾肿大等系统损害，严重者可危及生命。

4.自觉症状

患处有不同程度瘙痒或灼热感，少数可有不同程度疼痛。部分患者伴有低热、头痛、乏力、关节和/或肌痛等全身症状。

5.病　程

皮损一般3~4周自行消退，但可复发，病程可迁延数月至数年。

6.实验室检查

病情活动期可有血沉增快、贫血、血小板减少、高球蛋白血症、补体下降及类风湿因子阳性等。

不同形态皮损活检组织病理改变差异较大，典型变化为真皮全层的白细胞碎裂性血管炎改变，毛细血管和小血管扩张、内皮细胞肿胀、管腔变窄、闭塞、管壁纤维蛋白样变性或坏死，血管壁及其周围中性粒细胞浸润，可见白细胞破碎及核尘和红细胞外渗等。

（四）常用中西医外治方法

1.中医特色外治疗法

紫癜性丘疹和风团样损害，可涂搽红灵酒或三黄洗剂，每天3~5次。中药泡洗、针刺疗法、灸法、穴位贴敷、耳穴压豆等疗法参见过敏性紫癜。坏死性或溃疡性损害，可外涂生肌膏，每天2次。

2.西医局部治疗

（1）药物治疗：红斑、丘疹、水疱性损害，可外用炉甘石洗剂、1%樟脑炉甘石洗剂、1%薄荷炉甘石洗剂、0.05%卤米松霜或软膏、0.05%丙酸氯倍他索软膏或 0.1％糠酸莫米松乳膏或软膏，每天 3 次；糜烂、渗液或溃疡性损害，可用 0.5％聚维酮碘溶液、3％硼酸溶液、1∶8000 高锰酸钾溶液、0.05％黄连素溶液或 0.1％依沙吖啶溶液清洗或湿敷后，外涂 40％氧化锌油或 10％～ 50％松馏油软膏，每天 2 次；继发细菌感染者，可外用 2％莫匹罗星软膏、3％磷霉素软膏、1％诺氟沙星软膏或 0.2％盐酸环丙沙星软膏，每天 2 ～ 3 次。

（2）物理治疗：根据病情选用高压氧、音频电疗、微波照射、红光照射、紫外线照射、氦-氖激光照射，以及弹力绷带绑缚等，均有一定疗效。

（五）系统治疗

避免诱因为其首要，如停用可疑诱发致敏性药物。

（1）沙利度胺：沙利度胺通过对白细胞黏附、移行起到抑制作用，在一定程度上减轻患者的炎症反应，起到缓解血管炎症的效果，利于患者恢复。另外，沙利度胺可使角化上皮细胞加快增殖，提升成熟速度，对于溃疡恢复具有促进的效果。

（2）糖皮质激素：糖皮质激素为治疗变应性皮肤血管炎的常用药物。以抑制局部血管扩张、降低血管的通透性、减少血浆渗出和白细胞浸润，从而达到抗炎作用。剂量为泼尼松 20 ～ 40mg，每天顿服，待病情稳定后逐渐减量。小剂量激素（每天 10mg 左右）应维持于整个疗程，配合细胞毒性药物或免疫抑制剂巩固诱导的缓解期治疗。

（3）其他治疗：使用免疫抑制剂（如甲氨蝶呤、环磷酰胺、秋水仙碱、复方甘草酸苷、雷公藤多苷、非甾体抗炎药等）治疗。局部合并感染者可加用抗生素治疗。

◆ 三、持久隆起性红斑

（一）概　述

持久隆起性红斑是一种慢性局限性轻度白细胞碎裂性血管炎。病因不明，可能与病毒或细菌（多为链球菌）感染所致的免疫反应有关。

（二）中西医病名

（1）中医诊断：梅核火丹。

< 266 >

（2）西医诊断：持久隆起性红斑。

（三）诊断要点

1. 好发年龄

多见于成年男性和青年女性，儿童少见。

2. 好发部位

皮损好发生于手、足、膝、肘、臀、面及耳廓等处。

3. 典型损害

皮损初始为成批发生的红色扁平丘疹、结节或小斑块，逐渐扩大并融合成圆形、卵圆形、环形、半环形、多环状或不规则形斑块，表面光滑，颜色由红色转变为紫色、棕色、橘黄色或淡黄色，少数可发生水疱、血疱、溃疡。皮损消退后留有色素沉着或脱色斑，溃疡性损害消退后可形成萎缩性瘢痕。

4. 自觉症状

多数患者无自觉症状，少数患处可有不同程度的瘙痒、疼痛或灼热感，偶伴有关节疼痛。

5. 病　程

皮损常持续数周至数月后自行消退，但可反复发作，病程可迁延数年甚至数十年。

6. 实验室检查

损害处活检组织病理显示：早期损害为真皮全层及其血管周围弥漫、致密的嗜中性粒细胞浸润，真皮全层有白细胞碎裂性血管炎改变，可见纤维蛋白沉积及核尘。晚期损害浸润细胞数量减少，淋巴细胞、组织细胞逐渐增多，但仍以中性粒细胞为主，成纤维细胞数量增多，发生纤维化，血管壁纤维性增厚。

（四）常用中西医外治方法

1. 中医特色外治疗法

红斑初期，可选用金黄膏或玉露膏外敷患处，每天 1 次；皮损日久不消，可外敷紫色消肿膏或涂搽紫金锭醋剂，每天 3 ~ 5 次。

2. 西医局部治疗

（1）药物治疗：局部可外用含角质渗透剂氮酮的 0.1% 哈西奈德乳膏或软

膏、0.05％卤米松霜或软膏、0.05％丙酸氯倍他索软膏等强效糖皮质激素，或外用二甲基亚砜溶液后再外涂强效糖皮质激素制剂，每天2次，局部封包可增强疗效。

（2）封闭治疗：损害内注射用1％普鲁卡因或1％利多卡因溶液稀释而成的1％醋酸泼尼松龙混悬液、0.5％甲泼尼龙醋酸酯混悬液、1％曲安西龙双醋酸酯混悬液、0.2％复方倍他米松混悬液或1％曲安奈德混悬液1～2mL，每周或每月1次。

（3）外科治疗：顽固的局限性损害可手术切除，但不能防止复发。

（五）系统治疗

首选药物是氨苯砜，若对氨苯砜无效，可尝试系统、皮损内局部封闭或外用强效糖皮质激素，还可口服秋水仙碱、沙利度胺、抗疟药、环孢素、吗替麦考酚酯等。此疾病需早期进行眼科检查与评估，否则患者失明的风险将增大。

四、急性发热性嗜中性皮病

（一）概　述

急性发热性嗜中性皮病是一种以突然发生红色疼痛性结节或斑块伴中性粒细胞增多为特征的慢性复发性疾病。发病可能与上呼吸道或消化道感染、药物（米诺环素、呋喃妥因、甲氧苄啶-磺胺甲恶唑、抗癫痫药、抗高血压药、避孕药等）、恶性肿瘤或副肿瘤等有关。

（二）中西医病名

（1）中医诊断：丹。

（2）西医诊断：急性发热性嗜中性皮病、Sweet病或Sweet综合征。

（三）诊断要点

1. 好发年龄

多见于30～60岁的成年女性。婴儿发病者常伴有恶性血液疾病。

2. 好发部位

常对称发生于面、颈和四肢，偶可发生于躯干和黏膜。少数患者可伴有系统损害。

3. 典型损害

皮损初为鲜红色浸润性丘疹、斑丘疹和结节，逐渐形成圆形、类圆形或不规则形软骨样硬度有触痛的潮红或暗红色斑块或结节，黄豆至蚕豆或更大，边缘隆起，周围常有轻度浸润，表面光滑或有似水疱样的粗颗粒或呈乳头状，偶有针帽大水疱或灰黄色无菌性脓疱。

有时皮损中央消退呈盘状或相互融合成不规则形或多环状，一般不破溃，消退期皮损可结痂、脱屑和留暂时性色素沉着。少数患者伴有关节炎、肾炎、肝肿大、浅表性巩膜炎、结膜炎或恶性肿瘤。

4. 自觉症状

常有不同程度灼痛和触痛，85%以上患者伴有发热和全身不适，部分伴有关节痛、肌痛、眼结膜炎等。

5. 病　程

皮损多在 1 ~ 2 个月自行消退，但常成批反复发作，致使病程迁延达数年甚至数十年。

6. 实验室检查

发作期外周血嗜中性白细胞增高，白细胞总数增高或正常；血沉增快，针刺反应可阳性；肾脏受累者可有蛋白尿、血尿及颗粒管型等。皮损处活检组织病理显示：早期真皮血管周围灶性中性粒细胞浸润和多数核碎片。晚期血管周围浸润细胞中可有淋巴细胞和少数嗜酸性粒细胞。浸润灶内细胞水肿，血管扩张。整个病程表皮无明显改变。

（四）常用中西医外治方法

1. 中医特色外治疗法

发病初期可选用马齿苋洗剂湿敷患处，每天 3 ~ 5 次，每次 20 分钟。皮疹暗红，发生时间较久，可外涂玉红膏。口腔糜烂可选用养阴生肌散扑撒患处，每天 5 次。

2. 西医局部治疗

（1）药物治疗：患处可外涂 0.1% 哈西奈德乳膏或软膏、0.05% 卤米松霜或软膏、0.05% 丙酸氯倍他索软膏等强效糖皮质激素，每天 2 次。局部 10% 碘化钾溶液电离子导入也有一定疗效。

（2）封闭治疗：皮损内可注射用 1% 普鲁卡因或 1% 利多卡因溶液稀释而

< 269 >

成的 10% 醋酸泼尼松龙混悬液、0.5% 甲泼尼龙醋酸酯混悬液、1% 曲安西龙双醋酸酯混悬液、0.2% 复方倍他米松混悬液或 1% 曲安奈德混悬液 0.5 ~ 1mL，每周或每月 1 次。

（五）系统治疗

Sweet 综合征的首选治疗是糖皮质激素，对于严重或难治性病例，可能使用冲击疗法。另外，口服碘化钾、秋水仙碱可以促使该疾病患者皮肤红斑尽快消退，可作为潜在全身感染或禁用激素患者的一线治疗药物。其他替代药物还包括氨苯砜、多西环素等。白细胞介素（IL）-1 和肿瘤坏死因子（TNF）- α 抑制剂等。

五、结节性红斑

（一）概 述

结节性红斑是一种发生于真皮深层及皮下组织的结节性炎性疾病。可能是病毒、链球菌、结核杆菌、真菌感染或某些药物等引起的血管炎症反应，或肉样瘤、麻风、淋巴瘤、结缔组织病、异常蛋白血症等疾病的一种症候。

（二）中西医病名

（1）中医诊断：瓜藤缠。

（2）西医诊断：结节性红斑。

（三）诊断要点

1. 好发年龄

多见于 20 ~ 45 岁的中青年人，女性患者约为男性患者的 2 倍。偶见于儿童和老年人。

2. 好发部位

皮损常对称发生于胫前、膝关节或踝关节周围，偶可发生于股部、小腿外侧、上肢、面颈部和黏膜。

3. 典型损害

皮损为成批发生的葡萄至杨梅大小，红色至紫红色浸润性结节，稍高出皮面，表面紧张亮泽，皮温增高，质中等硬，数个至数十个不等，散在或群集分布，互不融合，一般无化脓和破溃形成溃疡倾向。结节持续约 1 周后逐

< 270 >

渐由鲜红色转变为暗红色或紫红色，最后呈黄绿色或淡青色，留暂时性色素沉着而愈，不形成瘢痕，但可成批反复发生。

结节偶可泛发，甚至累及眼球、结膜或口腔黏膜，可伴有多形红斑或坏死性血管炎样损害，常合并系统性疾病。

4. 自觉症状

发病前常有发热、寒战、咽喉痛、肌痛、关节痛、晨僵、恶心、呕吐、腹泻、全身不适等症状，患处有不同程度灼痛、胀痛和触痛。

5. 病　　程

结节一般 3 ~ 6 周自行消退，但可反复发作达数年之久。

6. 实验室检查

急性单纯型结节性红斑患者的白细胞总数轻微增多，淋巴细胞计数可增高，血沉增快，抗链球菌溶血素 "O" 偶可阳性。

结节处活检组织病理显示：真皮中下部和皮下组织上部非特异性急性炎症改变，水肿明显，胶原纤维肿胀，血管扩张，可见红细胞外渗和大小不等的炎症区。脂肪小叶间隔增宽、水肿，间隔内小血管及毛细血管扩张，周围中性粒细胞浸润，还可见多核巨细胞，血管内皮细胞增生，血管壁增厚，偶有血栓形成，无结核样结构。

（四）常用中西医外治方法

1. 中医特色外治疗法

初期皮损可外用玉露膏或芙蓉膏，每天 2 次。结节顽固难退可外敷紫金锭或蟾酥丸，醋磨汁外涂患处，每天 2 次。中药泡洗、针刺疗法、灸法、穴位贴敷、耳穴压豆、耳穴埋针等疗法均可酌情选用。

2. 西医局部治疗

（1）药物治疗：局部水肿和炎症明显者，可外用炉甘石洗剂、1%樟脑炉甘石洗剂、1%薄荷炉甘石洗剂、0.05%卤米松霜、0.05%丙酸氯倍他索软膏或肝素钠软膏等，每天 2 次。

（2）物理疗法：局部音频、磁疗、微波照射、红光照射、紫外线照射、氦-氖激光照射、10%碘化钾离子导入等，均可酌情选用。

（五）系统治疗

该病有自限性、复发性的特点，病因治疗是关键。

< 271 >

（1）PPD强阳性的患者，应联合感染科协同抗痨治疗，应用异烟肼、链霉素、乙胺丁醇和利福平等药物。

（2）有细菌、真菌、病毒、支原体等微生物感染，应进行相应系统治疗。

（3）可予非甾体抗炎药减轻疼痛，病情较重者予糖皮质激素。

（4）其他药物有秋水仙碱、沙利度胺、硫唑嘌呤、甲氨蝶呤、复方甘草酸苷、雷公藤多苷、英夫利西单抗等免疫抑制剂、生物制剂。

< 272 >

第十五节

脉管性皮肤病

一、臁疮（深脓疱疮）

（一）概　述

深脓疱疮又称为臁疮，好发于小腿下 1/3 臁骨（胫骨）而得名。其炎症较脓疱疮深，形成坏死和溃疡，愈后留有瘢痕和色素沉着。

本病多数为 B 型溶血性链球菌所引起，少数为金黄色葡萄球菌或两者混合感染。卫生条件差，营养不良或身体衰弱等常为本病的诱因。本病常继发于外伤、虫咬症、疥疮、瘙痒性皮肤病等。

（二）中西医病名

（1）中医诊断：臁疮。

（2）西医诊断：深脓疱疮。

（三）诊断要点

（1）以小腿多见，亦见于股部、腰部、臀部等处。

（2）初起为红斑或粟粒到豌豆大丘疹，迅速变成绿豆大脓疱，周围绕以红晕，迅速扩大并向深部进展。疱破溃后形成溃疡，边缘整齐峻峭，表面覆有污褐色脓痂，重者呈蛎壳状。剥离痂皮可见溃疡底面呈灰绿色脓苔及肉芽组织增生。

（3）自觉疼痛，伴有周围淋巴结肿大，愈后留有瘢痕和色素沉着。（参考图：图 45）

< 273 >

（四）常用中西医外治方法

1. 中医特色外治疗法

马齿苋捣碎后涂抹于患处皮肤，可以治疗脓疱疮。马齿苋具有消炎抑菌和抗感染的功效。取青黛、黄柏、黄连研磨成粉后，加菜油一同调匀，敷于患处皮肤上，可以促进病情的好转。

2. 西医局部治疗

（1）药物疗法：1∶5000 高锰酸钾溶液或 1∶1000 乳酸依沙吖啶溶液浸洗或湿敷去痂，再用抗生素软膏，如夫西地酸软膏、莫匹罗星软膏及氧氟沙星软膏等，每天 2 次。如溃疡较深者，每天可用 1∶2000 黄连素或庆大霉素 0.9% 氯化钠溶液纱布换药，清除脓液，促进新鲜肉芽生长。

（2）物理疗法：紫外线、红外线、超短波、激光等方法，可促进溃疡愈合。

（五）系统治疗

1. 预 防

增加营养，增强机体抵抗力，注意皮肤清洁卫生，积极治疗诱发性疾病。

2. 全身治疗

系统使用抗生素，如青霉素、氯唑西林钠、克林霉素或红霉素等。内服中药以清热解毒为主，可用五味消毒饮加减。必要时可配合溶栓、改善微循环治疗。

◆ 二、雷诺病

（一）概 述

雷诺病（Raynaud disease）为原发性肢端细小动脉痉挛，继之以皮肤苍白、青紫而后潮红，伴以疼痛和感觉异常，温暖后恢复正常的血管功能障碍性疾病。

（二）中西医病名

（1）中医诊断：痹症。

（2）西医诊断：雷诺病。

< 274 >

（三）诊断要点

（1）主要为年轻女性，一般 20 ~ 40 岁。

（2）寒冷或情绪激动容易发作，双手对称发病。

（3）无任何系统疾病、周围血管疾病、解剖异常等。

（4）不典型者可做激发试验、握拳试验、手指动脉造影等。

（四）常用中西医外治方法

1. 中医特色外治疗法

（1）针灸疗法：适用于雷诺病症状较重或长期发作的患者。针灸疗法可以通过刺激特定的穴位，调节气血运行，温阳散寒，改善局部血液循环等，从而缓解雷诺病的症状。常用的针灸疗法包括温针灸、电针灸等，具体的治疗方案需要根据患者的具体情况而定。

（2）中医推拿：适用于雷诺病初期或轻微症状的患者。中医推拿可以通过按摩、揉捏、推拿等手法刺激穴位和经络，改善局部血液循环，调节体内阴阳平衡等，从而缓解雷诺病的症状。常用的推拿手法有双手推拿、拇指按摩等，可以结合草药膏剂等辅助使用。

2. 西医局部治疗

（1）药物治疗：2% 硝酸甘油软膏或 1% ~ 2% 己基烟酸软膏，每天 2 ~ 3 次。多磺酸黏多糖软膏、维生素 E 软膏等帮助改善微循环。

（2）手术治疗：病情严重，药物治疗无效，且有皮肤组织营养障碍，上肢可施行上胸交感神经切除术。

（五）系统治疗

1. 预　防

避免接触冷水及冷的物体，避免待在冷、湿、有风的环境中，加强御寒保暖措施，增添衣服，戴厚棉制或羊皮连指手套。

2. 系统用药

（1）钙通道阻滞剂：通过减少细胞吸收钙，抑制平滑肌收缩，扩张小血管，减少血小板聚集等发挥治疗作用，如硝苯地平 5 ~ 10mg，每天 3 次，或缓释剂每天 20 ~ 60mg（注意药物不良反应）。

（2）α 受体阻滞剂：阻断去甲肾上腺素和肾上腺素与血管受体结合，扩张血管，如莫西塞利每次 4mg，每天 3 次；哌唑嗪 0.5 ~ 1mg，每天 3 次；酚

< 275 >

苄明 10mg，每天 3 次；双氢麦角碱及苯氧苄胺等。

（3）选择性 5-羟色胺重吸收抑制剂：如氟西汀；5-羟色胺拮抗剂：凯他色林 10mg，每天 3 次。

（4）血栓烷合成抑制剂：达唑氧苯、哌唑嗪。

（5）前列环素：通过抑制血小板黏附、聚集、血管平滑肌收缩，增加红细胞可变形性和降低血黏度而发挥治疗作用。

三、网状青斑

（一）概　述

本病又名树枝状青斑、环状青斑、树枝状皮炎，是一种表浅静脉血液淤滞后呈网状改变的血管扩张性疾病。病因较多，主要由先天性、生理反应性、特发性和继发性等因素所致，其中继发性者可合并结缔组织病、血液系统疾病、血管性疾病、慢性感染、内分泌疾病等，亦可由奎尼丁、金刚烷胺、米诺环素等药物引起。

（二）中西医病名

（1）中医诊断：血瘀证。

（2）西医诊断：网状青斑。

（三）诊断要点

1. 好发年龄

多见于女性，其中特发性者多见于 30 ~ 50 岁妇女，先天性者出生时即可发生。生理性者约 50% 见于儿童，继发性者则多见于青年女性。

2. 好发部位

好发于足和下肢，偶见于躯干和上肢。

3. 典型损害

皮损为青紫色网状或树枝状斑纹，其间皮肤正常或苍白，可有轻度水肿，压迫不完全消退。日久血管可发生持久性扩张，严重时可发生冻疮、溃疡和肢端青紫症。少数先天性者可伴有智力发育迟缓、先天性青光眼、动脉导管未闭等脏器损害。

< 276 >

4.自觉症状

一般无任何自觉症状，部分遇冷后有麻木或刺痛感，温暖后减轻或消失。

5.病　程

网状血管性损害遇冷后加重，温暖后减轻或消失，部分可持久存在。

6.实验室检查

扩张的网状血管处活检组织病理显示：毛细血管显著扩张，有时有静脉扩张。部分改变不明显或无异常改变。

（四）常用中西医外治方法

1.中医特色外治疗法

选择鹅黄散局部外敷治疗可帮助患者改善不适症状。

2.西医局部治疗

（1）药物治疗：伴有冻疮或红绀症者，患处可涂搽2%硝酸甘油软膏、肝素钠软膏、5%～10%硫酸阿托品软膏、10%樟脑软膏或10%石脂软膏，每天2～3次。

（2）物理治疗：每日热水浸浴对改善症状有一定的帮助。艾叶等各25g，装入纱布袋内开水浸泡，待水温降至40℃时进行热浴，每天2次，7天为1个疗程，具有一定疗效。

（五）系统治疗

（1）严重病例包括有溃疡者，可长期应用抗凝、抗纤溶和溶栓治疗，如肝素、苯乙双胍、炔雌醇、链激酶、尿激酶和低分子右旋糖酐等。合并溃疡可使用前列环素治疗。

（2）合并血栓形成时，推荐使用糖皮质激素，并联合抗栓治疗。

（3）其他系统治疗，可口服硝苯地平、烟酸、复方丹参片，静脉滴注脉络宁和丹参注射液等。

四、红斑性肢痛病

（一）概　述

红斑性肢痛病是一种由微热和运动促发的阵发性肢端皮肤血管扩张、潮红、局部温度升高和疼痛感为特征的少见病。原发性者可能与温热刺激有关，

< 277 >

继发性者可伴发骨髓增生性疾病、真性红细胞增多症、血小板增多症、高血压、痛风、类风湿性关节炎、糖尿病、系统性红斑狼疮、梅毒、多发性硬化症、神经官能症等疾病。少数可有家族史。

（二）中西医病名

（1）中医诊断：热痹、瘀血。

（2）西医诊断：红斑性肢痛病。

（三）诊断要点

1. 好发年龄

多见于 40 岁以上成人，原发性者可见于 10 岁儿童，男女均可发病。

2. 好发部位

常发生于四肢和手、足，尤多见于双足和小腿，一般对称发生，偶可发生于一侧肢体。

3. 典型损害

疼痛可由局部受热、周围温度增高、运动或长久站立、肢端下垂等激发，常发生于晚间入睡肢体温暖时，发作临界温度为 32 ～ 36℃，高于 36℃发作，低于 32℃缓解。患处皮肤潮红或发绀，轻微肿胀，皮温增高，伴局部多汗，脉跳有力。

4. 自觉症状

发作时局部伴有不同程度跳痛或灼痛感，严重时疼痛剧烈，遇冷或抬高患肢后症状缓解。

5. 病　程

呈阵发性发作，每次持续数分钟至数小时不等，偶可长达数日，将患趾浸入冷水中症状可暂时得以缓解，病程可长达数年。

（四）常用中西医外治方法

1. 中医特色外治疗法

针刺疗法：

（1）选三阴交、太溪、太冲为主穴，内庭、行间、解溪、丘墟、中封、侠溪等为配穴，采用泻法，体质虚弱者采用平补平泻法，留针 10 ～ 15 分钟，隔天 1 次，7 次为 1 疗程。

（2）足趾端消毒后用三棱针针刺，挤出血 2 滴，每天 1 次，可配合针刺

< 278 >

足三里穴，得气后以泻法泻 3 ~ 4 针即可。

（3）选三阴交、昆仑（双）穴，快速进针，提插捻转，待出现较强针感后出针，每天 1 次。

（4）选双交感、神门、双耳心、皮质下、双耳心、神门 3 组耳穴，每次取穴 1 组，针刺后加脉冲电流刺激，每次 30 ~ 60 分钟，每天 1 次。

2. 西医局部治疗

（1）物理治疗：发作时可选用冷水浸泡、冰块或竹片贴敷、电扇吹风、双足跖贴于冷砖或湿地等。

（2）封闭治疗：症状严重或持续发作者，可行神经节阻滞术。

（3）外科治疗：一般治疗无明显效果者，可行交感神经节切除术。

（五）系统治疗

1. 基础治疗

避免诱发因素，发作时抬高或冷却患肢，以缓解症状。

2. 药物治疗

（1）内服小剂量阿司匹林，每天 0.3g，以防止血小板聚集和抑制前列腺素合成，尤其适用继发于血小板增多症的患者，严重者可增大剂量或与镇静剂合用，或口服氯吡格雷每天 50mg，每天 1 次。

（2）儿童红斑性肢痛伴生长激素缺乏者，推荐用生长激素治疗，可迅速缓解疼痛，促使溃疡愈合。

（3）阿米替林：常为一线镇痛药物，也可用盐酸酚苄明和普萘洛尔来缓解肢痛病症状。

（4）5–羟色胺拮抗剂：美西麦角 1 ~ 2mg，每天 3 次；苯噻啶 0.5 ~ 1mg，每天 3 次。

（5）选择性 5–羟色胺重吸收抑制剂：舍曲林 50 ~ 200mg，每天 1 次。

（6）抗惊厥药：加巴喷丁、卡马西平。

（7）前列腺素类似物：米索前列醇。

（8）钠离子通道抑制剂：美西律、氟卡尼。

（9）其他药物：如苯噻啶、去甲替林、万拉法新、氯丙嗪、肾上腺素、麻黄碱、异丙基肾上腺素舌下含化等。

< 279 >

参考图

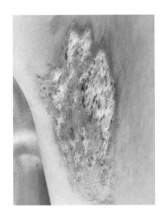

图1 伤口慢性溃疡

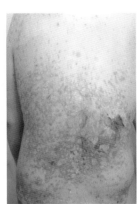

图2 银屑病

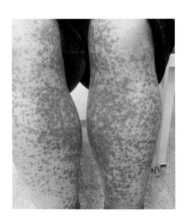

图3 过敏性紫癜

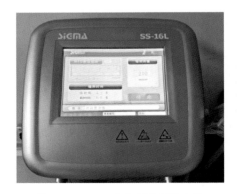

图4 308nm准分子激光治疗仪

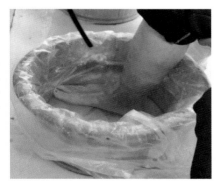

图5 臭氧水治疗

< 280 >

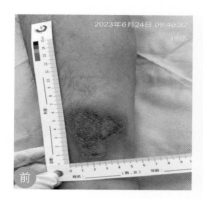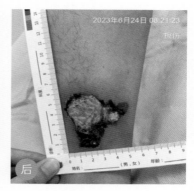

图 6　清创前后对比图

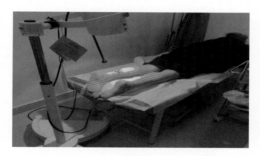

图 7　威伐光照射

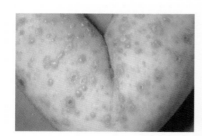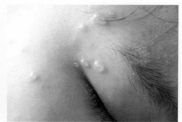

图 8　水痘

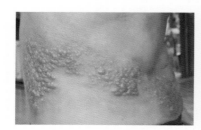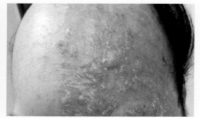

图 9　带状疱疹

< 281 >

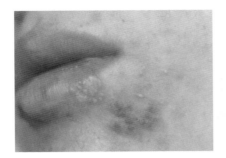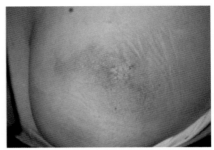

图 10　单纯疱疹

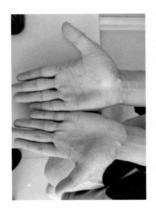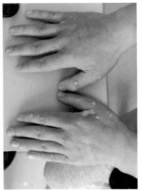

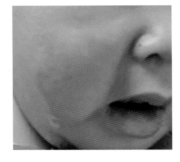

图 12　传染性红斑

图 11　寻常疣

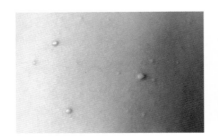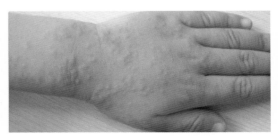

图 13　传染性软疣

图 14　小儿丘疹性肢端皮炎

< 282 >

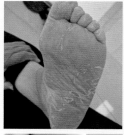

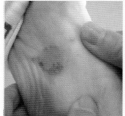

图 15　脚癣

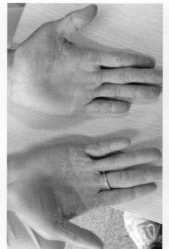

图 16　手癣

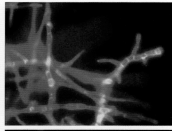

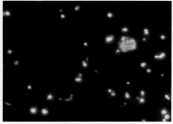

图 17　真菌荧光镜检

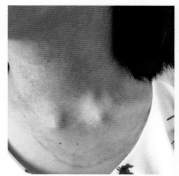

图 18　体癣

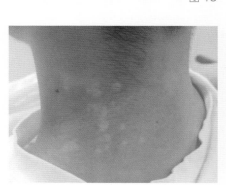

图 19　花斑癣

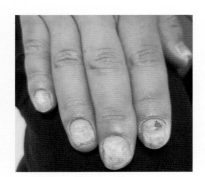

图 20　甲癣

< 283 >

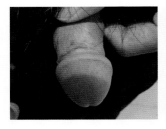

图 21　生殖器疱疹

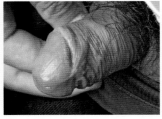

图 22　尖锐湿疣

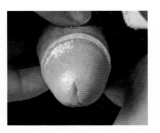

图 23　淋病

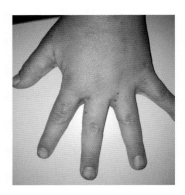

图 24　疥疮

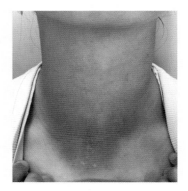

图 25　日光性皮炎

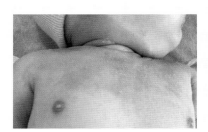

图 26　间擦疹

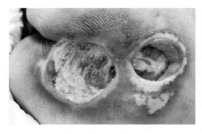

图 27　压疮

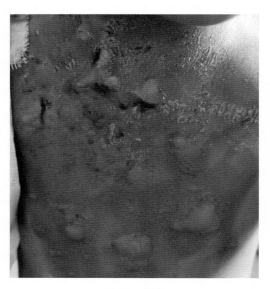

图 28　烫伤

< 284 >

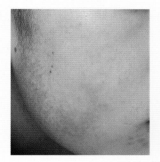
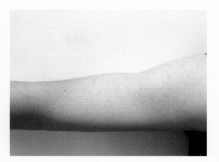

图 29　毛周角化

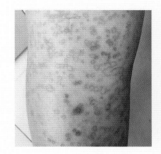
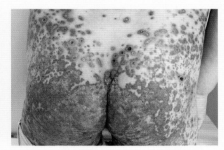

图 30　汗孔角化病

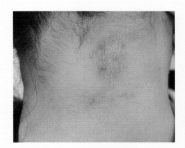

图 31　慢性单纯性苔藓

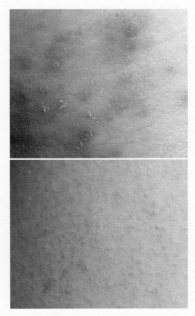

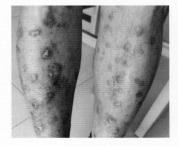

图 32　结节性痒疹

图 33　湿疹亚急性期

< 285 >

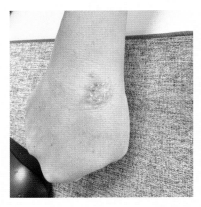
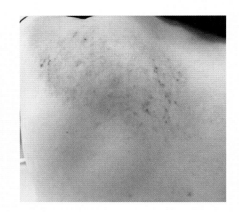

图 34　湿疹慢性期

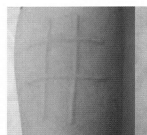
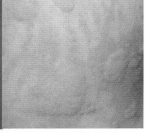

图 35　荨麻疹

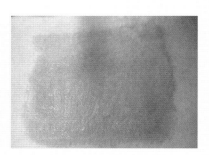
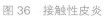

图 36　接触性皮炎

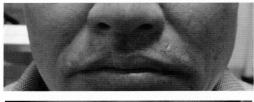
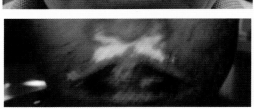
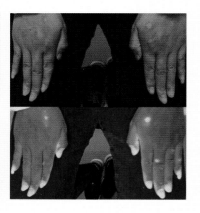

图 37　白癜风

< 286 >

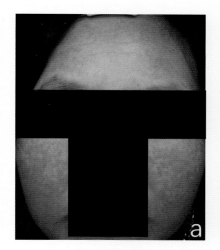

图 38　黄褐斑

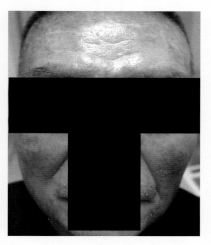

图 39　黑变病

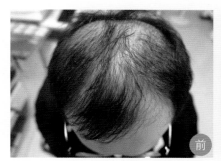

图 40　雄激素性脱发（治疗 3 月对比）

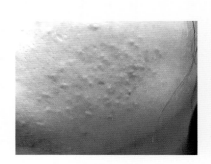

图 41-1　痤疮Ⅰ级

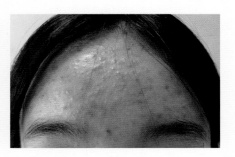

图 41-2　痤疮Ⅱ级

< 287 >

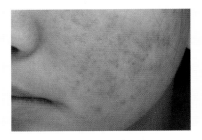

图41-3　痤疮Ⅲ级

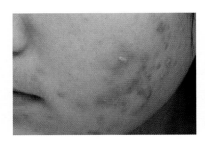

图41-4　痤疮Ⅵ级

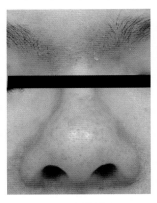

图42　脂溢性皮炎

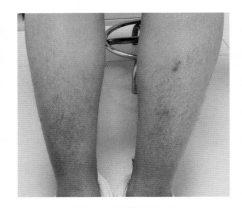

图43　过敏性紫癜

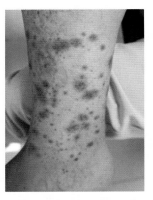

图44　变应性皮肤血管炎

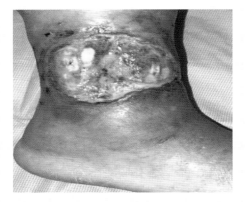

图45　臁疮

< 288 >

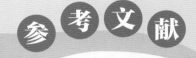

［1］ 黄煌，王淑梅，许凌晖. 痤疮的光电治疗研究进展［J］. 临床合理用药杂志，2021，14（3）：175-178.

［2］ 赵子君，张国龙，王秀丽. 低强度光在皮肤病治疗中的研究进展［J］. 国际皮肤性病学杂志，2017，43（5）：273-276.

［3］ 胡曼淇，陈洁，茅玮炜，等. 甲真菌病的中西医治疗进展［J］. 中国真菌学杂志，2023，18（3）：285-288.

［4］ 唐姗姗，吴然. 中药治疗浅部真菌病研究进展［J］. 中国真菌学杂志，2023，18（2）：172-177.

［5］ 杨之辉，李若瑜. 浅部真菌感染中的抗真菌药物治疗进展［J］. 中国真菌学杂志，2022，17（4）：339-348.

［6］ 范宇焜，郝飞. 痤疮丙酸杆菌在寻常痤疮发病中的作用及其机制［J］. 皮肤科学通报，2022，39（1）：10-17.

［7］ 杨舒云，涂颖，杨建婷，等. 中国痤疮患者认知现状及影响因素分析［J］. 中华医学美学美容杂志，2019，25（5）：403-410.

［8］ 鞠强. 饮食与痤疮［J］. 上海医药，2016，37（9）：7-9，70.

［9］ 中华中医药学会皮肤科分会. 痤疮（粉刺）中医治疗专家共识［J］. 中国中西医结合皮肤性病学杂志，2017，16（4）：382-384.

［10］ 中华医学会，中华医学会杂志社，中华医学会皮肤性病学分会，等. 寻常痤疮基层诊疗指南（2023年）［J］. 中华全科医师杂志，2023，22（2）：138-145.

［11］ ROSSI A，CANTISANI C，SCARNO M，et al. Finasteride，I mgdaily administration on male androgenetic alopecia in different age groups: 10-year follow-up［J］. Dermatol Ther，2011，24（4）：455-461.

［12］ SINCLAIR R，WEWERIILKE M，JOUEY D. Treatment of femalepattern hair los

< 289 >

with oral anti-androgens ［J］. Br J Dematol, 2005, 152 （3）: 466-473.

［13］ RIETSCHEL R L, DUNCAN S H. Safety and efficacy of topicalminoxidil in the management of androgenetic alopecia ［J］.J AmAcad Dermatol, 1987, 16 （3 Pt 2）: 677-685.

［14］ PRICE V H, MENEFEE E, STRAUSS PC. Changes in hair weightand hair count in men with androgenetic alopecia, after application of 5% and 2% topical minoxidil, placebo, or no treatment ［J］.J Am Acad Dermatol, 1999, 41 （5 Pt 1）: 717-721.

［15］ ROGERS N E. Hair transplantation update1 ［J］. Semin Cutan MedSurg, 2015, 34 （2）: 89-94.

［16］ GUPTA A K, CARVIEL J L. Meta-analysis of efficacy ofplatelet-rich plasma therapy for androgenetic alopecia ［J］. J Dermatolog Treat, 2017, 28 （1）: 55-58.

［17］ Huang YC, Yang CH, Li TT, et al. Cell-free extracts of Propionibacterium acnes stimulate cytokine production through activation of p38 MAPK and Toll-like receptor in SZ95 sebocytes ［J］. Life Sci, 2015, 139: 123-131.

［18］ Dagnelie MA, Corvec S, Timon-David E, et al. Cutibacterium acnes and Staphylococcus epidermidis: the unmissable modulators of skin inflammatory response ［J］. Exp Dermatol, 2022, 31 （3）: 406-412.

［19］ Yang T, Wu WJ, Tian LM, et al. The associations of androgen-related genes CYP21A2 and CYP19A1 with severe acne vulgaris in patients from southwest China ［J］. Clin Cosmet Investig Dermatol, 2021 （14）: 313-331.

［20］ Okokon EO, Verbeek JH, Ruotsalainen JH, et al. Topical antifungals for seborrhoeic dermatitis ［J］. Cochrane Database Syst Rev, 2015 （5）: CD008138.

< 290 >